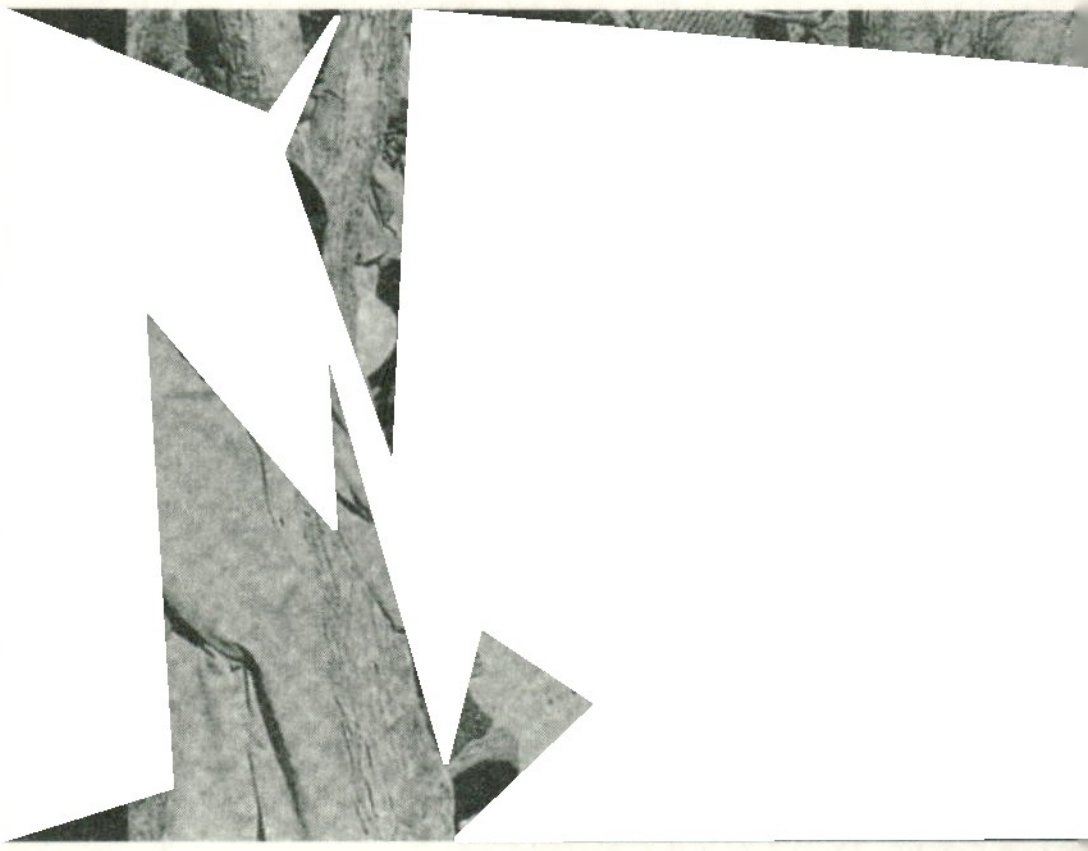

医者 井戸を掘る

中村哲

Nakamura Tetsu

現地活動報告　蓮岡修

石風社

医者 井戸を掘る◎目次

医者 井戸を掘る

パキスタン北西辺境州及び
アフガニスタン国内事業全体図

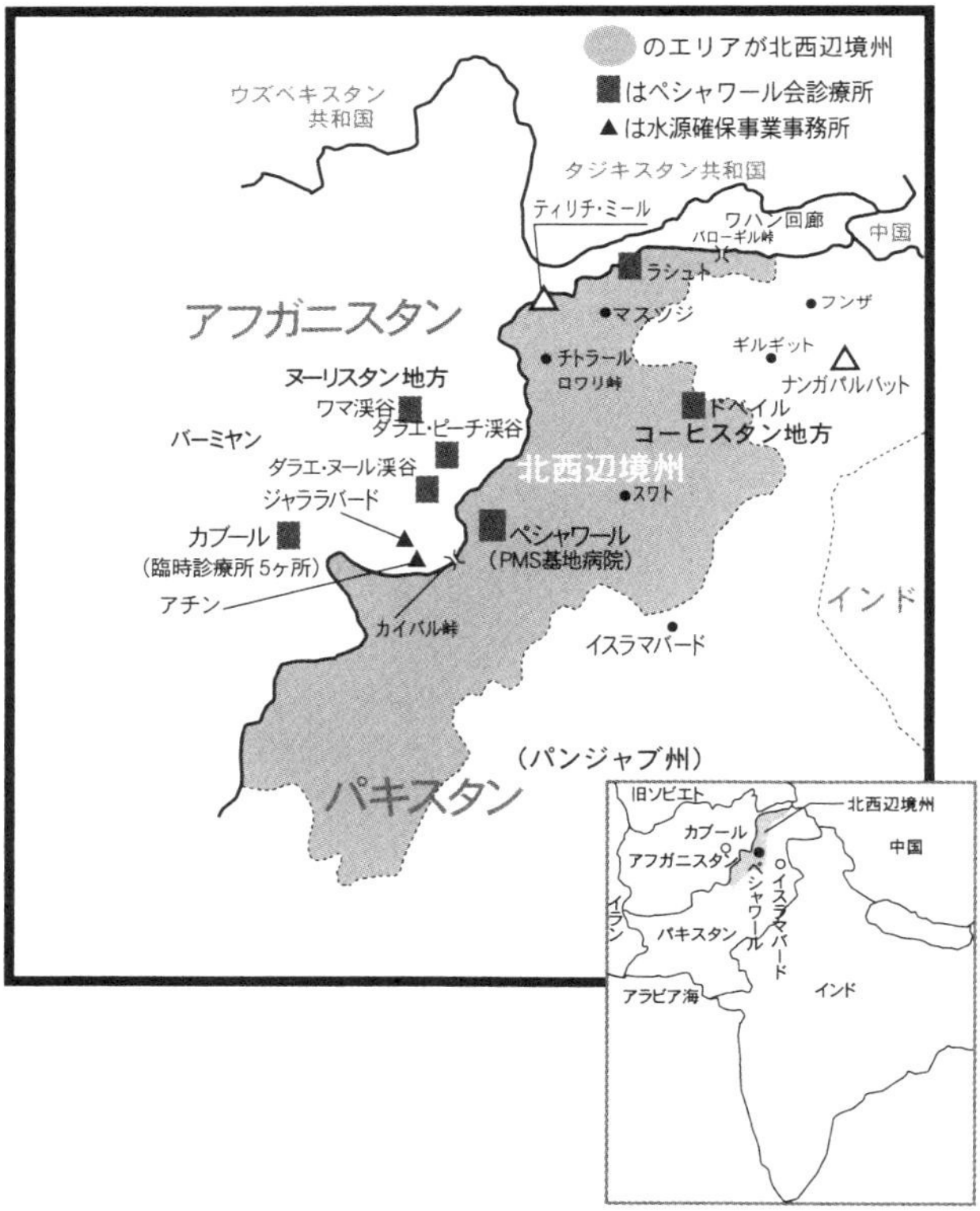

まえがき

これは二〇〇〇年六月から始まったアフガニスタン大旱魃《かんばつ》に対するPMS（ペシャワール会医療サービス）の、一年間の苦闘の記録である。

二〇〇〇年夏から、ユーラシア大陸の中央部は未曾有の大旱魃に見舞われた。この恐るべき自然の復讐とも云うべき世紀の大災害は、ほとんど伝えられていない。規模の大きさだけでなく、それは地球環境の激変の兆しであった。にもかかわらず、時たま小さな記事で取り扱われただけである。その範囲は、アフガニスタン全域、パキスタン西部、イラン・イラク北部、タジキスタン、ウズベキスタン、モンゴル、中国西部、北朝鮮、北部インドと広大な地域にわたり、六千万人が被災した。中でもアフガニスタンが最も甚だしく、千二百万人が被害を受け、四百万人が飢餓に直面、餓死寸前の者百万人と見積もられた（WHO、二〇〇〇年六月報告）。これによって、アフガニスタンは、戦乱と旱魃という二重三重の困難に直面した。加えて、二〇〇一年二月に「国連制裁」が発動され、情況は更に悪化している。

アフガニスタンは中央アジアと西アジア・南アジアを結ぶ要衝に当たる。古来から民族移動の波にさらされ、「民族の十字路」と呼ばれるところである。人口約二千万、面積は日本の一・七倍あるが、国土の大部分は世界の屋根パミール高原から西にのびる大山塊、ヒンズークッシュ山脈（最高峰ティリチ・ミール、七七〇八メートル）に覆われる。降雨量は日本の二〇〇分の一、乾燥地帯であるが、ヒンズークッシュ山脈の氷雪が夏に溶け出して河沿いに沃野を提供する。大半が農民と遊牧民である。幾多の民族がこの山岳地帯に割拠して住み、九九パーセントがイスラム教徒で、「イスラム」を絆にしてかろうじて国家のまとまりを形成している。おそらく、世界で最も古風なイスラム社会が存在する。

東西冷戦時代は「熱い冷戦」の舞台となり、アフガン戦争（一九七九―九二）が勃発、六百万人の難民と推定二百万人の死者を出した。その余韻はなお内戦の継続として続いている。一九九六年以降、新興の軍事・宗教勢力、タリバン（イスラム神学生）が国土統一を進め、現在九割を支配下に治めている。タリバン政権は保守的なイスラム的慣習法を全土に徹底し、それまでの無政府状態を忽ち収拾、社会不安を一掃した。これは殆どの下層民と農民が歓迎したが、西欧化した都市上流階級は国外へ逃亡した。国際社会は「非民主的なテロリストの国」としてタリバン政権を認めず、一握りの反タリバン軍閥に膨大な武器支援をしているため、内乱は長引き、国土復興が著しく遅れている。これに加えての旱魃はアフガニスタン国

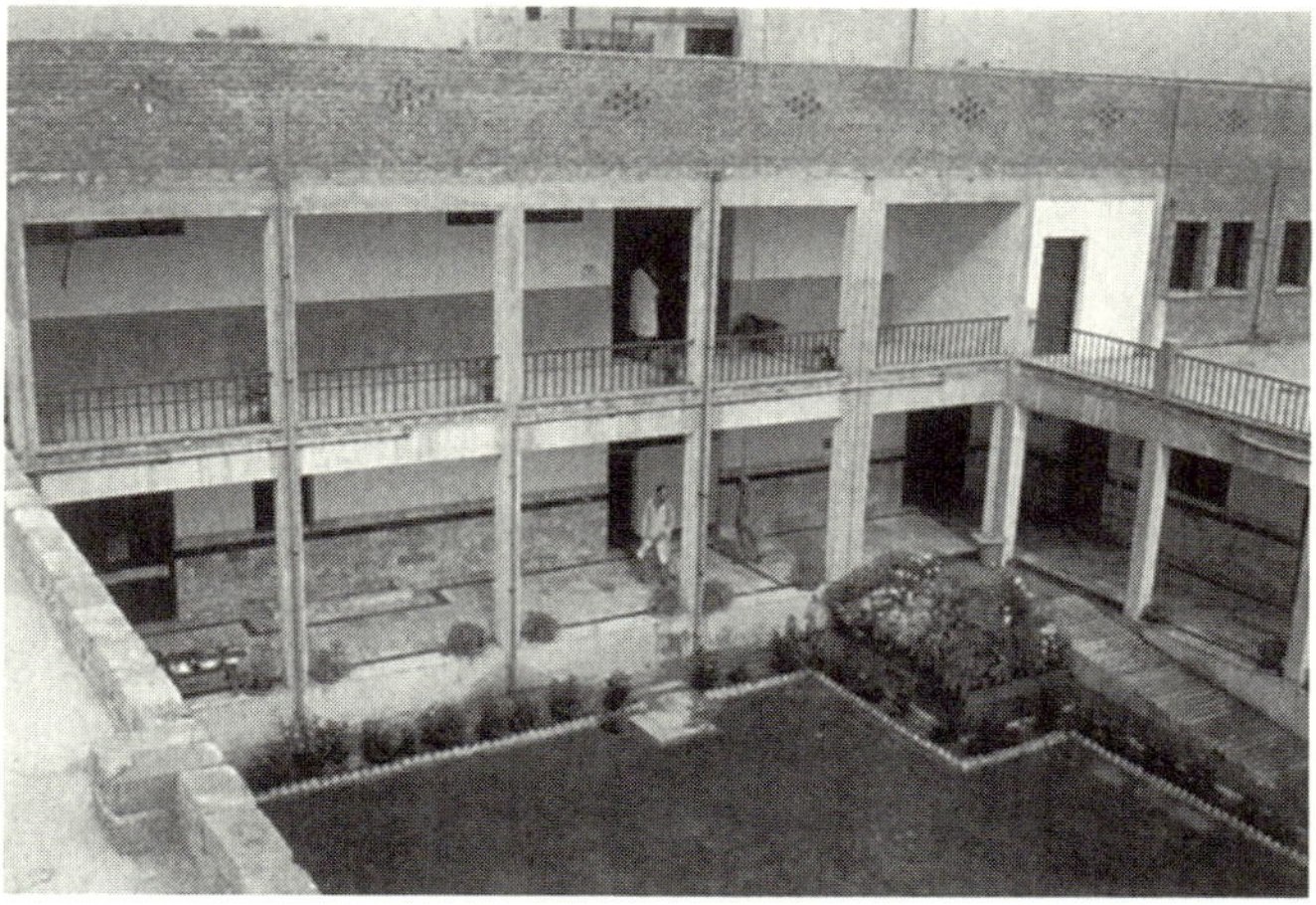
PMS病院の中庭

家の解体へと発展し、近隣諸国にもその混乱が及ぶ可能性が十分にある。

PMS（ペシャワール会医療サービス）は、一九八三年に設立された日本のNGO（民間海外協力団体）ペシャワール会の現地事業団体である。パキスタン北部、国境の町ペシャワールを拠点として、山村無医地区のモデル診療体制の確立、パキスタン北部とアフガニスタンのらい（ハンセン病）根絶を掲げて十八年間、国境を越えて活動を続けている。現在ペシャワールの基地病院を中心にアフガニスタン北東部に三ヵ所、パキスタン北部に二ヵ所の診療所を運営、百六十名の職員（うち日本人五名）で年間約十八万人の診療を行っている。これを支えるのは、日本側のペシャワール会々員四五〇〇名、設備投資を入れると年間一億円前後の規模で運営されている。この約八割が募金であり、九七パーセントが直接現地プロジェクトに投入されるという類例を見ないボランティア団体として成長してきた。

この間、現地は一九七九年に始まるアフガン戦争の渦中を経過し、幾多の困難を乗り越えつつ、長期的展望で活動を拡大してきた。その経緯は、すでに『ペシャワールにて』（石風社、一九八六年）、『ダラエ・ヌールへの道』（同一九九三年）、『医は国境を越えて』（同一九九九年）らの報告に詳しいので割愛する。

さて、われわれは名のとおり医療団体ではあるが、この未曾有の大旱魃に遭遇して早急な水源確保の対策を迫られた。それまでと同様、「アフガニスタン」は殆ど情報世界から遮断された密室であった。かろうじてWHO（世界保健機関）、ユニセフ（国連児童基金）などの国連機関が二〇〇〇年五月頃から警告を発し続けていたものの、まともな国際的対応は皆無であったと言ってよい。私たちは、赤痢の大流行で幼い命が次々と奪われるのをアフガン国内のPMS診療所で目撃し、問題が旱魃による飲料水の不足によることを知った。問題は医療以前であった。飢饉《ききん》で栄養失調になった上、半砂漠化して飲料水まで欠乏すれば、コレラ・赤痢などの腸管感染症で容易に落命するのである。旱魃地帯では農民たちが続々と村を捨て、流民化していた。医師たる私が言うべきことでなかろうが、「病気は後で治せる。ともかく生きのびておれ！」という状態であった。何はさておき、飲み水を確保して住民の生存を保障することが急務であった。

我々は数字に麻痺している。「百万人が餓死」などと、報告書では簡単に言えるが、実際の修羅場を目前にすれば、生やさしいものではない。それに診療地域が無人化すれば、医療も何もなかろう。ペシャワール会＝ＰＭＳ全体の撤退に発展する可能性も出てきた。私たちとしては現地活動の死命を制する事態と見て、過去最大の活動を旱魃対策に置いたのである。二〇〇一年八月末現在、作業地六〇〇ヵ所、うち五一二ヵ所の水源が利用可能、約二十万人以上の難民化を防止するという一大事業となった。所によっては、戦乱と渇水で一旦無人化した地域を再び緑化し、一万数千名を帰村させるという奇跡さえ現出したのである。作業地はなおも拡大している。二〇〇一年三月からは、国連制裁と対決するタリバンを恐れ諸外国の団体が次々撤退し始めた。私たちは情報の密室の中で行われた「国連制裁」に異を唱え、避難民が集中する首都カブールに、二月からは五つの診療所を新たに開いた。この間、職員の殉職者二名、負傷者五名、半ば孤立無援の絶望的な戦いを続けている。

だが、現在進行するアフガニスタンの事態は、やがて自分たちにもふりかかる厄災の前哨戦である。今、知られざるアフガニスタンの現実と人々の動きを伝えることは、無駄ではなかろう。国際政治や環境・経済問題にとどまらず、大きくは人間と自然のかかわりから人類の文明に至るまで、様々な意味で、示唆を与えるものが含まれているからである。

序章　予兆

幼な児の死

ことの発端は私が昨年（二〇〇〇年）六月十八日、ダラエ・ヌール診療所の建て直しに訪れたことにあった。アフガニスタンに入ったのはタリバン政権出現後、初めてのことであった。久しぶりにカイバル峠を越え、ジャララバードからクナール河沿いの奥地に置かれたダラエ・ヌール、ダラエ・ピーチ、ヌーリスタン・ワマの各ＰＭＳ診療所をめぐった。

その折、ダラエ・ヌール診療所で群を成して待機する患者たちを見て、何事かと驚いた。患者の大半が赤痢などの腸管感染症である。犠牲者の大半が子供で、上流から何時間もかけて歩いて来る者も少なくなかった。外来で待つ間、死んで冷えてゆく乳児を抱えた若い母親が途方にくれていた。その姿がまぶたの奥深く焼きついて涙がこぼれた。

その異常な患者数の多さに、ペシャワール側では「ただの薬ほしさに集まってくる」という憶測も流れていたが、実は赤痢の大流行が理由で、更にその原因が飲料水の欠乏にあることを確認したのである。

例年なら、水であふれる谷は、田植えの季節である。だが、水田どころか、行けども行けども干からびた地面と、涸れた水無川が漠々と続いていた。例年なら、この季節はジープが立ち往生するほど河川の水かさが増すのである。窮状は一見して分った。事態に気づかなかったのは、診療所の運営を旧ＪＡＭＳ（日本―アフガン医療サービス）のアフガン人スタッフに任せきりで、目が行き届かなかった当方のずさんさにも問題があった。実はこの直前、

「山岳無医地区診療」という本来の目的を軽視する旧JAMSを、すったもんだの挙句に解体統合し、十年来責任者の位置にあったシャワリ医師を解雇、おざなりにされてきた僻地診療所建て直しが計画されたばかりだったのである。

荒れた診療所を見て、改めて私の責任を感じない訳にはゆかなかった。しかも診療所の井戸が涸れる寸前だという報告も受けていなかった。その井戸さえ、周辺の住民が水をもらいにやって来る実態を、この時初めて知ったのである。村々の大半の井戸が涸れており、水がなければ食器などが汚染されるのは当然で、赤痢などの流行はこのためであった。

六月の実地検分に参加し、七月にダラエ・ヌール診療所に赴任したPMS古参のサイード医師は、窮状を訴えて「少なくとも診療所周辺の清潔な飲料水確保」を提案した。地域ぐるみ

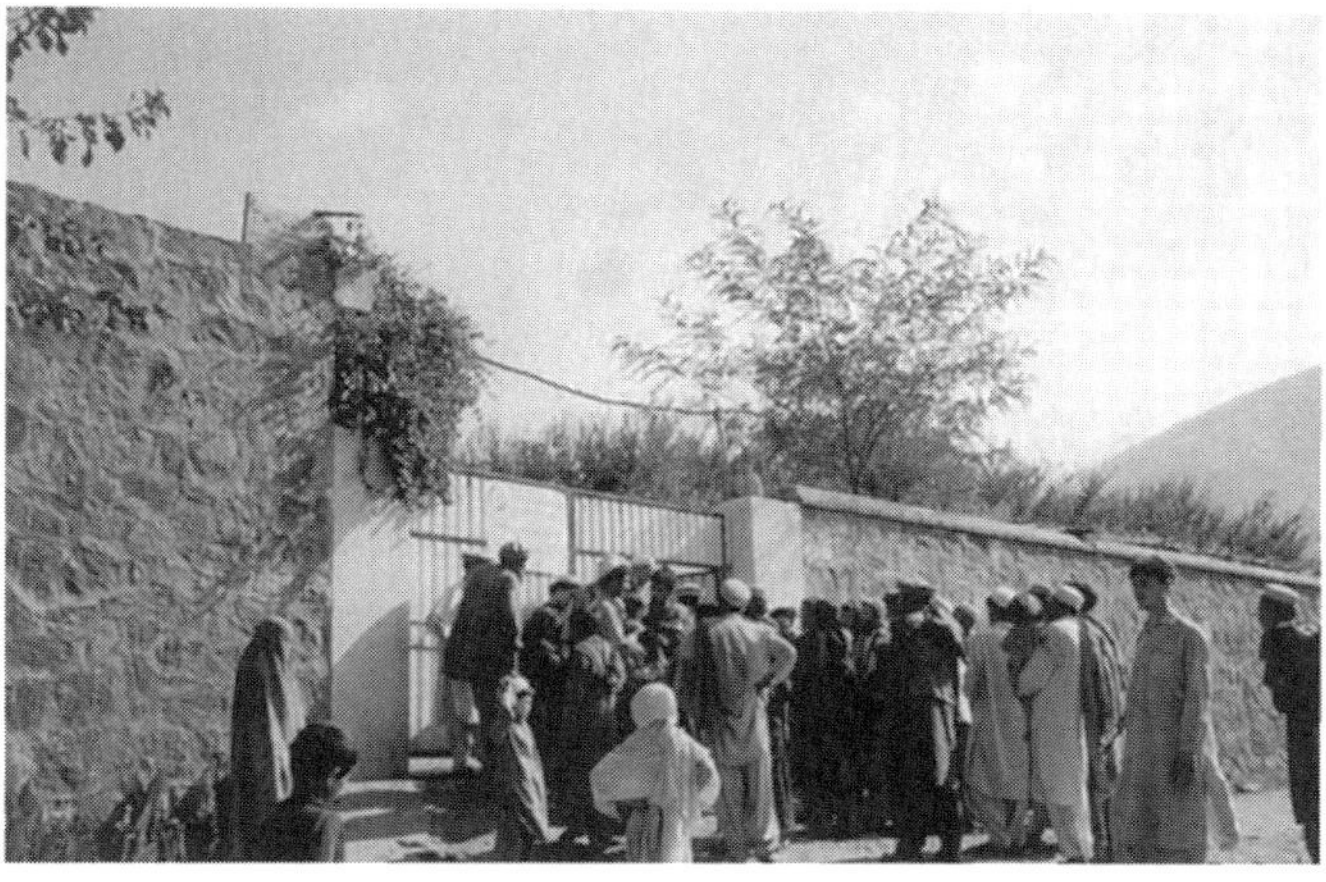

ダラエ・ヌール診療所の前で診療を待つ村人

の病気予防を重視するわがＰＭＳ（ペシャワール会医療サービス）は、七月一日この提案を全面的に支持、ともかく試掘を開始するように伝えた。その後、さらに日本側事務局の同意を取りつけて、七月十日、「三〇の水源を確保して離村を阻止せよ」と指示を下した。この時点ではまだ、アフガニスタンの旱魃はダラエ・ヌールの局地的な災害と思われ、誰もその後の展開を予測していなかった。ここに波乱続きの現地活動は、まるで駄目押しのように、最後ともいえる巨大な課題に挑むことになりつつあったのである。さらに思いがけぬ第二の出来事がパキスタン側で生じ、事態の深刻さを我々に印象づけることになる。

氷河の崩落

八月一日、一ヵ月交替のわがＰＭＳチームがパキスタン側にあるヤルクン河上流のラシュト診療所に赴いた。ところが、もともと険路の上、氷河の崩落で河がせき止められて上流が増水、診療所付近まで浸水したとの知らせがあった。ところがわが医療チームは指令に背き、恐れをなして逃げ帰ってしまった。

一方、この災害が起きたとき、ラシュトに滞在していたのはヌール・アガ医師以下職員六名、交替のため下流のマスツジ村診療基地に戻ろうとしていたが、退路を断たれ、徒歩で山中の道を二日がかりで帰った。その頃には、すれ違いに赴いた前述のチームも狼狽のあまり、事態を確認せぬままペシャワールに戻っていた。病院側は被災民の緊急救援隊を別に組織して、やっと三日後に送るありさまであった。

崩れ落ちてきた氷河は、ラシュト村から約四キロメートル下のインキープ村を襲った。大量の土石流と氷雪がヤルクン河の急流をふさぎ、突然ダムをなして上流の村々を浸水させた。これは昔から同地に居住する住民も経験したことのないもので、村々はパニック状態に陥った。

わがPMS診療所があるラシュト村の河沿いの家々も浸水し、診療所から四〇〇メートルのところまで水が迫った。驚いた住民は河から五〇〇メートル程離れた小高い丘に逃げ、約二百所帯が野宿生活を余儀なくされた。

チトラール駐屯軍の行動の方は速やかで、この翌日八月二日には、一個中隊約一五〇名が食糧とテントを持って下手のチトラールから駆けつけ、避難民の救済に当たった。もちろん中途の道路決壊地は徒歩で越えた。この時、連絡を受けたPMS病院・事務長、イクラム元少佐は、「避難民の逃げた数百メートル近くにわが診療所があります。医療問題は任せていただきたい」と当局に協力を申し伝えて、いたく感謝された。直ちにラシュトの留守チームに連絡をして被災者の救護に当たるよう指示したが、先に述べたように月末の交替時期で連絡が混乱した訳である。診療所はまる三日間空になり、肝心のときに救援活動のタイミングを失った。「道路が塞がって到着できない」というのが逃げ帰った交替チームの言い訳であったが、一五〇名の中隊が行けたのだから、通れないはずがない。これによって、わがP

MS病院は面目まるつぶれとなった。私は交替に赴いたターヘル医師の臆病・無責任とみて、同医師の懲戒免職を行い、即時に別のチームを困難の末に派遣したわけである。

幸い負傷者はなく、数百名の避難キャンプの人々を通常に診るだけで済んだが、氷河の崩落そのものが前代未聞の珍事で、土地の長老たちにも恐怖心を与えたのである。

この天から降ってきた災害は、アフガニスタン側の大旱魃と無関係ではない。ヒンズークッシュ山脈全体に異変が起きていたのである。

年々上昇する雪線、アフガニスタンの旱魃、積雪量と河川の水量の激減、これらの事実は容易に結びつく。現地のことわざに、「アフガニスタンでは金が無くても生きられるが、

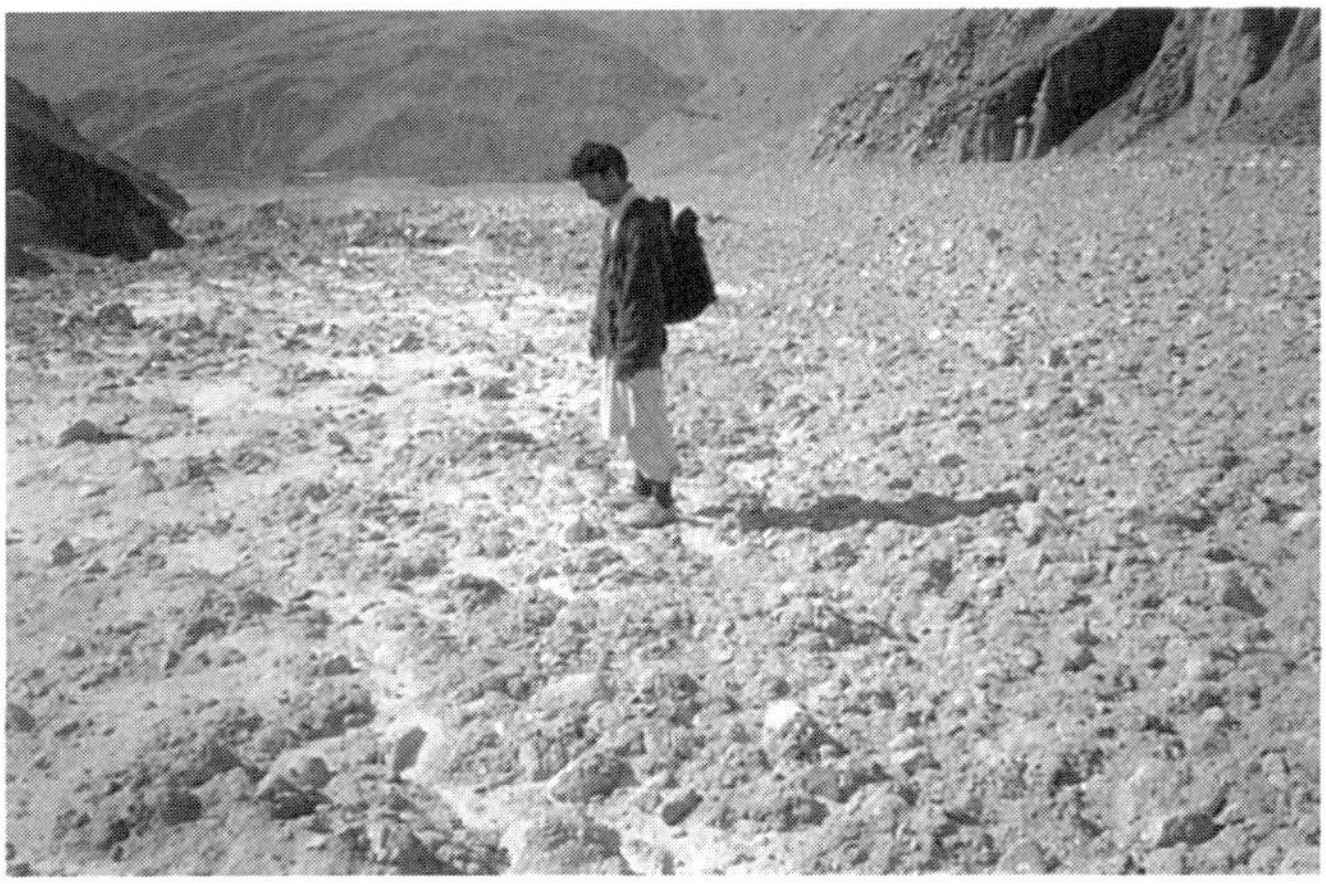

氷河の崩落で堆積した土砂

雪がなくては生きてゆけない」という。それまで私は、これを文学的に解釈して、アフガン人の矜持と郷愁を述べるものだとばかり思っていた。だが、生存そのものにかかわる重大な自然の事実を含んでいたのである。オアシス的な村落の多い乾燥地帯では、水源を夏に溶け出す氷雪に専ら依存している。世界の屋根、カラコルム・ヒンズークッシュ山脈は、周辺の広大な地域に安定した水を供給する巨大な貯水槽である。この貯水槽が涸渇しつつあるのだ。容易ならざる事態が進行していると思わずにはおれなかった。七月以来、ダラエ・ヌールの大旱魃に驚き、必死の水源確保を始めたばかりのことである。

正しかった作業地の選択

前後して、日本のペシャワール会事務局では、「旱魃情報」を収集し始めていた。モンゴルや北朝鮮など、散発的なニュースは報じられていたが、それは自分たちの事業に影響はない遠い出来事としてしか思われなかった。五月にNHKから同会に問い合わせがあり、「中央アジア全域が旱魃の被害にあっている。ペシャワール会は何か行動を起こす予定があるのか」と尋かれ、「ペシャワール会は医療団体なので、ダイレクトな行動はとれないが、旱魃による感染症の発生など医療問題が生じたら動くことになる」と答えたばかりだった。

七月初めにペシャワール会＝ＰＭＳがダラエ・ヌールで大規模な旱魃に驚き、「水計画」を始めた際、今度は会の事務局・広報担当の方から新聞社などに逆に問い合わせ、実態をつかもうとしたが、出来なかった。そこで、英語の達者な事務局員、松岡がインターネットによる膨大な情報を整理・抜粋して翻訳、要点だけを一―二週間毎に現地に報告してくれた。これが唯一の貴重な情報源となった。事務局は以下のように経緯を伝えている。

「……もっと現地情報を知りたいものと、東京の某通信社外信部に電話を入れると、『そういう話は聞いていない。あのあたりはもともと乾燥地帯だから』という返事。ためしにインターネットに当たる。日本語の『旱魃』サイトでは数件。おかしい。英文のサイトにあたる。すると、一五〇〇〇件がヒット。旱魃は、アフガンだけでなく、インド、パキスタンからイラン・イラクに中央アジアまで、エチオピアの飢饉を超える今世紀最悪の規模になりつつあるという。そこで某通信社に、我々が翻訳した情報を送ると、漸く慌て始めた。『うーん、何がIT革命じゃ』（ペシャワール会報六五号）」

この頃（二〇〇〇年七月）、日本はサミットの報道ばかりで、森内閣以下日本中がまるで「鹿鳴館」と化して、外国首脳の熱烈歓迎に忙しく、その余りの派手さに肝心の各国首脳が批判的になったという。ともかく、アフガニスタンを襲う未曾有の大旱魃は、政治的に重要性が薄かったために、情報社会の外におかれていたというのが真相だろう。

しかし、この英文情報でさえ稀ならず誇張や見落としがあり、アフガニスタン東部一帯の惨状には触れられてなかった。そこでペシャワール会＝ＰＭＳとしては、東部一帯を親しく実見した上で、ダラエ・ヌールとソルフロッド郡に的を絞り、行動を開始したのである。十月になって、国連機関やＷＦＰ（世界食糧計画）による「旱魃地図」が事務局より送付されてきたとき、東部一帯でぽっかりと、ニングラハル州のソルフロッド郡周辺地域とダラエ・ヌールだけが島のように赤く塗りつぶされて、付け加えられていた（次頁図参照）。やはり、我々がこの地域に集中する作戦を立てたことに狂いはなかったのである。

「一大作戦」

七月の段階では、ＷＨＯ（世界保健機関）が主にコレラの大流行を警戒し、各地の井戸に消毒剤を入れていた。七月初旬に開かれたジャララバードでの地方会議では、「消毒剤配達成率は百パーセントを超えた」との報告に私がいぶかり、「達成率一八〇パーセントとはいかなる意味か」と尋ねたところ、ＷＨＯの地方所長が、明快に答えた。

「予想された錠剤の必要量に対して、水のある井戸が少ないので余っているということです。もう会議どころではない。病気どころか、普通に生命を保つのが困難な事態に直面しています。」

摂氏五〇度に迫る酷暑と乾いた熱風の中で、これは切実な告白だった。八月の地方定例会の会議録は、普段なら長たらしい「今後の問題点」に「旱魃《かんばつ》！」と一言、ぶっきらぼうに書かれているだけであった。七月下旬、私の求めで、国連団体の調査による「ニングラハル州の旱魃報告」がジア医師（ＰＭＳ副院長）から送付されてきた。ダラエ・ヌール渓谷だけが空

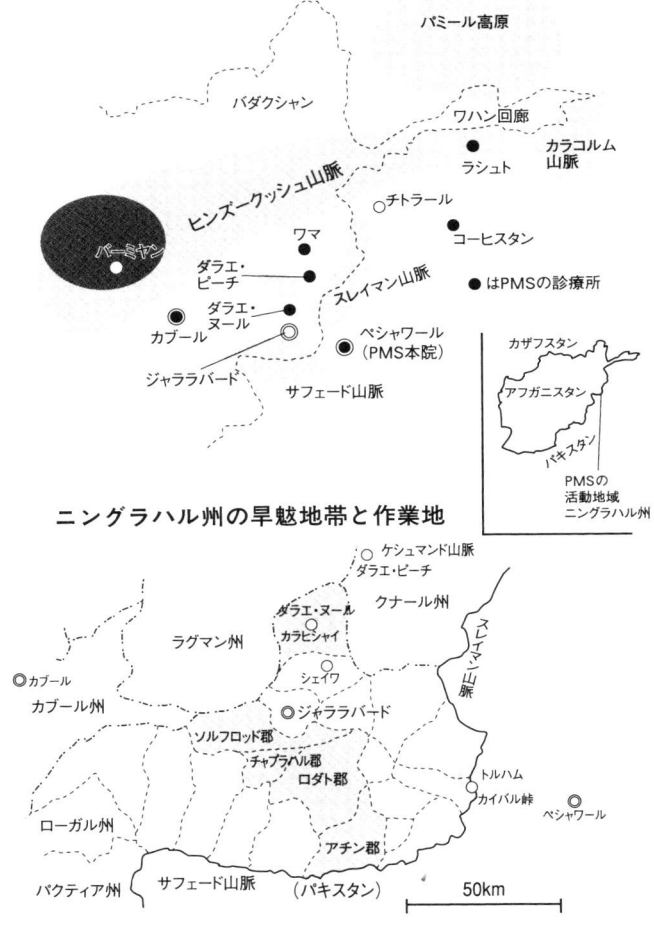

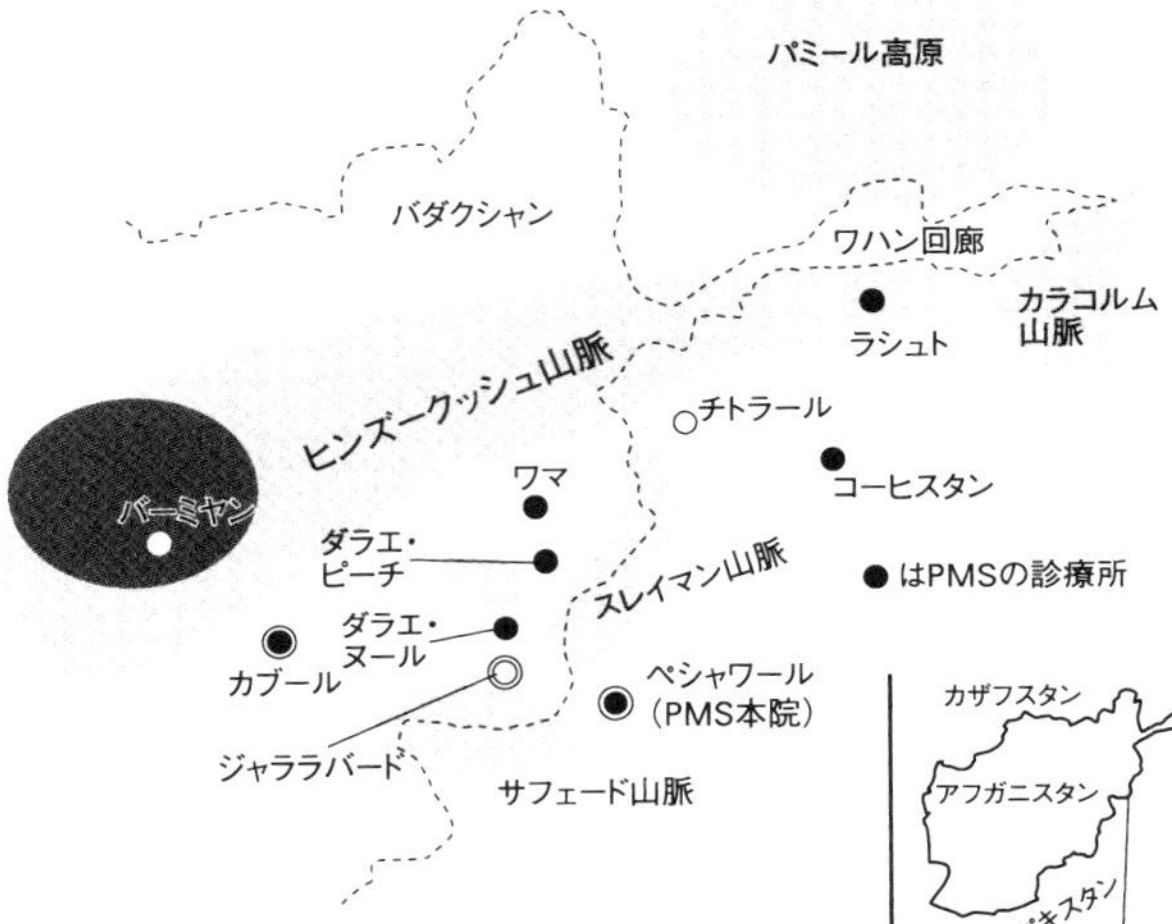

ニングラハル州の旱魃地帯と作業地

白になっていたが、「甚だしい被害」とされた地区はソルフロッド郡など四郡、数十数万家族に及ぶとされた。やはり診療所付近だけではなかったのだ。

それに驚いているところに、八月一日のラシュトの氷河崩落事件である。先に述べたわがPMS病院の混乱もあったので、急遽予定を変更して、八月中旬、私は再びペシャワールからアフガニスタンに入った。右往左往する現地に対して今後の方針を決定するためである。東部の各地域を実見した後、八月二十日、ジャララバードに「PMS水計画ジャララバード事務所」と称する緊急対策本部を置き、ここに本格的な活動が開始されたのである。事態はかなり緊迫の度を増したと見られた。みなが渇きの恐怖に怯え、流民化が既に始まっていた。後にはかなり修正されたが、以下が初期方針の骨子であった。

アフガニスタン東部における旱魃の実態とペシャワール会の対策

二〇〇〇年六月段階でWHO（世界保健機関）は、アフガニスタンから中央アジア全域で未曾有の大旱魃に注意を喚起し、六千万人が被災と発表した。中でもアフガニスタンが最悪で、既に遊牧民が全滅し、一二〇〇万人が被災、四〇〇万人が飢餓線上にあると伝えた。しかし、タリバン軍事政権との外交ルートがないため、救援は絶対的に不足。WFP（世界食糧計画）によれば、小麦二〇〇万トンが不足。国際社会の反応は一般に無関心か冷淡だが、武器援助だけは衰えていない。

わがPMS（ペシャワール会医療サービス）病院でも、アフガニスタン東部の診療所で赤痢が大流行、飲料水の欠乏が深刻なことを知り、飲料水確保のため行動を起こした。必要とあらばアフガニスタン東部一帯に全面展開する。

東部アフガニスタンの旱魃状況

二〇〇〇年八月十四日から同二十二日まで、東部の主要地域をめぐり、WHOやWFPの情報確認のため、被害状況を実見し、以下の認識を得た。

1、東部全域で今秋の収穫は望めない。ごく一部を除いて食糧生産は皆無に近い。問題は既に飲料水確保＝流民化防止の段階である。

2、東部では、ニングラハル州のダラエ・ヌール、ソルフロッド郡が最も甚だしい。特にソルフロッド郡は、州で最も人口が多く、広大である。数万所帯（約四〇万人）全てが飲料水欠乏に悩まされている。数時間かけて水を運んでいる村もある。数は未確認だが、廃村も散見される。いずれも、この七月、八月に村民が去ったものである。同様の事態は、隣接する郡の一部にもある。

3、ソルフロッド郡では、西欧系の団体が活動しているが、いずれも小規模、焼け石に水。現在、平均五〇―八〇家族以上が一つの水源に頼り、その水源さえ、日に日に水位が下がり、涸渇するのは時間の問題である。

4、シェイワ郡上流のダラエ・ヌール渓谷（人口約四万）では、既にペシャワール会が七月初旬から対策を立て、八月三日現在、井戸や小カレーズなど、十四ヵ所で飲料水源の確保に成功。住民離散の危機をかろうじて免れている。ただ、現在PMS診療所をはさんでタリバン政権とマスード派が対峙、前線が上下して散発的な戦闘があり、作業が難航している。

今後とるべき対策

1、最も困難な地域であるソルフロッド郡とダラエヌール渓谷に主な努力を集中する。

2、十一月までを緊急期間とし、ソルフロッドに三五〇、ダラエ・ヌールに三〇の水源を確保。短期大量を方針とし、同地域の流民化を防ぐ。必要なら、隣接地域にも活動を展開する。十二月以降は維持や修復を中心とし、全活動を一年以内に切り上げる。

3、飲料水源確保は以下の方法をとるが、山岳部が凍結する冬季には更に水位が下がることを想定、排水ポンプを使って十分な深さを取る。（水位一〇メートル以上）

①既存井戸の再生、②手掘り新井戸、③機械ボーリング、④カレーズ修復（ダラエ・

ヌールに限定）

現在のところ、涸れ井戸の再生が最も速やかで確実だと判断される。機械ボーリングは手間と費用が掛るが、一部では使わざるを得ない。

6、十二月以降は「維持期」とし、流民化・難民化の状態、予想される政治変動、各国救済団体の動きが明らかになると思える。チーム数を減じ、急場に仕上げた井戸の維持管理、補修、ポンプの設置などに重きを置く。

7、不幸にして今冬の積雪が少なく、春季に水位が上がらなければ、農業が壊滅して無人地帯が増える可能性がある。この場合は、さらに限定した地域での活動になる。

8、遅れて多数の外国ＮＧＯが押しかけ、類似の活動が増えるときは、ダラエ・ヌールを除いて六ヵ月で全計画を引き上げる。

第一章　ひび割れた大地

無機質な弾丸の炸裂音

それは、現在のアフガニスタンの象徴であった。ひび割れた段々状の平たい地面が、昨年まで緑豊かな水田だったとは誰も思わないだろう。頭上をロケット弾がかすめる。遠くで機関銃の音がこだまする。我々は足元でさくさくと鳴る乾いた粘土質の土を踏みながら作業場に着いた。

「水の谷」ダラエ・ヌールの面影は完全になかった。そびえ立つ四千メートルのケシュマンドの山々の白雪は消え、ただ漠々と乾燥しきった熱風と、じりじりと照りつける陽光が我々を迎えてくれた。静かだ。あまりに静かなのだ。かつて子供たちが駆け回り、鍛冶屋の音、のどかな牛の声、川の流れ、水車の音、井戸端会議の女たちの話し声……これら心和む人里の喧騒《けんそう》に代って、無機質な弾丸の

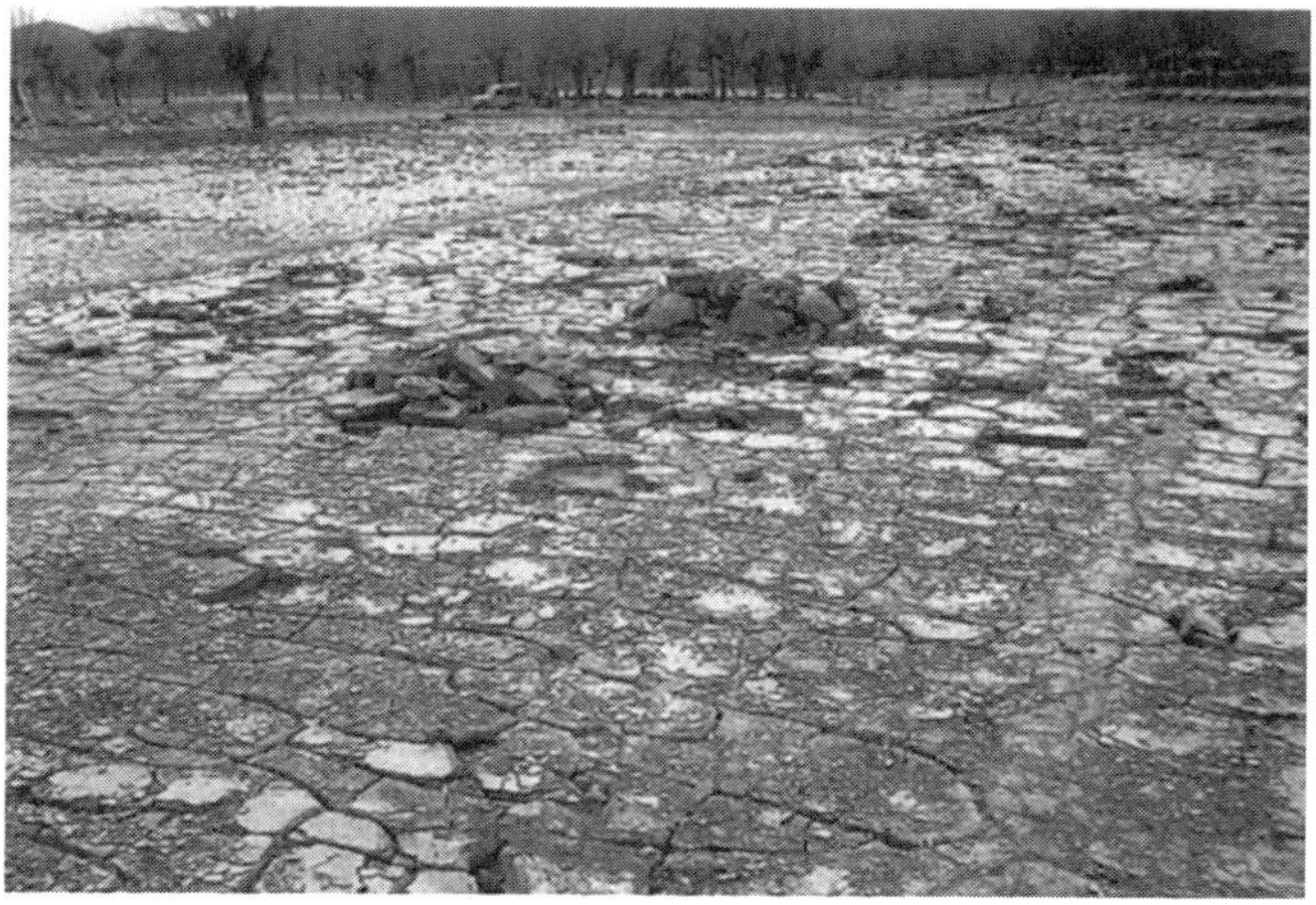

ひび割れた水田や畑が広がる

炸裂音が響くだけだ。

二〇〇〇年九月十五日、私は一ヵ月ぶりにダラエ・ヌールを訪れて、折から進行していた「飲料水確保計画」を今後どうするか、立て直しを図っていた。同年五月にやっと「PMS アフガン・プロジェクト」が再編され、旧JAMS（日本―アフガン医療サービス）のアフガン人スタッフに無視されてきた山岳部診療所の再建が始まったばかりだった。旱魃《かんばつ》による赤痢の大流行を目の当たりにし、問題の大きさに驚き、ダラエ・ヌールを皮切りに「水計画」がスタートしたのは、この直後、七月一日である。いわば我々の行動の火付け役がダラエ・ヌールであった。

アフガニスタン内の診療所建設（一九九二年）、マラリア大流行に対する活動（一九九三年）、そして今回が干魃対策である。ペシャワール会の大きなアフガン・プロジェクトは、常にダラエ・ヌールを起点としてきたと言える。

七月初旬に開始された我々の計画は、「大成功」だったが、これは皮肉とも言える光景を生み出していた。七月三日、井戸掘りが始められ、同月末まで十三ヵ所で飲料水が確保された。さらに不十分と見て、主としてアムラ村で十九ヵ所のカレーズ（地下水路＝横井戸）修復を始め、うち十六ヵ所で水を出した。そのうち「完成」と見なされた二つのカレーズは、飲料水のみならず数へクタールの潅漑《かんがい》用水を確保したのである。

これは「皮肉な奇跡」と言うべきだった。九月十五日午前十一時、下流のブリアライ村から望んだとき、アムラ村が砂漠に浮かぶオアシスのごとく姿を現した。つまり、初め楽観視していた我々の作業地域以外の土地がほぼ壊滅し、危機的とみて早めに作業が始められた所だけが生き残ったのである。我々もこの干魃がここまで過酷なものだとは思っていなかった。

もっとも、我々の判断が甘かったというだけではない。ダラエ・ヌール渓谷の中心、カラヒシャイ村の診療所付近が八月二十日、一時的に反タリバン＝マスード勢力の手に陥ちた。八月二十二日、再びタリバン軍事勢力がこれを奪回して上流に押し返したが、以後争奪戦がくりかえされた。そのため、作業が著しく遅れたのである。診療所を最後まで守っていた職員は九月一日に撤収、シェイワまで後退したが、逃れてくる難民も多く宿舎が見つからず、ジャララバードの水計画対策事務所に寝起きして周辺の巡回診療を開始させた。

カレーズ

ここで少し「カレーズ」について説明しなければならない。これは「カナート」とも呼ばれ、西アジアから中央アジアにかけて広く利用されている伝統的な潅漑方法で、数千年の歴史を持つ。簡単にいうと、山麓の地下水を水平に導き出す用水路である。イランに見られるものは延々数十キロメートルに及ぶが、ダラエ・ヌールのものは小規模で、長さ数百メートル、八―九メートル毎に縦井戸を掘り、これらの井戸を横のトンネルでつなぐのである。

それぞれのカレーズには名前がついていて、ダラエ・ヌールには「パキスタン・カレーズ」

というものがあった。これは、一九四七年、パキスタンのインドからの分離独立の年に作られたことに因むのだという。つまり、五十三年前のものだ。しかし、村民は長らくこのカレーズの維持を怠っていた。川の水が豊富なために、「使うまでもない」という楽観的考えがあったのと、一九七九年から一九九二年まで、アフガン戦争で住民が一時難民化して村を離れたためである。帰還後は、十三年間放置されて荒れた田畑の復興に追われて、カレーズの保全にまで手が回らなかったという事情もあった。修復されたカレーズがこの危急時に底力を発揮したのである。

始まった流民化

難民化した村人は、主に診療所付近のカラヒシャイ村の住民で、谷の中流域に居住する。直

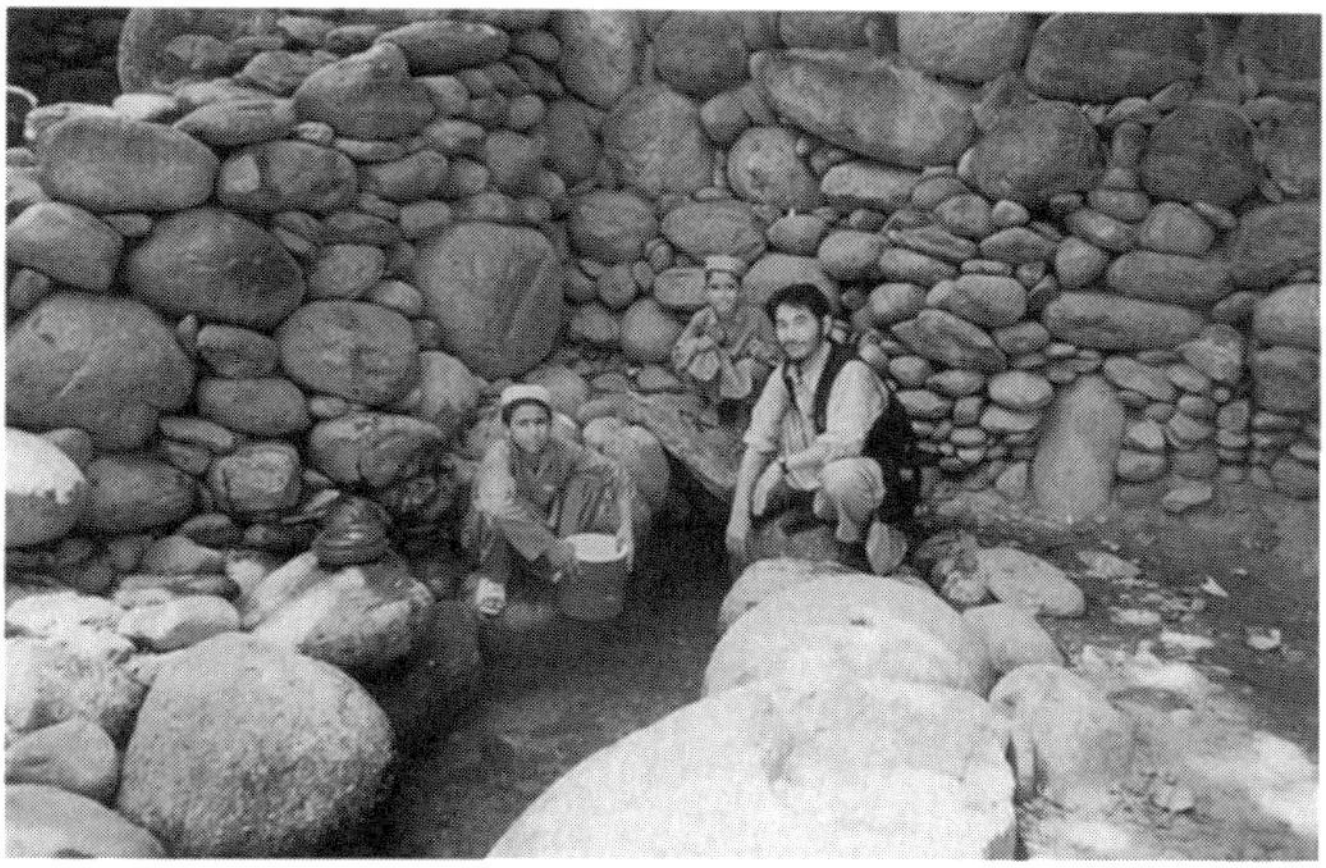

再生されたカレーズ

接のきっかけは八月二十日以降の戦火であったが、飲料水欠乏による病気の蔓延、家畜の死亡が離村に拍車をかけた。村に残ってさえいれば、ＰＭＳの協力で何とか打つ手はあった。事実、隣のアムラ村は起死回生の努力で生き残れたのである。住民さえ居れば、我々も放ってはおかない。彼らの離散は、悪循環を生んだ。カレーズの修復には他村の者を動員したものの、真剣さが違うのである。だが残った村民たちは、もはや何ものも恐れなかった。と言うより、これ以上追い詰められようがなかったのである。

九月十五日午後十二時半、しばらくの沈黙の後、再び砲声が聞こえ始めた。

「ワレイコム・アッサラーム、ご挨拶だぜ。金曜日（イスラムの休日）くらい休まなきゃ、バチが当たるぜ」

砲声の中、村人は黙々と作業に励み、ポンプが水を吐き出すたびに、鍋やバケツを手にした女子供が水場に群がる。中にはロバの背に革の水袋を載せた少年の姿がある。向うの村から何時間もかけて歩いて来たという。

私はただ訳もなく哀しかった。「終末……」。確かに、そう感じさせるものがあった。ふと時計を見ると、九月十五日、アフガン時間午後十二時四十五分、私の誕生日である。五十四歳にもなって、こんな所でウロウロしている自分は何者だ。……ままよ、バカはバカなりの生き方があろうて。終わりの時こそ、人間の真価が試されるんだ……そう思った。

「ドクター・サーブ（先生さま）、ＰＭＳは引き上げるんですかい？」

「タリバンもマスードも忙しそうだな。それどころじゃない。こっちはこっちで忙しいんだ。お前らが続けられるだけ続けろ。」

ダラエ・ヌール出身の職員ヨセフが井戸掘りの指揮を執っていたが、急に彼の顔がほころんだ。さらに、下流の村に十五ヵ所の井戸を掘るように指示すると、士気は高まった。

第二章　「素人集団」の挑戦

思わぬ才能

こうして活動が始められたが、ジャララバードに単独三週間張り付けで奮闘していた二十七歳の蓮岡修の働きは目を見張るものがあった。人口、面積から言えば、ペシャワール会の手掛けたニングラハル州ソルフロッド郡の惨状はダラエ・ヌールに百倍した。「ともかく始めろ」という指示で、八月二十日に急遽、「PMS（Japan）水計画対策事務所＝WSP」を置き、孤立無援でスタートを切らせていた。九月十三日の時点で、住民を動員して掘り始めた井戸が百十三本、その数は更に増加していた。冬を前に同郡だけで最低三〇〇本を目指していた。

こうなると、かなりの組織化が必要になる。単に陳情に応じて出掛けるだけではなく、十分な調査が要る。本当に必要かどうか、一本の井戸を何家族が利用できるか、機材の運搬方法、地元の井戸掘り職人の協力、そして職人・現場労働者約六〇〇名の組織化と管理、機材・器具の調達、他の欧米NGO（民間海外協力団体）との協力、地方政府との折衝……。それだけでも数ヵ月かかるところを、蓮岡は、ごく短期間に膨大な量の仕事をこなした。（詳しくは、巻末に蓮岡による「現地活動報告」収録）

人の定めというのは分からないものである。彼は前年九九年十二月に、ペシャワールのPMS病院の事務・連絡係として、一年の予定でボランティアとして参加していた。それ以前にも彼は九四年十月にペシャワールに来たことがあった。当時、アフガン暫定政権の転覆を図る政治党派、「ヒクマティヤル派＝ヘズビ・イスラム」がカブール攻撃に血道を上げている時期で、写真ジャーナリストになることを志し、その取材でしばらく戦場にいたのである。将来をどうするか迷っていた頃だが、もともと僧職を継ぐ身でもあった。私は彼のような多くの若者たちが、結局自分の希望したような生活が送れず、よほどの才覚と幸運がない限り、作品の売り込みや切り売りに明け暮れる結末を見てきた。それもあって、せっかく潜《くぐ》ってきた修羅場を「僧侶としての修行」とすることを説いたことがあった。その後、彼は日本で様々の職につき、社会の裏や表を見ながら「修行」を重ねてきたが、「アフガニスタンへの愛着」から最後の社会生活をペシャワールでの奉仕活動に求めてきたものである。こちらも、パキスタンとアフガニスタンの事業の統合という最大の山場にあったので、渡りに船と招き寄せた。その最中で予期せぬ大旱魃に遭遇、身軽に動ける蓮岡がジャララバード現地に張り付けとなる事態になった訳である。

人にはどんな才能が隠されているか分からない。二十七歳の若者に任せ切りにせねばならぬ、やむを得ない個人的事情があったが、私は最初彼を見くびっていた。正直、彼がここまでやれるとは考えていなかった。ともかく、三週間やれそうな所を手掛けさせ、本格的な組織化は後で自分が乗り込んでやればよいと考えていた。機材調達の遅れは致命的であったが、これは彼のせいではない。すでに稼働している筈であった排水ポンプ二〇台は、私の到着後、やっと三台がペシャワールから送られ、使われ始めたばかりだった。

これは、現在の水位をできるだけ深く保つための窮余の策だった。六月以来、住民は自衛策で涸れた井戸を掘ったが、手掘りの場合、水が出てから掘削できるのは、せいぜい一メートルが限界である。掘っては涸れ、掘っては涸れ、水位はどんどん下がっていった。我々はダラエ・ヌールの経験から、強力な排水ポンプを使って一時的に水を排除、その間に掘り進み、水面から十メートル前後を確保すれば、数ヵ月間はもつだろう、その間、ボーリング機械を大量に準備して、次の段階に備えれば間に合うと考えていた。

実際、ダラエ・ヌールで、この方法がかなりの実を上げたように一見思えたのである。ところが、ソルフロッド郡では、最初の段階

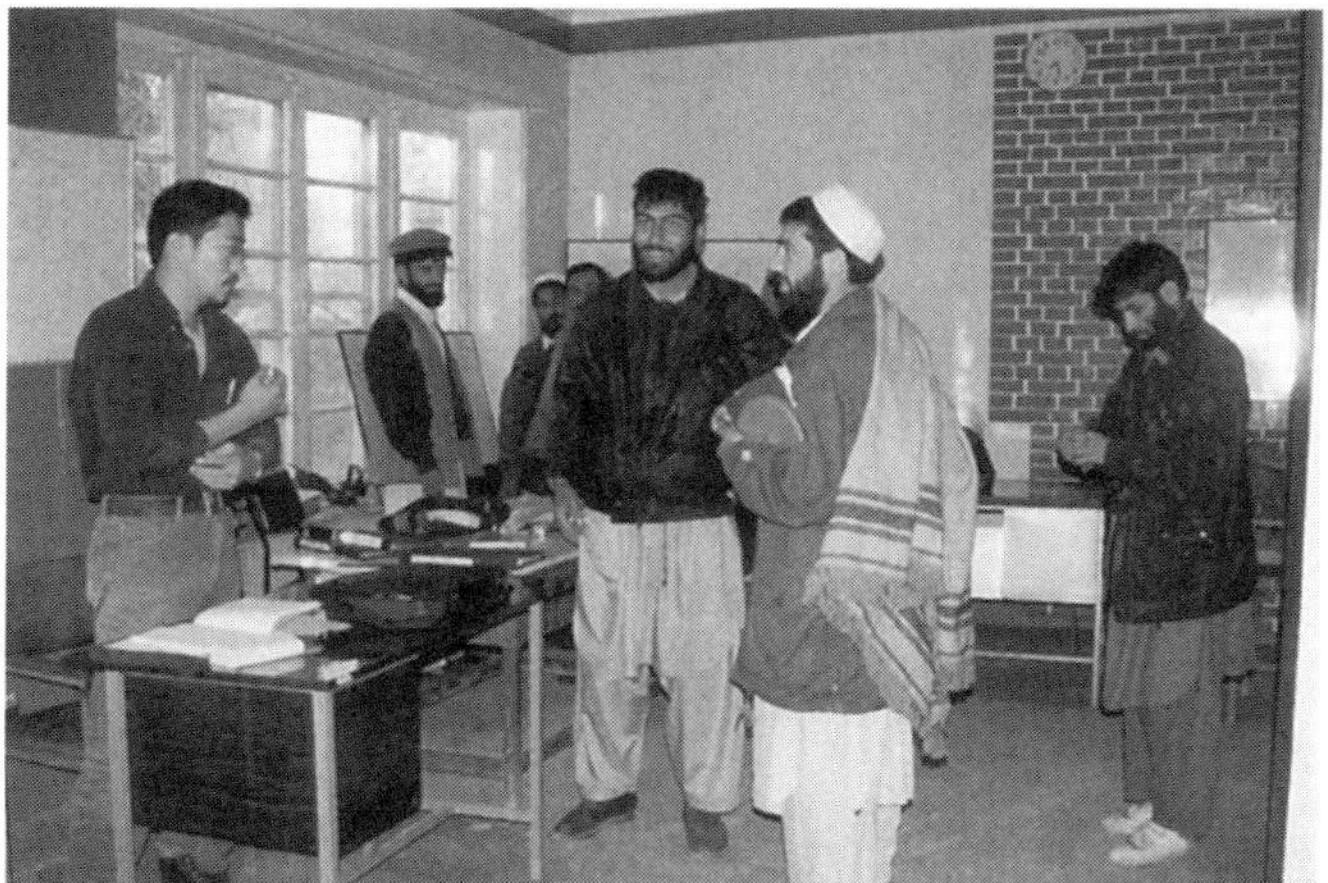

ジャララバード事務所で執務する蓮岡（左）

からつまずいた。まず排水ポンプなどの調達が簡単でなかった。ジャララバードの店では「排水ポンプはペシャワールから持ってくる」と聞いて、ペシャワールのバザールで捜したが満足な調達ができなかった。やっと数基を揃えたが、国境を越える時の「輸出手続き」が要る。これは面倒なもので、パキスタンの首都イスラマバードまで行って許可を得るのに十日を要し、カイバル峠を越えてアフガニスタンに入ると、今度は「輸入手続き」が要る。荷物が国境で留め置かれ、またそれを請《う》け出すのに数日をかける。その頃までには、枠を外した井戸の壁面が乾燥して崩落が始まり、作業が困難になった。

第二に、事情が地形によって全く異なることであった。例えば川沿いの場所では、排水後ものの数分で水が滔々と湧き出して元の水位に復し、掘削を進める時間を与えない。別の所は砂状の地層で、掘削が可能でも井戸の底がフラスコ状に崩れ、危険である。既に二ヵ所で崩落して井戸が埋まり、危険と見て作業を中止、新たな井戸を近くに掘り始めた。

分からぬ水位、壁の崩落

最大の問題は、いったいどの深さまで確保すべきかであった。これは誰にも分からない。例年なら最も水位の上がる八月も下がりつづけ、秋になれば普通でも下がり始める。アフガニスタンの水源の大部分は、夏に溶け出すヒンズークッシュ山脈の氷雪である。それが異常気象で積雪が少なくなり、特に二年続きで冬の降雪が激減、例年ならアフガニスタンの夏の光景を飾る銀白の山々は無残に茶褐色の山肌をさらしていた。洋々と流れるカブール河とクナール河の合流点がジャララバードで、近郊に大きな橋がある。長さ約五百メートルの橋の欄干から眺めると、昨年まで渦巻く巨大な流れであった所が、歩いて渡れるほど底をついていた。

冬の降雪を待ち、来年の春にならないと水量の増加は期待できない。それまでは、さらに掘り進めないと、再び涸れるのは目に見えている。家畜の背に家財道具を積み、三々五々ダラエ・ヌールから逃げてくる農民たちが河を渡って行く。寒々とした気持ちで彼らの背を見送った。

蓮岡は、排水ポンプの遅れに焦っていた。「短期大量」が方針だったから、無理もない。作業地をネズミ算式に拡大し、ともかく取りあえずの飲料水を確保するのが急務ではあった。だが、いざ手をつけてみると、泥沼の戦いに引きずり込まれたようで、精神的に疲れていた。

「私の力不足で、行き届かなくてすみません。」

「やるじゃないか。たいしたもんだ。ここまで組織するとは、上の上だよ。」

「始めたものの、先が見えないような気がして……」

「構わずに、どんどん増やせ。涸れればまた掘ればよい。」

「排水ポンプの遅れで井戸壁が崩れ始めています。井戸枠を入れないと危険ですが、一旦入れると、涸れたときにまた外すのは大変ですが……。ジレンマです。」
「どこまで掘ればよいのか、誰も分からんのだ。完成に一年は覚悟して、ある程度掘り進めば、まず井戸枠をおろせ。」

私が冬を乗り切るための暫定案を示して「長期戦」を説くと、少し落ち着きを取り戻したようであった。排水ポンプを使って掘り進む深さは、最初水面から一〇メートルを予定していたが、調達の遅れと緊急性を計りにかけて五―六メートルに減らした。しかし、ポンプの数がわずか三台である上、仕事の進み具合が一日〇・五から一メートルがやっとだとわかり、蓮岡の意見で更に二―三メートルに減じた。住民はすぐに水が要る。あまりの遅れは不満を生み始めていたのである。

排水ポンプと発電機は徐々に補充される見通しがついたが、次の段階はボーリングをどう準備するかが焦点になってきた。それでも、「段階的掘削、長期作戦」が伝えられると、悲壮な緊迫感が少し薄らぎ、ゆとりを与えられて安堵した様子であった。

「風の学校」の協力

しかし、初期の着手は、後に考えると「知らぬが仏」という場面がなかったわけではない。いくら我々が頑張ったとて、所詮「素人集団」である。事態を冷静に分析できる者なら、手をつけなかったかもしれない。素人であるが故に開始できたとも言えるが、技術面の適切な指導はやはりプロが必要だ。私が無念の気持ちで思い出したのは、アジア・アフリカで井戸掘りの指導を続けているNGO（民間海外協力団体）「風の学校」（千葉県夷隅郡大多喜町下大多喜）の主宰者、故中田正一氏だった。氏はアフガン戦争中ペシャワールを訪ねること三回、氏の活動の振出しであったアフガニスタンに情熱を傾けていた。それが十年前に逝去され、今さらながらそのかくしゃくたる風貌が生き生きと思い浮かび、あの世から呼び戻したい気持ちであった。

思い余って氏のご夫人、中田章子さんに連絡をとったのが九月六日であった。私の訴えに驚いた夫人が、急遽西アフリカ・セネガルでの仕事をとりやめ、井戸掘り経験の豊富な中屋伸一氏を送ることを決定した。氏がパキスタン大使館の協力でビザを得て機上の人となったのが九月十一日、この間五日である。

中屋氏はペシャワール到着後、アフガン領事館でビザを待つこと九日、九月二十日にやっとカイバル峠を越え、現場に駆けつけることができた。現地では全てが非能率で、じりじりと時間が過ぎてゆく。物資調達から人材の送り込みまで、一つ一つの何でもない仕事が、日本の何十倍もの努力と忍耐を強いられる。とはいえ、因縁だと言えば古くさく聞こえるが、中田章子氏の果敢な決断には、ただただ感謝という以外にない。

それでも、仕事は徐々に体勢を整えつつあった。私たちの電撃的ともいえる活動の開始は、現地で驚きと賞賛と感謝を以って迎えられ、多方面で友好的な協力を得ることができた。通常、政府間援助はもちろん、NGOでも調査・準備だけで優に半年はかかるのだという。三週間でほぼ百二十ヵ所に着手したPMSの動きは、奇跡的というのに近かった。もちろん、この背後に会員たちの強力な財政的支持があったことは言うまでもない。

これはPMS（ペシャワール会医療サービス）の活動の中で、或いは最後の大きな挑戦となる可能性があった。現場の士気は高いにもかかわらず、当面の成否は、一重に財政と補給、人材にかかっていたのである。

危機を好機に

財政面の補給は幸運だった。これは、前年一九九九年度に独断専行していたアフガンプロジェクト（JAMS＝日本－アフガン医療サービス）を解体し大幅な組織再編を断行、PMS新病院を中心にアフガン、パキスタンの両プロジェクトを束ねたことが大きかった。自転車操業は続いていたものの、ペシャワール会としては発足以来おそらく初めて、繰り越し金一千数百万円を出した。これにアフガニスタンに関心を持つ募金者たちが協力、六ヵ月間の「水源確保」予算、約三二〇〇万円を当面使えることになり、即座に行動できたのである。

通常、緊急援助の場合、訴え初めて反応が現われるまで一ヵ月以上待たねばならぬ。そうすると、水源確保のような土木関係の仕事は、きちんとした予算建てが難しくなる。九三年のマラリア大流行の時は、お膳立ては比較的簡単で、募金の集まっただけ薬品を大量購入、わが医療チームをそのまま流行地に急行させればよかった。しかし、今回は必要機材・規模を決定した上で計画的に事を運ばねばならなかったから、この当面の活動資金の存在は大きな意味をもった。

実はのどから手が出るほどカネが欲しかった。だが、ペシャワール会の事務局は、慢性的な財政難に加えて、過去アフガン国内診療所建設、マラリア大流行対策、基地病院建設と、数度にわたる必死の緊急募金活動の疲れからやっと立ち直りかけたばかりである。その事務局に対して、多少の遠慮がなかったとは言えない。ペシャワール会の本領は「額の多少にかかわらずその誠意を尊重するところにある」とはいえ、初期投資はまとまった額を要したからである。そこに七月段階で、「ダラエ・ヌール渓谷くらいは自分に支えさせてほしい」と関西の一会員、岡田稔氏から連絡があった。半端な額でなかったから、こちらもそのことばを信じて強気で対処できた。と言っても、岡田氏の会社は決して大きなものではない。個人的にアフガニスタンに強い愛着があり、以心伝心、意気に感じて精一杯の協力を申し出たものである。偶然といえばそれまでだが、これがその後の思い切った展開を可能にした。この岡田氏を皮切りに、それ以上の額の募金さえ名古屋の篤志家から送られた。いずれも世の毀誉褒貶から自由であり、こちらも気持ちよく活動が開始できた。

徐々に集まってくる募金は、活動の後半部に当てればよい。それに、今回の早魃はまだ世界的なニュースとして報ぜられていなかったから、時間がかかると踏んでいた。この方は、例によってペシャワール会の広報担当が中心になって、世の無関心の中で実情を訴え、必死で駆けずり回った。事実、その後八ヵ月間のうちに寄せられた事業基金は六千万円を超え、事業実績に立って、活動地域をゆうゆうと拡大できた。「危機を好機に転化するのは、わが会のお家芸である」と六月段階で広報の福元が説いた時、正直なところ「この不景気ムードで、今度ばかりは」と半信半疑であったが、本当にその通りになった。

また、事務局連絡員・梶原泰治、事務局長・村上優などは、この事態を深刻に受け止め、捨て身の事務局挙げて取り組むことを即座に決定した。ここに日本側と現地が一体になり、覚悟で一致して事に当たる態勢ができあがり、私は安心して日本を発った。

私は「世紀末」などという大袈裟な巷の流行が嫌いであったが、アフガニスタンの実情は世紀末どころか、世界的な終末の始まりを感じさせるものがあって、「最悪の場合は、これがペシャワール会最後の活動になる」と思っていた。そこで、決してやけくそでなかったものの、全てをはたいてでも敢行すべき事業だと信じていた。これまで、ペシャワール会は日本の小さなＮＧＯとしては身に余るような事業に挑戦してきた。動乱に継ぐ動乱であったが、それなりの成果を上げた。人々はきっと「また狼が出たか」と思うだろう。しかし、今度という今度は、狼どころか、巨大な竜である。最後の大きな賭けになると思った。それに比べると、他のことはどうでもよい小さなことに思えたのである。

重大な失敗

九月二十日午前十時、ビザで足止めを食っていた中屋氏がやっとジャララバードに送り込まれた。だが、この時までに様々な教訓が得られた。「教訓」といえば聞こえがよいが、重大な失敗があった。井戸の枠を外すのに時間をかけ過ぎたうえ、一部は壁が崩落、結局、傍らに新しく掘らざるを得ない。やっと到着し始めた排水ポンプは、大部分のところで役に立たない。そもそもの間違いが、井戸に関する限り、ダラエ・ヌール診療所職員の過大報告で、誤った方針が立てられたと考えられた。

その後の調査で、ダラエ・ヌール、アムラ村の成功は主としてカレーズ（地下水路）の再生によるもので、井戸の掘削は遅々として進んでいないことが分かった。予定の「水位から十メートル」を達成した所はない。可能ではあろうが、掘り始めて二ヵ月を経過、三―四メートルがやっとである。「成功」というよりは、作業を進める際の排水で村民が潤されてきたというのが真相だった。最初の「成功」に幻惑されて自信過剰になっていたのである。ダラエ・ヌールの責任者サイード医師を九月中旬に更迭《こうてつ》し、初期計画の大幅な見直しが始められた。もっとも、この排水作業で大勢の者が救われてきたのだから、あながち無駄だったとばかりは言えない。それはそれで、見通しがつくまでポンプを据え付け、給水を目的に続ければよいとも考えた。

そこで、専門家のところを飛び回って意見を求めると、井戸枠を外すのは無駄で、涸れ井戸の底からいきなりボーリングを始めたが良いという意見が圧倒的に多かった。「ボーリング」というと、どうしても大掛かりな工事を想像するが、これもいけなかった。七月に示されたＷＨＯ（世界保健機関）の算定、「一本・四十七万円」という数字にも惑わされた。これだと数百ヵ所というのは手が出ないと考えられたのである。

ずっと安価な手動式のボーリング機械は、かなり改良されたものが出回っていた。しかし、アフガニスタンで見たものは、比較的容易な地層で二〇メートルが限界だった。堅い岩石層になると歯が立たない。

しかし、「餅は餅屋に」である。「風の学校」の中屋氏の意見を皮切りに、北西辺境州政府の土木関係者の意見を集めた。これはペシャワール側でＰＭＳ（ペシャワール会医療

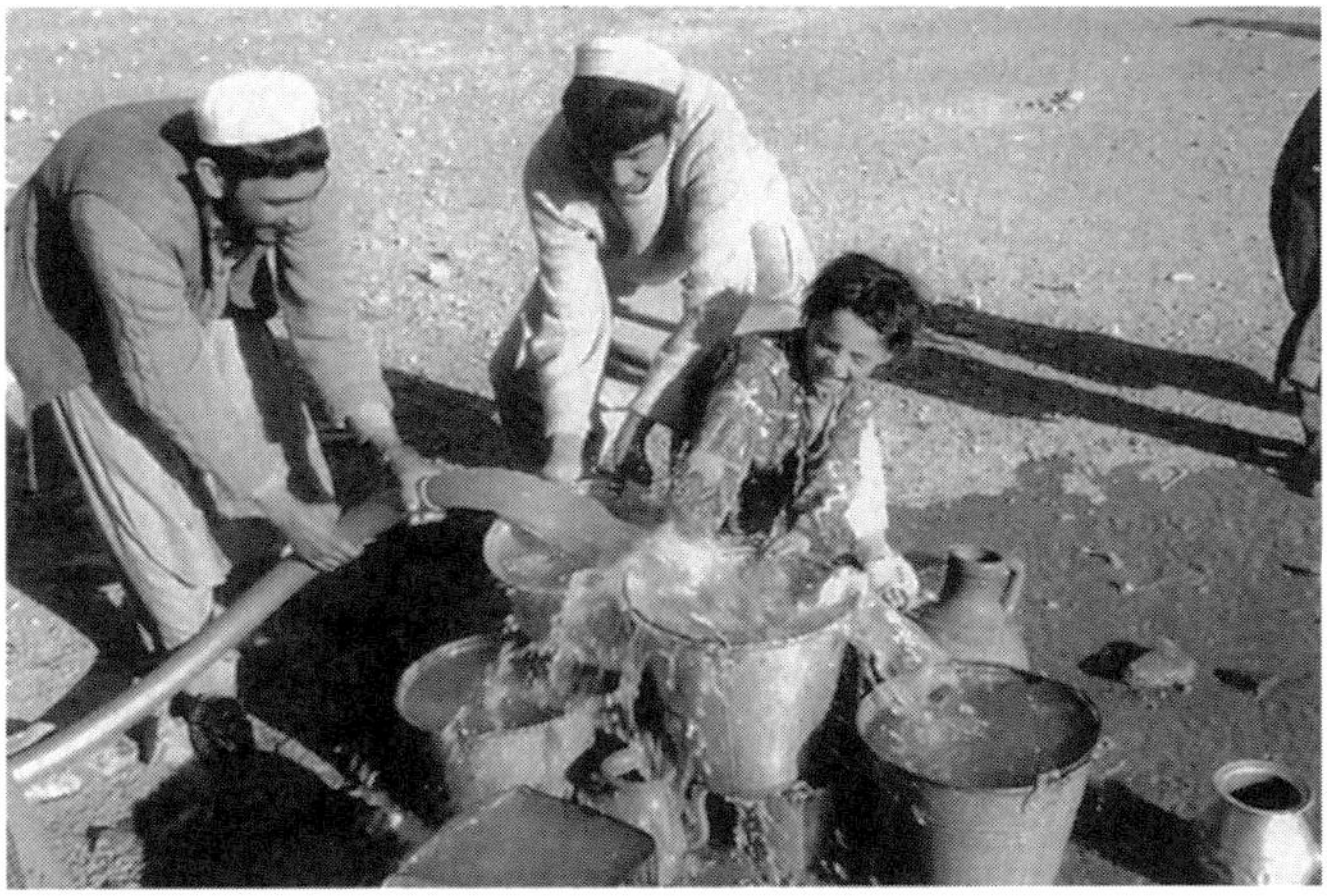

排水ポンプの水を汲む子供

サービス）病院事務長イクラム元小佐が奔走、誠実なコンサルタントを捜した。請け負い業者の中には、利を得ようとする余り、子供だまし的な誇大宣伝をする山師も少なからず、なかなか納得のゆく意見が聞かれなかった。やっと経験豊富な政府の技術者と会うことができたのが、九月二十日のことであった。彼らペシャワールの経験ある技術者によると、手動のボーリングでも四十数メートルまで掘削可能だという。これもその後現場の実情にそぐわぬことが判明したが、その時は真剣にうけとめた。そうであれば、「段階的掘削」で、五メートルずついくよりも、一挙に数十メートル掘り進める方が時間的ロスが少ない。それに、だらだらと長く続ければ労賃がかさみ、却ってボーリング掘削よりも高価になる。実際、九月二十日に支払われた労賃が、六〇〇名・三週間分で九〇〇〇ドルに達した。

では、この「一ヵ月の苦労は何だったのか」と言いたくなるが、失敗は失敗である。排水ポンプを待ち続けてきた蓮岡は怒るかも知れぬが、つまらぬ威信にこだわる時ではない。

非協力

九月十八日夕刻、私がペシャワールに一旦戻った直後、蓮岡より悲壮な声で電話連絡が来た。それまで頼りにしてきたデンマークの土木プロジェクト「ＤＡＣＡＡＲ（デンマーク－アフガン難民救援会）」の地方職員が、突然態度をひるがえして「貸し出したもの全てを返せ」とねじ込んできたという。この団体は十年以上アフガニスタンで井戸関係の事業を進めている大組織で、デンマークやベルギー政府の資金で運営されている。数百名の職員を全土に抱え、技術的経験、規模においてペシャワール会などものの数ではない。井戸枠、排水ポンプ、必要な材料の生産を自ら行い、ペシャワール市内のハヤタバードという新開地に大きな工場とワークショップ（作業場）まで持っていた。

諸外国NGOの中では、珍しく比較的まともな団体らしく、我々が再生のために解体した井戸の構造ひとつを見ても手抜きがなかった。しかも私たちが再生した井戸の大半がこのDACAARによるものであったから、何かと協力関係ができ上がっていた。彼らは、最も旱魃がひどいアフガニスタン西部に釘付けになっていて、東部まで手が回らない。しかも、DACAARの名で作られた井戸が次々と涸れ果てて住民の不評を買っていた。これは決して彼らのせいではないが、PMSがそれを再生した上に彼等の名前まで残すというので、大いに協力的だったのである。

蓮岡は、セメント製井戸枠のモールド（鋳型）、手動式ボーリング機械二基をDACAARに交渉して調達していた。多少の過大評価はあったが、少なくとも初期段階でDACAARの協力なしには仕事の進行が考えられなかった。

やや引きつった声で事情が伝えられた。ジャララバードからペシャワールへの電話事情は最悪で、声が遠いだけでなく気まぐれに途中で切れる。その上、ペシャワールからかけ直すには予約して半日は待たねばならないから、事実上一方通行である。いろいろと述べるので、大声で伝えた。

「電話が切れる。ペシャワール側で要するにどうしたらよいか、先に言え！」

「ペシャワールのDACAAR本部と掛け合って下さい！」

「DACAARが協力しない訳がない。下っ端の意地悪だ。明日、所長と話して確認するから心配するな！」

「お願いします。」

そこで電話が途切れた。

デンマークNGO所長との交渉

翌朝九月十九日、直ちに面会に赴いた。幸いペシャワールのDACAAR本部はわがPMS病院と目と鼻の先にあり、午前十一時、会見できた。さすがに堂々とした門構えで、オフィスだけでユニセフ（国連児童基金）に匹敵するくらいの事務職員が働いていた。

所長はトマス・トムセン、四十歳前後の年齢で、長身で温厚な紳士という印象だった。デンマークから赴任して数年だという。気さくな人柄で、大組織にありがちな官僚臭がなかった。事情を話すと、案の定、即座に返答した。

「それは何かの誤解か、間違いでしょう。早速連絡してジャララバード事務所に確認してみます」

と言ってコーヒーを勧めた。

「失礼ですが、どちらからお出でですか。」

「デンマークという小さな国からです。」

「アンデルセンの国ですな。」

「え？　日本人のあなたがご存じで？」

「日本人なら誰でも知ってますよ。特にアンデルセン童話は、大抵の日本の子供たちが聞かされて育ったものです。」

「本当ですか。知りませんでした。」

意外だという様子だったが、ともかく和やかに話が進んで、協力を確約してくれた。

翌朝、中屋氏のビザが取れてジャラララバードに出発した直後、約束どおり返事が届けられた。

「現地に問い合わせたところ、先日のもめごとは、完全に誤解に基づくことが分かりました。現地事務所は協力を惜しみません。健闘を祈ります。

二〇〇〇年九月二〇日
所長　トマス・トムセン」

ジャララバードでの我々PMSとDACAARとの確執には、複雑な背景があった。再生した井戸の大半は、PMSが手をつける以前に、住民たち自身が自衛手段で解体して掘り始めていた。そこに我々が突如現れて、「短期大量」を掲げて支援し、電撃的な速さでことを進めた。DACAARの担当者が遅れて見回りに行くと、「今頃のこのこ出てきて、その上サルヴェイ（調査）などと、ふざけるな」と村人が罵倒した。渇きの恐怖で熱《いき》り立つ住民は、それくらい逼迫した心情だった。PMSの仕事は、実は「知らぬが仏」の着手だったが、その迅速さが皆に受けて、救世主のごとく映り、「あの日本人グループを見ろ」というセリフも出る。すると、罵倒される側は我々にやっかみを起こす。現地責任者が悪意ある報告をしていたのだった。

私たちの側にも問題がないではなかった。蓮岡は曲がったことが嫌いで、政治的な交渉やかけひきは不得手だった。住民への協力よびかけのセリフは、「我々はDACAARなどの他のNGOと異なり、四〇〇〇名の良心的な日本人の、一〇〇パーセント純粋な厚意による資金である。いい加減な仕事は許されないのだ」と説いていた。それは正しかったが、やましさを抱える一部NGOの職員を刺激した。

タリバン政府との交渉では、好意的な外務省の役人が出入り自由の三ヵ月ビザをアフガン側で発給したが、ついでに自分の家の中にある井戸掘りを要求、蓮岡が拒絶して一時険悪となっていた。これは困った。国家権力の怖さを知らないだけでなく、下手をすれば立ち入り禁止である。そうすると、水計画どころか、ＰＭＳの全面撤退に発展する。自分の正義感が満足しても、困るのは住民であろう。そこで、渉外は私のような「年長者」がやり、なるべく蓮岡らの若い人々を現場に専念させるよう配慮した。

その後、住民の圧倒的な支持を圧力に、徐々に各方面と協力関係ができていった。

天滅ぼせば……

九月二十一日に私が再びジャララバードに戻ったとき、中屋氏も専門家らしく短期間に事情を把握していた。特に安全面の配慮は適切な助言を行った。彼はそれまでのＰＭＳの無謀なやり方を知りつつ、バランスを崩さぬよう気を配っていた。緻密《ちみつ》な技術者であると共に経験ある職人で、おそらく最も実際的に事態を判断していた。無駄なことはほとんど述べない。多くの事柄を知っていても、事情と相手に応じて、的確に少ない言葉で要点だけをきちんと述べる。かつてコンピューター製造の会社で重きをなしていた彼が、なぜ長年の仕事を捨てて井戸掘りに熱中し始めたか、ふと興味を覚えた。日常の生活は質実そのもの、古いザックにあるものは、下着、洗面道具、ノートと筆記具、二〇年前の携帯コンロ一個。それ以外に何も持たない。質素を絵に描いたような人物である。

異常気象、見通しのつかぬ水位、来年夏の最悪の事態の想定、……悲観的な予想に対して中屋氏はためらいながら、しかし冷静に述べた。

「それでもだめなら、人の及ぶところでないと判断せざるを得ないでしょう。」

「つまり……。砂漠化ですな。」

「……そういうことになります。言いにくいですが、人間の努力で如何ともしがたい領域だということです。」

これは恐るべき想定だった。ヒンズークシュ山脈の大山塊の氷雪が巨大な貯水槽の役目を果たし、夏に解け出して農業・飲料水を供給する。その地域は広大で、アフガニスタン全域とパキスタン北部に及ぶ。この氷雪が涸渇するとなれば、たとい今冬の修羅場を切り抜けても、来年夏の水量が上がらなければ、アフガニスタンの国土の大半で農業が壊滅して人々が村を空け始める。

では、その後は……。簡単に言えば、砂漠化で無人の荒野が広がることを意味する。そ

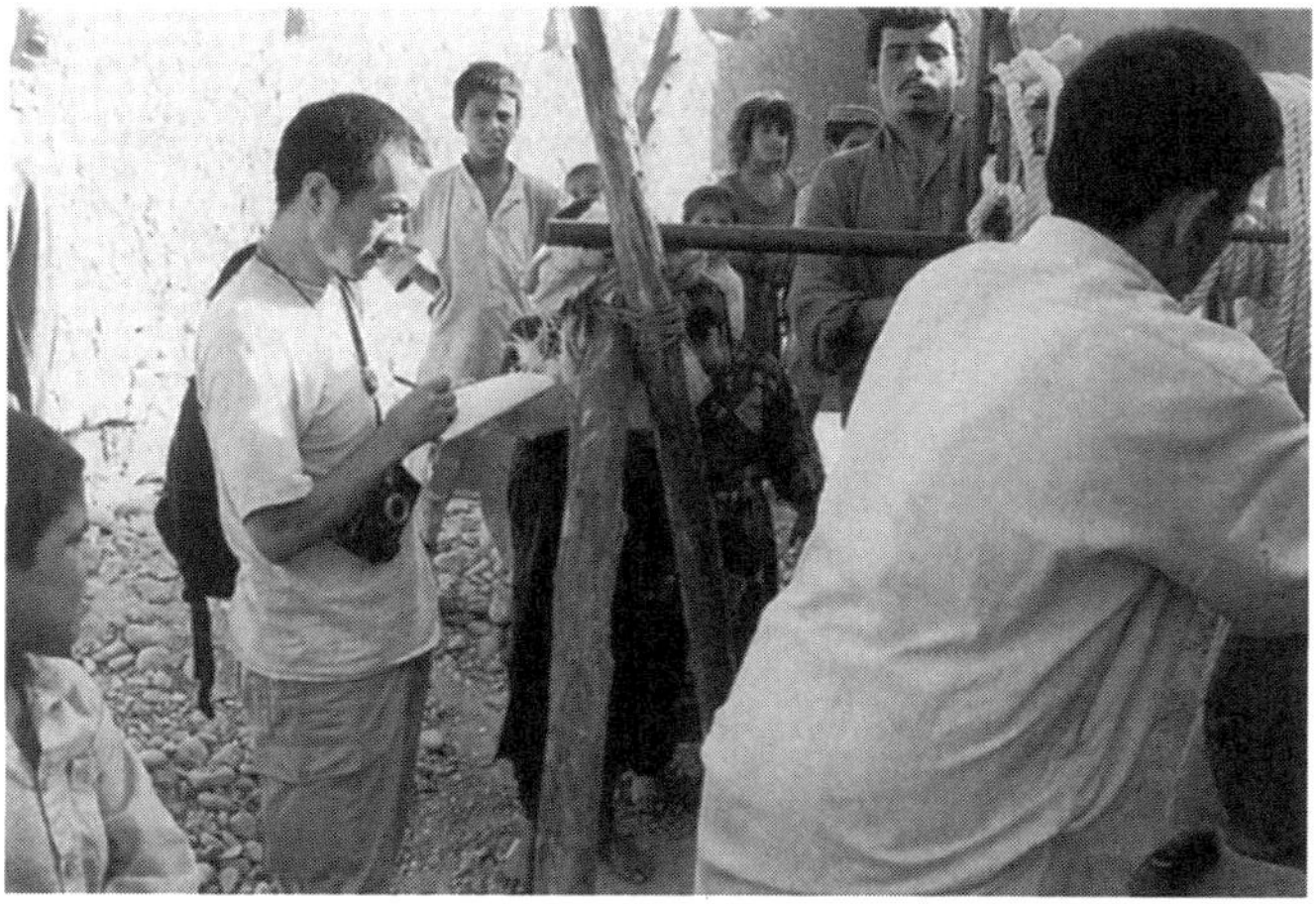

現場でチェックする中屋氏（左）

うなると最早、我々の出番ではない。幾百万、幾千万の人々が生活の場を失っても、神意としか言えない。人間の手が及び得ない自然の選択なのだ。

ボーリング掘削の検討

作業地がまだ河に近い地域については、排水ポンプだけに頼るやり方をやめ、排水ポンプが有効な他の地域でも「段階的掘削」の方針が定まった。即ち、増水の期待される春または初夏まで井戸枠を下ろさずに観察、涸れては掘る作業を続ける。増水の兆《きざ》しが現れれば、初めて「完成」と見做《みな》して作業を打ち切るというものである。これに時間と深さを考え、手掘りが不可能と見ればボーリング掘削で切り抜けることにした。だが普通のボーリング機械は、一基が一三〇万ルピー（二六〇万円）以上、それに維持費・材料を加えると一本当たり莫大な額になる。第一パキスタン経由で輸入するとなれば、三―四ヵ月は優にかかる。それに、一旦失敗したボーリングの井戸は、手掘り井戸と異なって再掘がきかない。そこで、主に予算とのバランスから次の主力を「手掘り及び手動ボーリング」の組み合わせとした。

恐れたとおり、活動地がジャララバード郊外から遠ざかるにつれ、更に深い井戸に挑戦せざるを得なくなってきた。そして、最も困っているのがこうした地域であった。ジャララバードから車で一時間の距離にあるバラバーグ村は、地上から原則として三五メートルを手掘りで進み、それから先を「手動ボーリング機械による掘削」という方針だった。だが、これも巨礫の層に突き当たって、一〇〇キログラム以上の石にロープをかけ、トラクターで引き上げるありさまである。ダイナマイトを試みたが、危険が多いため中止した。緊急事態であることを考慮すると、やむをえず機械力の動員を考えざるを得なくなってきた。つまり、最終的にはコンプレッサーによる削岩機とボーリング機械の導入である。その入手まで数ヵ月かかるから、「手動式ボーリング機械による掘削」を中つなぎの策とすることにした。

井戸底の恐怖

井戸底の作業は、直径一―一・二メートルほどの狭い空間の仕事で、常に安全性の問題がつきまとう。深さ数メートルならともかく、これが二〇メートル、三〇メートルとなると、はらはらする。ある地域ではツルハシとシャベルだけで二十五日間しゃにむに掘り続け、四〇メートルの記録を作った（九月十九日、バラバーグ村）。これは決して誇れる数字ではない。四〇メートルは、十数階の高層ビルの高さに相当する。落石が作業員を直撃すると致命的だ。九月中旬になって、やっとヘルメットが配られるありさまで、中屋氏の判断で無謀な深さの手掘りが中止された（ヘルメット調達さえ、三週間を要した）。地層にもよるが、現在の方法では二〇メートルを限界とした。実際に子供が一名、作業中の井戸に落ちる事故が伝えられ、更に厳重な注意が申し渡された。

また、稀ならず「ガス」の発生が危惧された。ある作業地の近くで、自分の家の中の井戸底に降り立った農民が突然死亡、恐怖心をかき立てた。九月二十二日、中屋氏の調査に同行すると、内径六〇センチ、深さ八メートル前後の狭い井戸だった。三十年前に掘られたものだという。中屋氏は住民に言いつけて灯油ランプを持ってこさせ、紐につるして静かに中に下ろした。すると、深さ四メートル前後で灯がすっと消えた。

「二酸化炭素ですな。酸素欠乏でしょう。」

突然死したのは六十歳過ぎの男で、突然の酸欠で心筋梗塞か脳幹梗塞を起こしたものと推定された。中屋氏の話によれば、場所によっては有機物の分解産物、一酸化炭素、メタンガスなども発生することがある

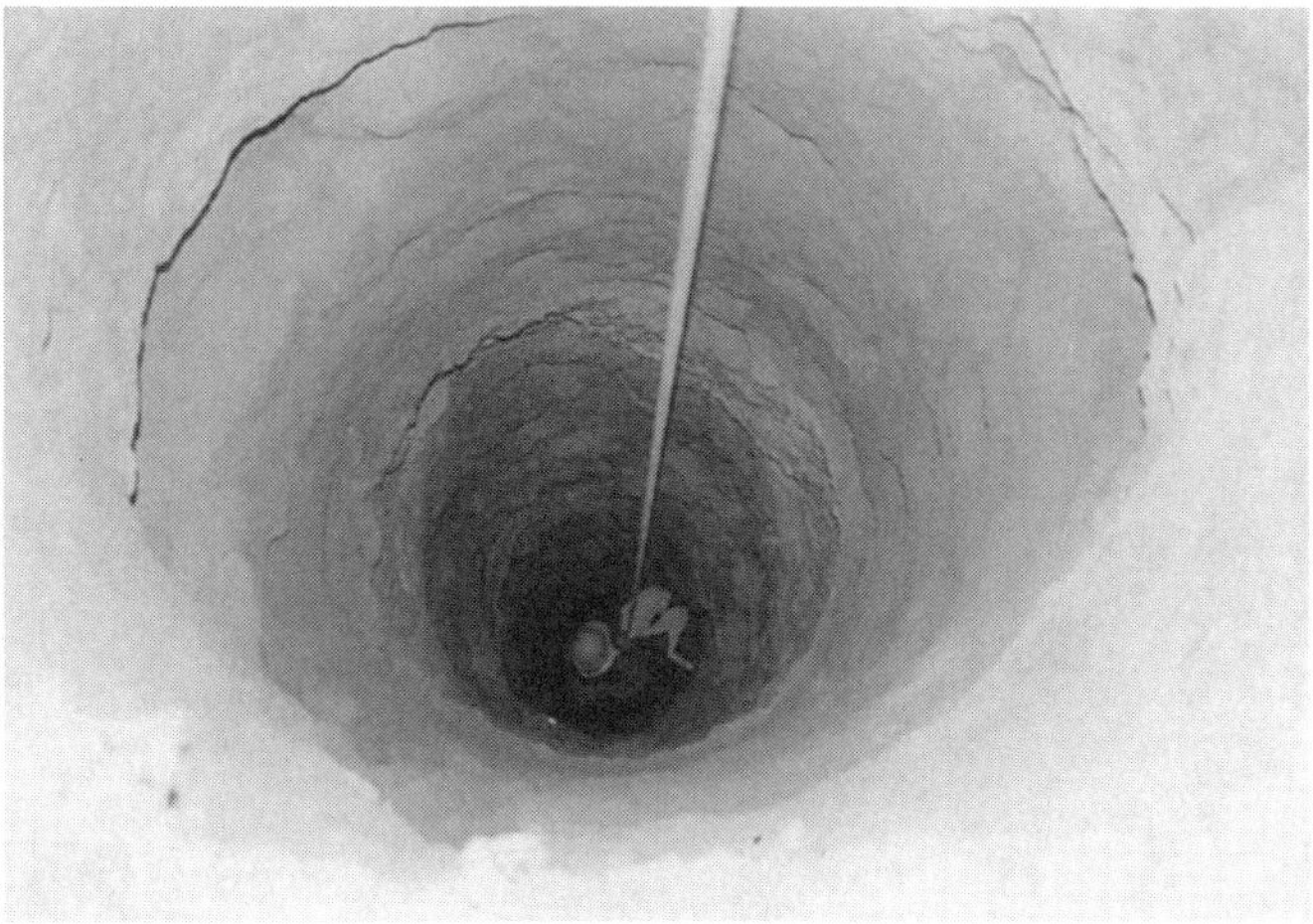

その深さは高層ビルの高さに相当する

のだという。酸欠が最も多く、地層によって鉄などの金属成分が多く含まれると、急に酸化して作業員を窒息させることがあるらしい。以後その辺りの井戸では、ランプをつり降ろして灯の消えないことを確認してから、作業を始めさせることになった。

第三章　欧米ＮＧＯとの確執

増加する避難民

九月下旬になった。さしもの酷暑も下火の兆しが見え始めた。しかし、飲料水の確保は、ますます容易な事業でないことを知らされた。カブール河の流れは依然として途絶え、干からびた川底は乾いた玉石と砂礫をさらしていた。局地的な小雨を除けば、九月もまたほとんど雨らしい雨は降らなかった。

避難民は少しずつ増えていた。九月二十二日、カイバル峠の国境で家族連れのアフガン人の姿が群れを成して待機していた。パキスタン側がこれを極力阻もうとして、しばしば避難民と警備兵が衝突した。私が国境通過の手続きを待っていると、アフガン人の若者が必死で関門を越えた。数名の制服を着た警備兵が躍りかかり、目前で殴る蹴るの暴行を加えた。女子供たちが馬の鞭で叩かれ、追い返された。また、カブールの上流階級らしい人々が国連団体の便宜で避難しようとしていたらしい。家族全員と家財道具を満載したＵＮマークの車両を見かけたが、荷物を路上に撒き散らされ、厳重な検閲を受けていた。

無慈悲な警備兵の対応は、パキスタン国民のアフガン人に対する不安と偏見の象徴であった。更にペシャワールでは、雨も手伝って、山向こうで展開している地獄図に思いが至らなかった。アフガニスタンは完全に情報世界から切り離されていた。初めの頃、ペシャワールに長年働く日本人でさえ、「この多忙なときに水の問題で騒がなくとも……」と述べたくらいだから、いかに事情が伝わらなかったかが分かる。

世界の無関心をよそに、現地では既にゲリラ的な試行錯誤の段階を終え、より組織的、より大規模な作戦の必要性が痛感された。

住民との確執

旱魃《かんばつ》による民心の動揺は、少しずつ社会秩序の弛《ゆる》みをもたらしていた。

九月二十六日朝、数名の長老がジャララバードの水計画対策本部を訪れた。マスタヒール村の人々で、「掘削に従事する村人を、臨時ではなく永久雇用にしろ」と詰めよった。甘く見られたのであろう。火事場泥棒のような要求である。もちろん、「なめられると計画全体が総崩れになる」という私の強硬意見を待つまでもなく、蓮岡が一撃でこれを拒否し、その村からの撤収を指示した。事態を憂慮したタリバン政府のソルフロッド郡関係者が赴いて住民を説得したが、村の長老会は言うことを聞かなかった。午後三時、ＰＭＳが機材を引き上げた直後、郡長の直接命令でタリバン兵士が村に急行、派手な乱闘の後、発砲で威嚇、村民二名が逮捕・投獄された。

蓮岡は「何も逮捕までしなくとも」と顔を曇らせたが、この状況で秩序の動揺は致命的な結果を招く。既に混乱の兆しが現われ始めている。旱魃でタリバン政府の威光が揺らいでいるのは事実だったが、彼らの存在が失われると無政府状態で大混乱に陥り、大量の犠牲者が出るのは必至であった。ひたひたと忍び寄る破局の中で、「超原理主義」という国際的非難にもかかわらず、唯一の頼れる秩序が、タリバン政府による強権的な治安維持であった。

要衝ジャララバード

「冬の修羅場を見たくないですよ」と述べたのは、他ならぬ蓮岡だった。私は一つの節目を今冬としていた。これには、十分な根拠があった。

アフガニスタンは閉ざされた内陸国である。南西部でイラン、北部でタジキスタン、東南部でパキスタンと接する。特にパキスタンの北西辺境州は、アフガニスタンの多数派民族のパシュトー人で占められ、人々は国境をものともせず自由に往来する。アフガン戦争の際、大量難民はイランとパキスタン・北西辺境州に流入している。だが、今回の旱魃の範囲は広大で、イランとタジキスタン自身が水

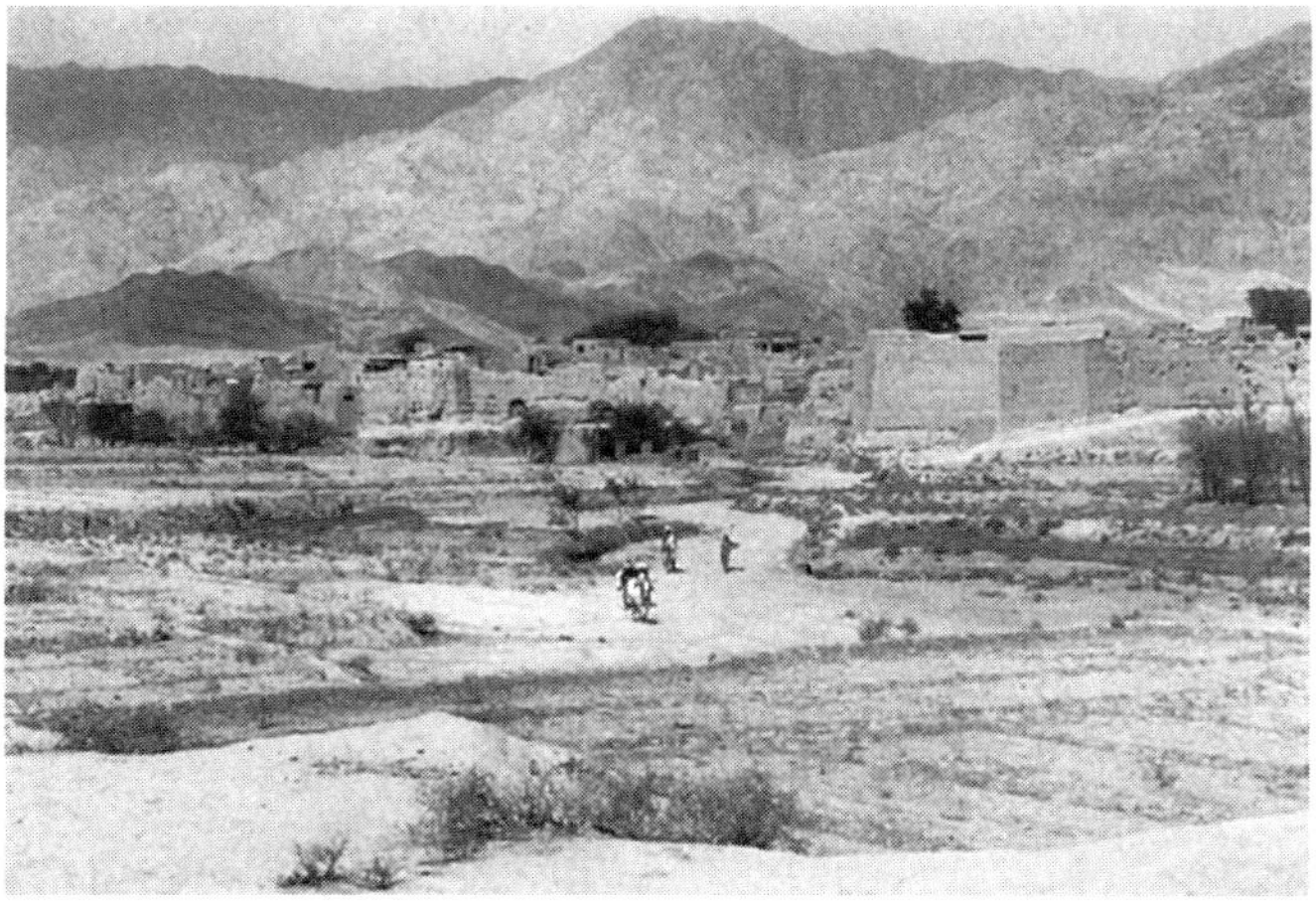

旱魃の村を去る最後の村民

欠乏にあえぎ、イランは難民流入を警戒して国境を閉鎖している。また、例年でも冬季の人の流れは、厳寒のカブールから温暖なジャララバード、さらにカイバル峠を越えてペシャワールへと向かう。旱魃はヘラト、カンダハルなどの西部で著しく、既に多数の者がカブールに集中していた。これが冬になれば、寒さと飢えをしのぐため大挙してジャララバードに殺到するだろう。ジャララバードが混乱に陥れば、流民の波がペシャワールに押し寄せるのは目に見えている。二十二年前の旧ソ連軍侵攻後の、数百万の大量難民発生の再現である。考えると身震いがした。

この混乱に乗じて、反タリバン勢力が軍事攻勢に出れば、悲劇は倍加する。事実、ダラエ・ヌールでは、これを裏書きするように、マスードの勢力がタリバン政府と交戦を続けた。東部における反タリバン勢力の攻勢は、ダラエ・ヌールから更にクナール州の主要幹線を脅かして地雷を埋設、奥地を孤立させようとしていた。住民を乗せた車両が爆破される事故が散発、わがＰＭＳの三診療所、ダラエ・ヌール、ダラエ・ピーチ、ヌーリスタン（ワマ）の各診療所が一時孤立した。

ただ実行あるのみ

この状態で、まともな物資輸送などおぼつかなかった。日本はおろか、ペシャワール側から出されたアイデアは、連絡通信の不備と相俟って、ことごとく頓挫した。元軍人のイクラム事務長が憂慮して奔走し、ジャララバード－ペシャワール間の通信網を確保しようとした。彼は無線連絡に詳しかったから、ジャララバード事務所とペシャワールPMS病院の屋上にアンテナを立て、ハム・クラブの応援を頼んで事を解決しようとしたが、パキスタン政府、アフガン政府両者の許可を得にくく、一ヵ月を費やして結局徒労に終わった。コンピューター、複写機、小型ジェネレーターなどの小道具が、行き帰りのジープに積まれて細々と送られるのみであった。

PMS病院の屋上に立つと、西方にアフガニスタンとパキスタン北部を隔てるスレイマン山脈のパノラマが一望に開ける。二年前PMS病院が完成したとき、それは新たな希望をかきたてる光景であった。しかし今、迫り来る恐るべき事態を思うと、色彩を失った巨大な壁に思える。ジャララバードまでたったの八〇キロメートル、この近くて遠い山向こうの現実に唇をかんだ。

現状を把握せぬ散発的な連絡・指示は、前線で却って混乱と徒労を生む。資金と人だけが送れる状態で、ジャララバード事務所は事実上孤立に近くなった。それならいっそ、殆どの決済を現地に任せ、ペシャワール側からの指令で無用に混乱させぬことが重要だ。

九月三日、私が日本からPMS病院に送った指示は、「議論は無用。多少損失を出しても、ただ実行あるのみ。極力ジャララバードで物資を調達、どうしても無い物だけ、向こうの要請に応じて補給すること。現地の判断で、やれるだけやれ」であった。

国際官僚機構

加えて、国連組織、欧米NGOとの協調も今一つかみ合わなかった。WFP（世界食糧計画）が、「単なる食料供給ではなく、労働対価として小麦配給を行って国土再建、失業対策としても実をあげる」と称して、小麦一日六キロを土木工事の労働者の一日の報酬として各NGOに渡していた。小麦は相当額の九〇ルピー（約一八〇円）で支払われていた。私たちの計画が拡大するにつれ、労賃がかなりの負担になってきたことは既に述べたが、PMSの水計画は十分それに該当するとしてWFPに協力を求めた。ところが、ジャララバードのWFP事務所は、「ニングラハル州の各郡には、それぞれ担当のNGOを決めて、その団体を通してのみ受け付ける。ソルフロッド郡は、MADERA（EU・地域開発公団）に任せてある。そこに計画書を出せ」という説明だった。当の団体に話に行くと、要領を得ず、話が進まない。

そこで、九月二十六日、再びWFP事務所に赴いて事情説明を求めると、要するに、軽くあしらわれた。規定手順のおうむ返しに過ぎない。DACAARやMADERAのような団体は、いわばEU諸国のODA（政府間援助）の請負組織で、厳密にはNGO（非政府組織）とは言い難い。WFPと欧米諸団体との間で既に了解があって、いわば請負制で「労賃」として小麦が配布されていた。簡単に言えば、「新参者のPMS」が入り込む余地のない、国際NGO＝国際官僚機構の壁ががっちりと築かれていたのである。

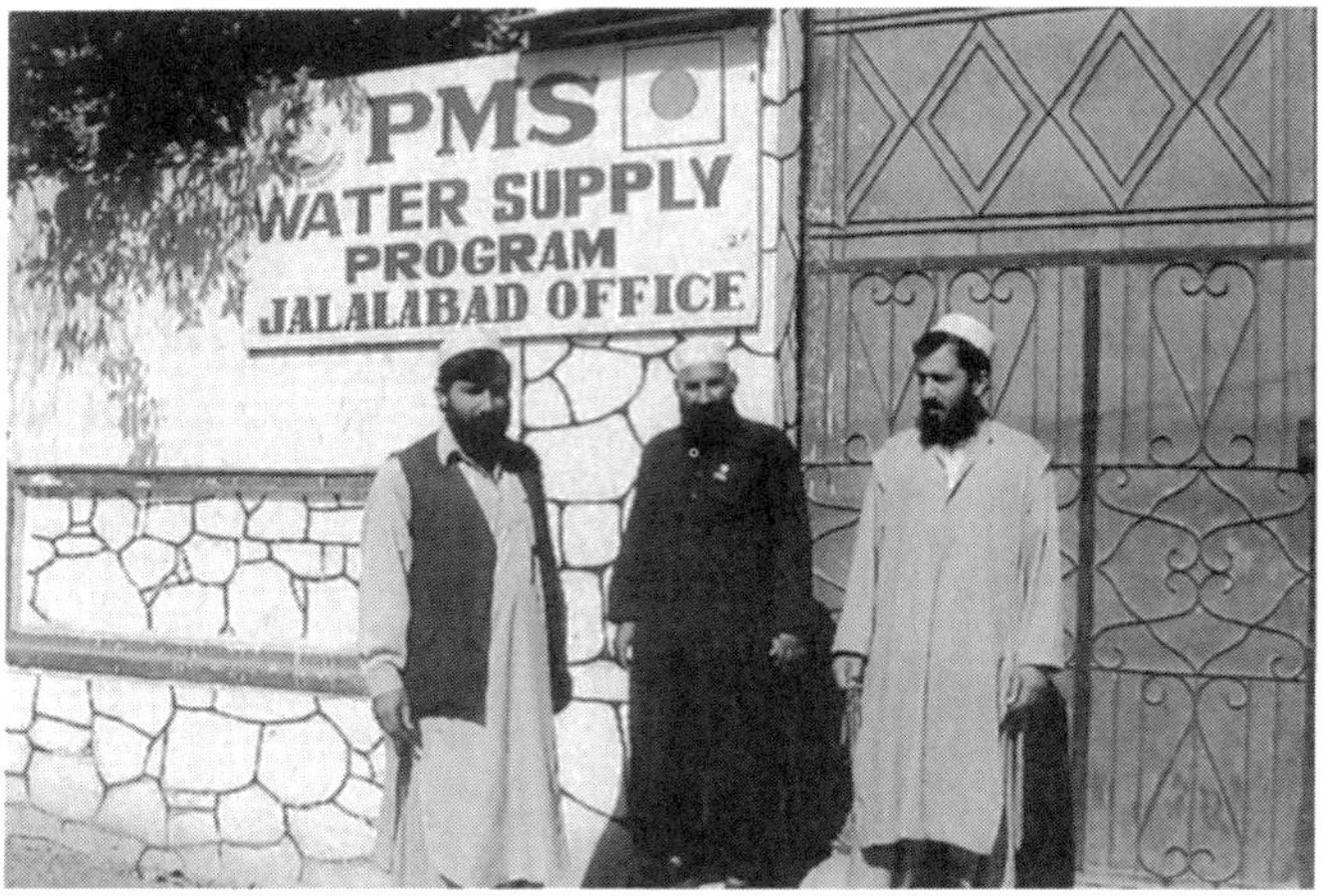

PMS＝WSPのジャララバード事務所

それはそれで現地に役に立てばよいが、合点のゆかぬ点も多かった。九月十六日にユニセフ（国連児童基金）ジャララバード支部が主催した「水計画のNGOの集まり」で、DACAAR支部が「井戸一〇〇本を掘った」と誇大報告した。我々は全ソルフロッド郡二十九ヵ村の状態を隈なく把握していたので、どこが何をやっているか知っていた。何もないのに会合に出席する団体さえあった。ソルフロッド郡を取り仕切っているはずのMADERAは、飲料水を手掛けていなかったし、比較的良心的なDACAARでさえ、限られた所で数本のボーリング掘削を手掛けているだけだったのである（その後、「井戸一〇〇本」とは、既存の井戸に二年がかりでポンプを設置しただけで、それも殆どが涸渇していることが判明した）。これはまだ良い方で、詐欺としか思えぬ仕事が多かった。WFP（世界食糧計画）の基金がどのように吸収されているか、ひそかに疑義をはさむ者が増えていた。

九月二十九日にペシャワールで持たれたDACAARとの会合は、このことを裏書きした。所長のトムセン氏は、「WFPが、MADERAという特定の団体に、そんな請負いをさせるのはおかしい。DACAARがそのような労賃をWFPから受けたことはない」と断言した。結局、我々も深入りせず、「DACAARとの僅かな技術協力を除いて、自力でやらざるを得ない」と覚悟したのである。

ステーキと沢庵

「ゲリラ戦！」。初めの三週間ひとりで現場を守ってきた蓮岡は、半ば自嘲しながら、好んでこの言葉を連発した。無理もない。ジャララバードの宿舎の両脇のICRC（国際赤十字）や国連団体、欧米NGOの職員たちが連日ステーキを食べ、仲間内のパーティでワインをたしなんでいるとき、我々は油っこい現地食に辟易しながら、夜遅くまで仕事をこなしていた。私が初めて白米の御飯を鍋で炊いたのは九月中旬だったが、蓮岡は飛び上がらんばかりに喜んだ。次の夜、中屋氏が「今夜は御馳走ですぞ」と、持ってきたばかりの沢庵をナイフで上手に切って、御飯の上に乗せたときなど、皆で歓声をあげてむさぼり食うありさまである。

「しかし、これではいかん。沢庵ごときで感激していては、長続きせんぞ。」

「先生、この哀れな姿を写真に収め、日本に送って下さいよ。せめてカップラーメンでもあれば……。腹が減っては戦ができぬと言うではありませんか。食い物が乏しいと何だか士気があがらなくて。こないだ隣のＩＣＲＣで招かれた時の食事を見ると、彼我の物量の差を思わずにおれず、ガダルカナルと言いますか……」

蓮岡はまる五週間、ジャラララバードに釘付けで、ペシャワールに戻れなかったのである。

「不吉なことを言うな。ガダルカナルどころか、まだシンガポールまでも行っとらん。今時ワーカーを餓死させるなどとなれば、日本で大ニュースになるぞ。心配せんでもええ。とりあえず、ペシャワールに戻ってたらふく食ってこい。わしが高級ホテルの中華料理屋に招待する。」

「え？　ホントですか！」

「僧職の身でありながら、とうとう餓鬼道に落ちやがったか。案ずるな、今にこの緊急対策本部は日本食であふれ、アフガニスタン唯一、日本食のパラダイスとなるのだ。」（蓮岡は浄土真宗の寺の僧侶となる身分で、「修行中」だった。）

「そうです！　この戦を勝ち抜くには、先ず糧秣《りょうまつ》を確保して、たらふく食わせることであります。冬の修羅場に篭城するには、倉庫をインスタントラーメンでぎっしりと埋めつくすべきであります。」

「いや、それではタンパク質が足りん。メザシ、スルメ、ミリン干し、チリメンジャコ、かつおぶしなども、大量に要る。」

毎日こんな冗談を言いながら、貧しい食事にため息をついて過ごした。

確かに、気力だけが主な武器では、長続きするものではない。直ちに住居を快適にし、料理人を雇って日本人好みの食事を食べさせることにした。

道具の工夫

仕事の方もまた、気力だけでは事が進まない。いくら「ゲリラ戦」でも、実のある工夫が欠かせない。というより、現地で入手できるあらゆるものを使いこなし、役立てる以外に方策がなかった。改めて考えると、みな旱魃前までは自給自足で済ませてきたのだから、水や井戸についても、住民がなにがしかの知恵を出せる筈である。蓮岡は水を汲み上げる道具、シャベルなど手作業の改善から取り掛かった。作業の能率を上げるため、ジャララバード市内のワークショップ（作業場）に足繁く通い、小道具を工夫した。

もちろん現地には、伝統的な井戸掘り・汲み出し技術がある。その一つに水壺をロープに吊るして下ろす「チャルハ」という道具があった。住民が井戸底をさらう時にも使われる。すなわち、水汲み壺をロープで吊り、綿紡ぎの糸車に似た形の道具でロープを巻き取り、かなり重いものを持ち上げるのである。しかし、持ち上げるものは、土砂だけでなく、一〇〇キロ以上の沢庵石や庭石のような巨礫《きょれき》もあるから、よほど丈夫なものを作らねばならない。

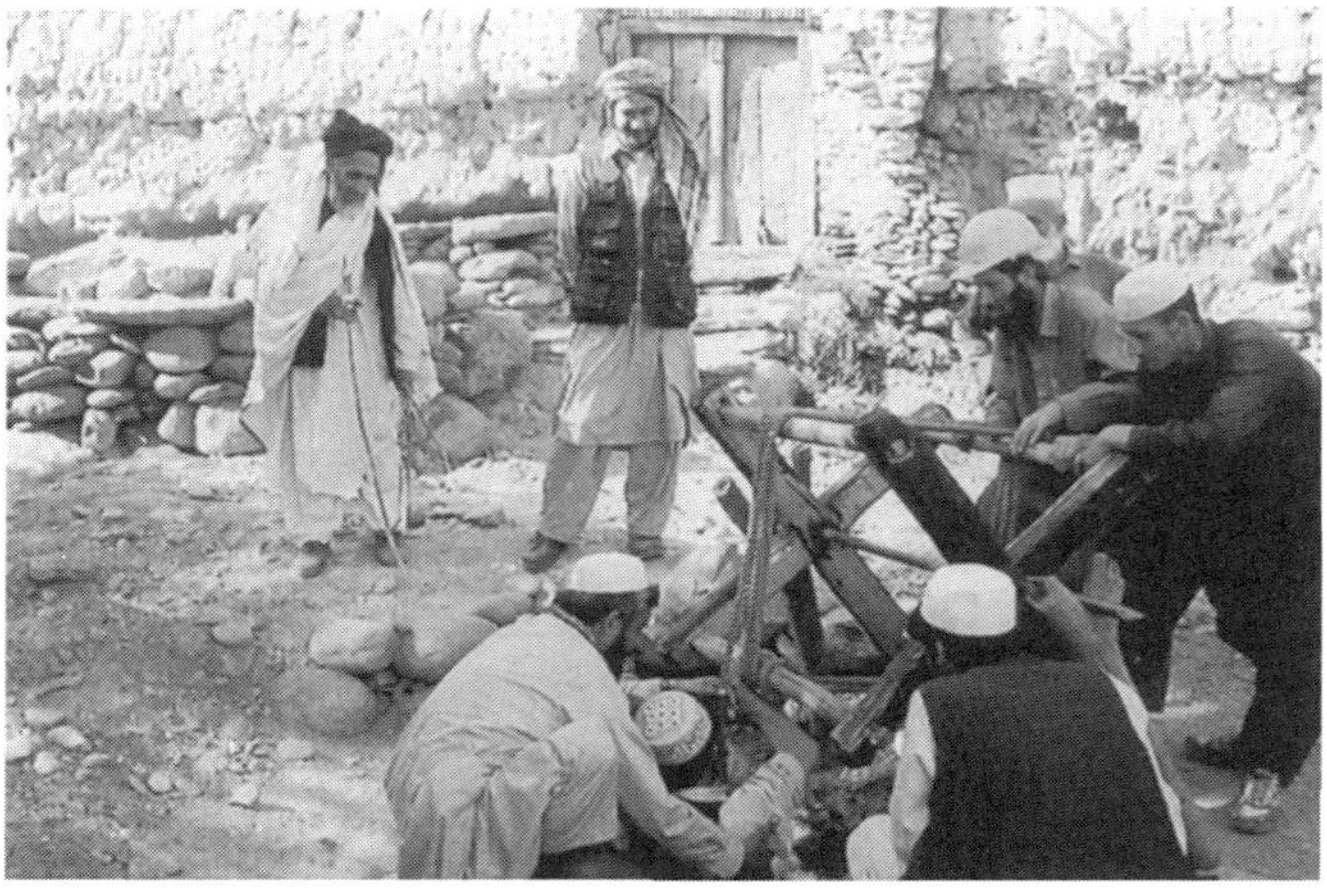

伝統的なチャルハ

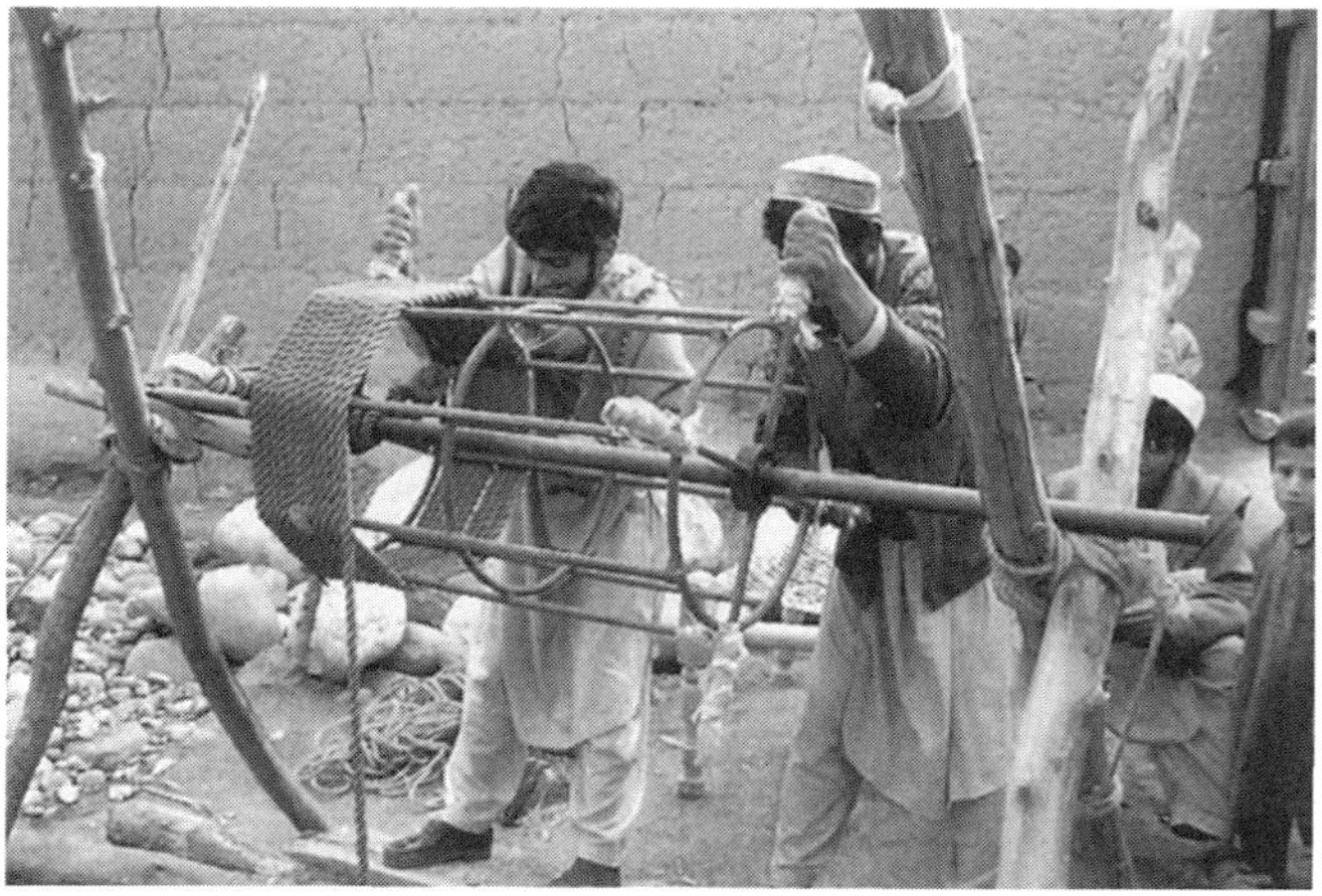

PMSの改良型チャルハ

そこで鍛冶屋と溶接屋に注文して、頑丈なものを工夫した。力のかかる両側の支点にボールベアリングを入れ、太い鉄製の心棒に周囲を円筒状に輪と八本の棒を組み合わせて巻き上げ部分を作り、二人で手作業できるようにハンドルを両脇につけた。ハンドルの柄は長いほど力が少なくてすむが、あまり長くすると作業しにくい。そこで、程々の長さをとって試用させた。これを数回改善して、何とか当座の手作業に間に合うよう、一〇〇個を発注した。おそらく、これがＰＭＳの水計画で、初期段階で最も役立ったものである。

これによって、井戸枠の引き上げと吊り下ろし、掘削された土砂と石、果ては巨礫の除去まで、大活躍した。急ぐ場合は、ロープの両方にタイヤを加工したゴム製の壺をつけ、汲むと同時に片方を降ろして能率を上げた。昔から人々の使い慣れたものが結局よい結果を生んだ。つるべの滑車も同様で、これは中屋氏が後に同意見を述べた通りだった。後には、庭石を持ち上げるチェーン・ブロッカーで巨礫を吊り上げたり、ダイナマイトで爆破処理させたりしたが、いずれも現地の道具に小さな工夫を加えたものである。ボーリングをはじめ、外部からのアイデアは思ったほど成果が上がらなかった。

第四章　労賃との闘い

秋期攻勢

拡大に継ぐ拡大を続けてきた作業地は、九月二十四日現在で、ソルフロッド郡に一五〇ヵ所、ダラエ・ヌールで三四ヵ所、計一八四ヵ所に達した。雇用スタッフは、現場指導・監督者三〇名、各井戸およびカレーズで働く労働者六一〇名である。だが、昼夜を問わぬ仕事は、次第に疲労の色を濃くしていたし、ソルフロッド郡では手掘りで掘れる場所をほぼカバーして、本格的にボーリングの必要な地域に進出し始めていた。

現地は、次の段階、より大規模な「正規戦」の組織化に、目を血走らせていたのである。九月二十六日、私は「初期段階終了、十月から本格的活動の開始」と宣言、現状を凍結して蓮岡・中屋の両氏をペシャワールに一旦帰し、次の準備に取り掛かった。

コレラ流行の脅威

旱魃の拡大に伴って、有り難くない副産物がつきまとう。WHO（世界保健機関）が最も恐れていたのはコレラの大流行である。既に六月段階で警戒態勢に入り、予防的措置を講じていた。すなわち、全国に大量の塩素系消毒剤を錠剤で配布し、井戸や公共の飲料水源に入れさせていた。それでも悪い予想が的中して、八月に西部のカンダハルで大発生、一〇八六名が罹患、三八名が死亡と伝えられた（これは確認された数字であって、経験からすれば実数は十倍以上と見て間違いない）。コレラ菌はエルトール・小川型、二十数年前東南アジアで猖獗《しょうけつ》を極めたものである。

九月二十八日、東部でも「コレラ様疾患」が見られたと、他ならぬPMSダラエ・ピーチ診療所から報告があった。九月に同診療所にいたのはハサン医師で、初めのうちは、ただの下痢による脱水症かと思った。しかし、点滴を二リットル、三リットルしても血圧が上がらず、二〇リットルを半日で投与してやっと改善をみた。ハサン医師は驚き、そのうち点滴のストックが底をついたため報告したものである。患者はクナール河上流のチャパダラ村、ツァプリグル村の者たちで、同地は標高四三〇〇メートルのケシュマンド山脈をはさみ、ダラエ・ヌールのちょうど北の裏側に当たる。診療所まで徒歩半日だから、重篤患者は事実上来れない。それまでに死亡した者もあるらしい。

同診療所で確認された患者は、九月二十日以後、計三二名、うち二名（四歳の小児一名、四〇歳女性一名）が到着後に死亡した。数名は一人一五―三〇リットルの輸液で救命できたが、診療所の輸液が底をつき、相当数が下手の町・チャガサライ（クナール州都）に急送された。菌同定はできなかったが、症状から見てコレラに間違いない。しかし、チャガサライには、わが診療所以上の能力を持つ医療施設はない。おそらく途中で死亡したか、更に下流のジャララバードに搬送されたものと思える。

それなら、なぜPMS診療所で診なかったかとの非難もあった。しかし、これはハサン医師のせいではない。コレラ治療の基本は、ともかく大量輸液によるショック防止である。患者一人につき点滴数十本を連日使用せねばならぬから、数十名となると数トンの輸液が要る。こんな大量の輸送は山岳地帯では無理なので、ハサン医師としては下流に送らざるを得なかったのである。

これによって旱魃対策は、水源確保と共に、医療問題に直結してきた。それなら、元来医療組織である我がPMSの出番になる。それまで我々は、西部に発生したコレラが人の流れと共に先ずカブールに及び、その後東部の各地を襲うだろうと考えていたが、予想を完全に裏切って、背後をつかれた形になったのである。ジャララバードでいつ流行が起きても不思議ではない。しかも、山奥の診療所と異なって、膨大な人口が犠牲になるだろう。WHOは例によって「同地の報告はコレラではない」と調査結果を伝えたが、コレラ菌が同定できなかっただけにすぎない。冬に向かって不吉な予兆が影を落とした。

蓮岡は知らずに述べたのだろうが、まさに「末法の世」を彷彿《ほうふつ》させ、果てしない泥沼の入り口にさしかかっていた。

ただ掘り続けよ

十月に入った。わずかの休暇の後、蓮岡と中屋氏は再びアフガニスタンに戻った。作業地は更に拡大、作業能力はほぼ限界に達しつつあった。以下の数字が雄弁に語っている。

八月二〇日　　　ソルフロッド　　〇、ダラエ・ヌール二二、計　二二カ所

八月二三日　ソルフロッド　三〇、ダラエ・ヌール二二、計　五二ヵ所
九月一〇日　ソルフロッド一一三、ダラエ・ヌール二二、計一三五ヵ所
九月二三日　ソルフロッド一五〇、ダラエ・ヌール三四、計一八四ヵ所
十月　五日　ソルフロッド二〇四、ダラエ・ヌール三四、計二三八ヵ所
十月一二日　ソルフロッド二二八、ダラエ・ヌール四六、計二七四ヵ所
（この三ヵ月後には作業地は約四〇〇、六ヵ月後には五〇〇を超えた。）

日本のペシャワール会事務局から定期的に送られてくる「アフガン旱魃情報」は、日増しに緊迫の度を加えていった。九月段階で「〇本の井戸を掘った」、「井戸ポンプを〇台据え付けた」と誇らしげに伝えられた外国NGOの自己宣伝は、現場の職人たちには白々しく映った。「西部のヘラートで地下水位が一ヵ月で五メートル下降」という情報の方が重要であった。私たちの作業現場でも驚くべき早さで水位が下がり、一週間で三〇―六〇センチメートルの下降、危機感が蔓延していたのである。

いったいどこまで掘り続けるのか、見通しらしいものはなかった。ただ私たちの場合、当面どうすればよいかの方針は定まっていた。確実なのは、雪解けの始まる春まで掘り続けることだ。だが頭痛の種は、井戸枠の上げ下ろしと壁面の保護であった。住民はすぐにでも飲料水が要る。そこで余り長期に作業せず、二メートル前後の水位を確保すれば、水につかる部分に数個の井戸枠を下ろして底部の崩落を防ぎ、上の方は一個だけ置いて水汲みの際に泥

水が流れ込まぬようにした。つまり、キセルのように上下だけ井戸枠を置いて、再び涸れた時に直ぐに作業に取り掛かれるようにしておく。こうすれば、月に一回くらいの作業で済むだろうと考えたが、予想以上の速さで水位が下がった。「確保する水位基準」はどんどん浅くなり、十月には中屋氏の建言を入れて、「ともかくつるべで汲める深さ四十センチ」ということになった。深くなるにつれ問題になるのは壁面の保護である。特に作業員の安全を絶対に確保しつつ、いつでも作業再開できるようにするのである。

井戸の壁面対策

大半の地区では大小の玉石の層で、壁面からの落石が怖《おそろ》しかった。事実、コシュカク村で手掘り五〇メートルの井戸が現われて記録を更新したが、中屋氏が厳しい顔で安全対策を訴えた。彼の経験でも五〇メートルの手掘りはあった。しかし、周りに鉄筋コンクリートを入れながら、慎重に掘り進んだのだという。非常事態とは言え、彼の鉄則は人命の犠牲を絶対に出さぬことで、やみくもな掘削に危惧の念を抱いていた。

ここで一旦「失敗」とされたダラエ・ヌール方式が再び脚光を浴びた。ダラエ・ヌールでは、ほぼ全層が大きな玉石で、崩れやすいと思える所にセメントを漆喰のように塗って落石を防いでいた（セメント・ミルク）。第一、まともな道路のない同渓谷では、セメント製の井戸枠など運搬が困難で、たといジャララバードから無理して近くまで運んでも、途中で破損

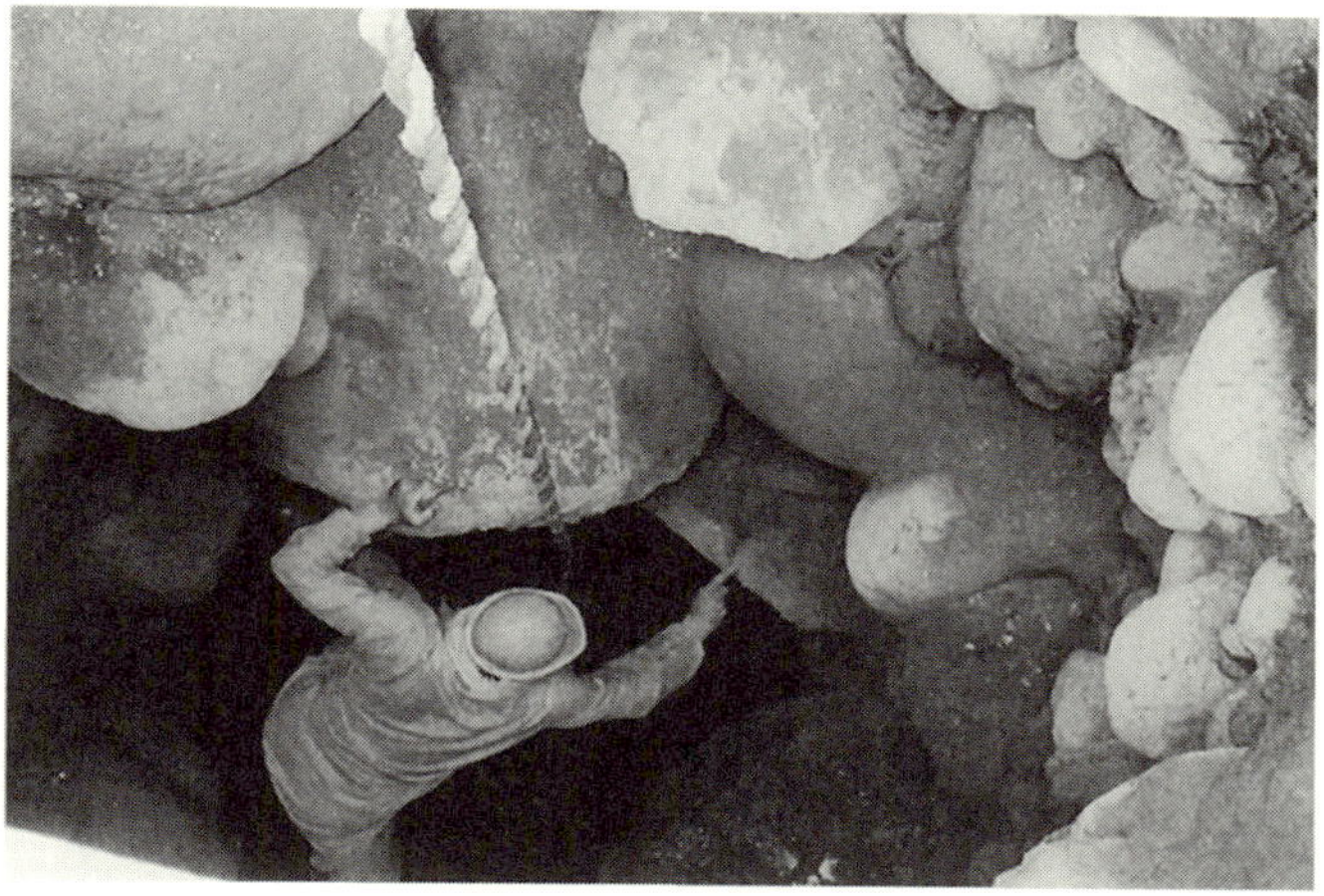

巨礫の層に井戸を掘る

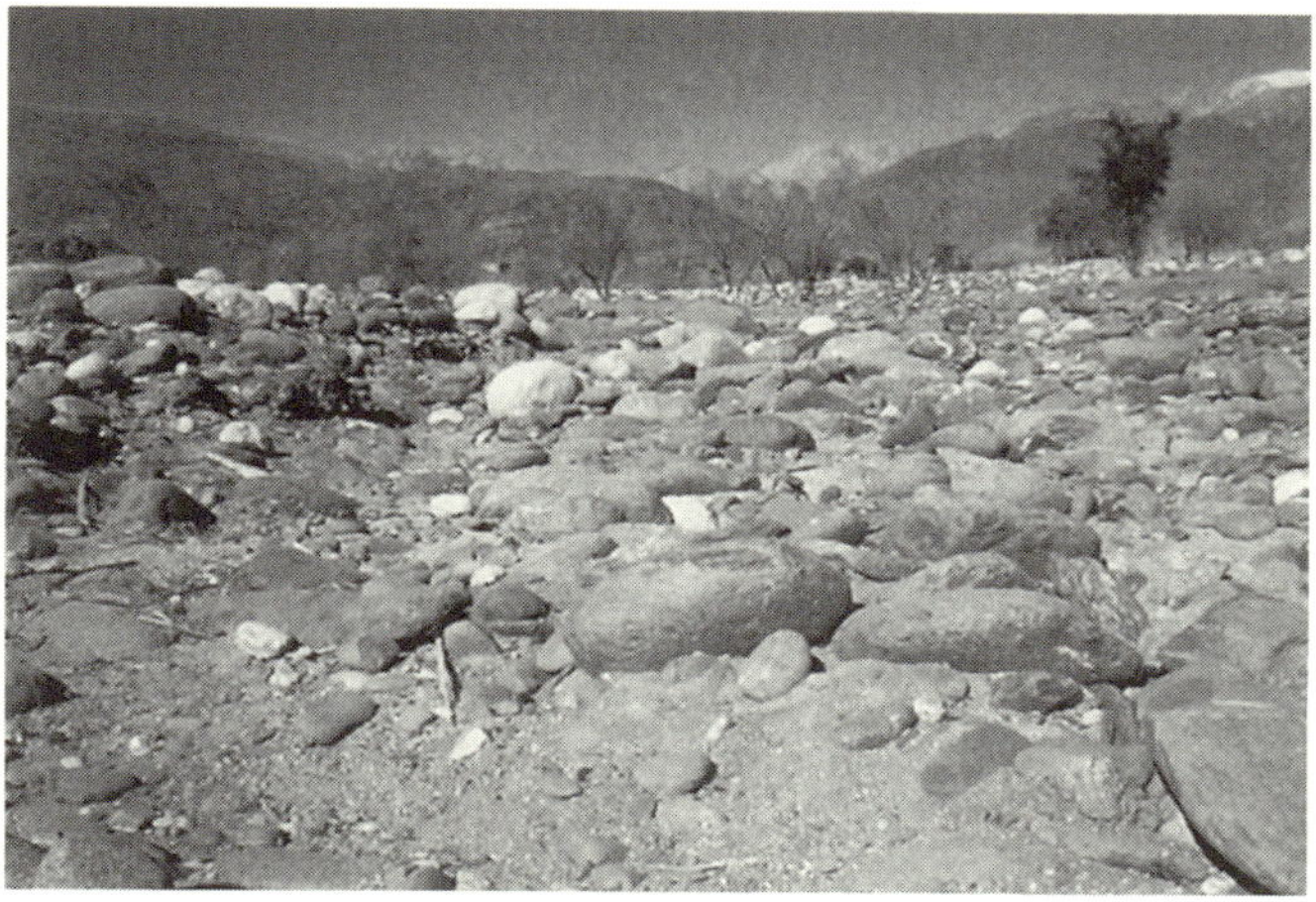

ダラエ・ヌール一帯が巨礫の分厚い層

してしまう。窮余の策が、壁面の石をセメントで接着して強化することだった。

「では、いっそ壁全体をセメントで塗り固め、井戸枠の代わりに玉石のブロック壁にしてしまってはいかがでしょう。可能ですか。」

「鉄筋を入れれば完璧ですが、この時間を争う事態では悠長過ぎるでしょう。しかし、砂利や玉石をセメント・ミルクで塗り込めば、下手な井戸枠よりも強度は期待できます。当分、『左官部隊』の編成ですな。但し、地層によって異なる結果が出るかも知れませんから、先ず数ヵ所で確認してみましょう。」

中屋氏は手堅いが実際的な技術屋で、常に現場で実験して可能性を確認し、その上で初めて実施する。その話から数時間と経たぬうちにバザールで左官ゴテをいくつか買ってきた。手で塗る方法が簡単かつ速いことも予想されるから、ゴム手袋をも調達した。

もしこれが本当に可能なら、画期的なことだった。一般に井戸枠は内径八〇センチ前後、高さ四五センチ前後なので、深さ二〇メートルの井戸ならば四〇個以上必要だ。それが数百の井戸となれば、万に迫る個数を準備せねばならない。輸送中の破損は当然起こり得るし、一個の鉄製モールド（鋳型）で生産できる井戸枠の数は一日二個、莫大な数を揃えなければ、とても需要に追いつかない。各国NGOは競って大きな道路沿いに目立つ井戸を作りたがるが、本当に困っているのは幹線から外れた村々である。たいていは人や家畜が歩く道しかない。機材の輸送が大変なのだ。

モールドを作業地まで運んで井戸枠を現場で作る計画だったが、モールドの運搬自身も大変だろうと思っていたのである。そこに、この「壁面のコンクリート化」が現実になれば、現場にはセメントの袋だけを送ればよいから、輸送、時間、手間を著しく節約できる。その上、井戸底の作業に十分な広さがとれる。それに私たちは、ボーリング掘削よりも手掘りの方に信頼を置くようになっていた。ボーリング井戸はつるべで水汲みできないので、即ちポンプ設置が必要になる。問題はポンプの維持である。数年はもつだろうが、ポンプが壊れると住民自身が修理できるとはとても思われない。ボーリング井戸はこうしてやがて捨て去られるが、普通の手掘り井戸ならば、壊れたポンプを除去してつるべでも水が汲める。

秋期方針の決定

こうして、二転三転の後、十月以降来春までの方針が以下のように決定された。

一、既に掘った手掘り井戸の維持

①水位一・五メートル前後で作業を一旦停止、水位が五〇センチ前後に下降すれば再開、これを繰り返す。

②井戸枠は極力使用せず、井戸壁をセメントで固めながら掘り進む。

③来春増水の兆しがあれば、完成と見なして必要ならポンプを設置する。

④来年五月まで待って、なお水位が下降すれば、作業を放棄する。
二、他団体の作った既存の涸れ井戸再生は行わない。名義をめぐって事が面倒になる上、新しく掘る方が時間が速い。
三、水位が極めて深いと思われる地区は、三五メートルを住民に掘削させ、残り二〇メートル以上を手動ボーリングで掘る。手動ボーリング隊を十チーム編成する。
四、三の方法で成功せねば、最終的に機械ボーリングを行う。
五、巨礫の処理はダイナマイトを試用するが、危険とみれば中止。コンプレッサーによる削岩機を導入する。
六、見通しがついた段階で、他の郡、他の州に活動を拡大する。

以上の計画で、ボーリング機械とコンプレッサー削岩機が必要となる可能性が強くなってきた。しかし、この頃になってくると、私たちは地元ジャララバードの人々との交流が増し、機械類の入手経路についてかなり知恵が付いてきた。「密売組織」を利用する経路や、地元商人たちの独特のネットワークがあることが分かってきた。それでも、大きな機械はやはり時間がかかるので、信頼できる地元商人を通して直ちに発注することにした。

十月六日、金曜の休日で私が昼寝していると、ドクター・ムフリースと名乗る四十歳前後の男が会いに来た。バザールの工具店のオーナーである。蓮岡、中屋両氏がしばしば利用する店で、どこよりも値を下げて私たちに道具を卸していた。開口一番、私たちの仕事を激賞した。

「ごらんの通り、アフガニスタンは散々です。内乱、難民、そして今度が大旱魃です。国際援助は少なからず入っていますが、私たちから見て、口先ばかりの支援に屈辱を感じてきました。そこにあなたたちの出現は、実に小気味よいものでした。私は商人ですが、この際利益ぬきに協力している積もりです。何でも言い付けて下さい。」

社交辞令かと思ったがそれだけでもないようだ。誠実そうな人柄のようである。

「ドクターとおっしゃったが、工学博士か。」

「いいえ、本当は医者です。ＰＭＳ病院の副院長、ジア先生とはカブール大学医学部で同級生でした。しかし、卒業後、家業を継がなければならなくなり、インド、バンコック、中国、イラン、モスクワと、あちこち滞在しました。」

ここで急に声を落として、他の日本人に分からぬようペルシャ語で話し始めた。

「ジア医師から聞きましたが、先生は十六年以上当地におられる。このアフガニスタン社会については多少ご存じかと思います。この国のものの流通は、実はかなり自由自在なのです。部族、家族ごとにそれぞれの繋がりが周辺諸国とあり、麻薬から武器までが取り扱われます。国境通過許可は、実は表向きの体裁に過ぎません。」

私も、アフガン戦争中に主にシベリア鉄道経由とドバイからの空輸で、あらゆるものがカブールージャラバードーペシャワールへと流れてくるのを不思議に思っていた。あの戦乱のさなかを、電化製品から自動車までが密輸ルートで流される。ある場所では、政府・反政府の両軍が対峙する中を、大型のコンボイが堂々と通過するのを見て驚いたことがある。アフガニスタンの流通経路は、大きくは二つあり、一つは国境を股にかけて自在に動く大商人たちで、血縁を中心に政府さえ干渉できぬ取引を行っている。これには政府高官も含まれ、どんな軍事政権も手が出せなかった。もう一つは、村々の末端の流通を担うラクダの隊商、即ち遊牧民たちであった。

これら大商人が派手な暮らしをしているかと言えば、案外そうでなく、一見薄汚いバザールの店主だったり、小さな店構えのチャイハナ（茶店）の主人だったりする。彼ら自身が出資者であることもあれば、流通過程を助けて多少の利を得る場合もあった。

わがPMSの現地管理者も、そこまで立ち入った事情は知らぬから、今まで散々の思いで「輸出許可」、「越境許可」で疲れ果てていたのが実情である。多少リスクは負うが、向こうから意気に感じて協力を申し出てくるなら、これに乗らぬ手はなかろうと思った。

「いや、それはありがたい御申し出。実はボーリング機械の搬入で困っております。入手できますか。」

「時間を多少下されば手配します。明日パキスタンのイスラマバードに行って確認し、必要なら実際の在庫をご覧にいれます。」

これは驚くべきことであった。後に苦杯をなめさせられたが、この好意に我々は望みを託したのである。藁にもすがる心境で、「ボーリング機械さえあれば」という焦りがあったのは否めない。

こうして、一応の区切りをつけ、次の段階に入った。蓮岡は十月八日、一旦帰国して休暇をとり、その間の留守を中屋氏が守ることになった。蓮岡の昼夜を問わぬ献身的な活動は皆をひきつけ、活動母体の核はできていた。やっと冬に向けて、これまでの試行錯誤が生かされるのである。みな、期待と不安とを交差させながら、十月七日、三〇名の現場監督と事務員が彼を見送った。

「危険人物の摘発」

蓮岡が一時帰国した直後、恐れていた事態が持ち上がった。割拠対立、内輪もめという、十六年間いやと言うほど見せつけられてきた現地の弊風である。十月十二日朝、タリバン政府の外務省から連絡があった。

「貴団体の中に反政府的言動を弄し、徒党を組む動きあり。至急出頭のこと。」

事情を聞くと、蓮岡が腹心として日夜労苦を共にしてきたアクバル教授が、「札付きの共産主義者」としてタリバン政府から目をつけられているのだという。

この背後には実は内紛が持ち上がっていた。八月二十日にソルフロッド郡の仕事が始まってわずか六週間である。アクバル教授は三十三歳、モスクワ大学を出た秀才で、ジャララバード大学で地理学を教えていたが、我々の公募に応じて採用されたものである。PMS給水計画の発足から、日夜寸暇を惜しんで働き、蓮岡の厚い信任を得ていた。公正な性格の持ち主で、いわば真面目人間だった。英語ができないのが不自由だったが、厳しい指導と的確な助言でプロジェクトを支えてきた。言いにくいことをズケズケと言うので、敵を作りやすい性格である。この率直さが立ち上げの時の勢いを支えていた。ところが、蓮岡が居なくなると、他のスタッフに対する態度が一段と高圧的になり、多少の公私混同もささやかれた。例によって身びいきの横行である。結局、みな彼の指導を嫌って、活動が停滞しかけていた。

責任者を変えるには、後は公的な言い訳さえあればよかった。そこにもってきて、思わぬ所から辞職要求がきた。午前十時、タリバン政府外務委員会より呼び出しがあり、何ごとかと赴いた。「外務委員会」などと名前は厳《いかめ》しいが、民家を改造したゲストルームで、汚いじゅうたんの上にソファと机が置いてあるだけだ。

外務省のジャララバード支部長とは面識があったが、蓮岡が彼の配下の雇用を要求されて拒否、それ以来、我々に多少面白くない感情を抱いていたらしい。以前ほどの友好的な態度ではなかった。外務省のトップの役人なら英語が出来ておかしくないのだが、いきなりパシュトー語で話しかけてきた。

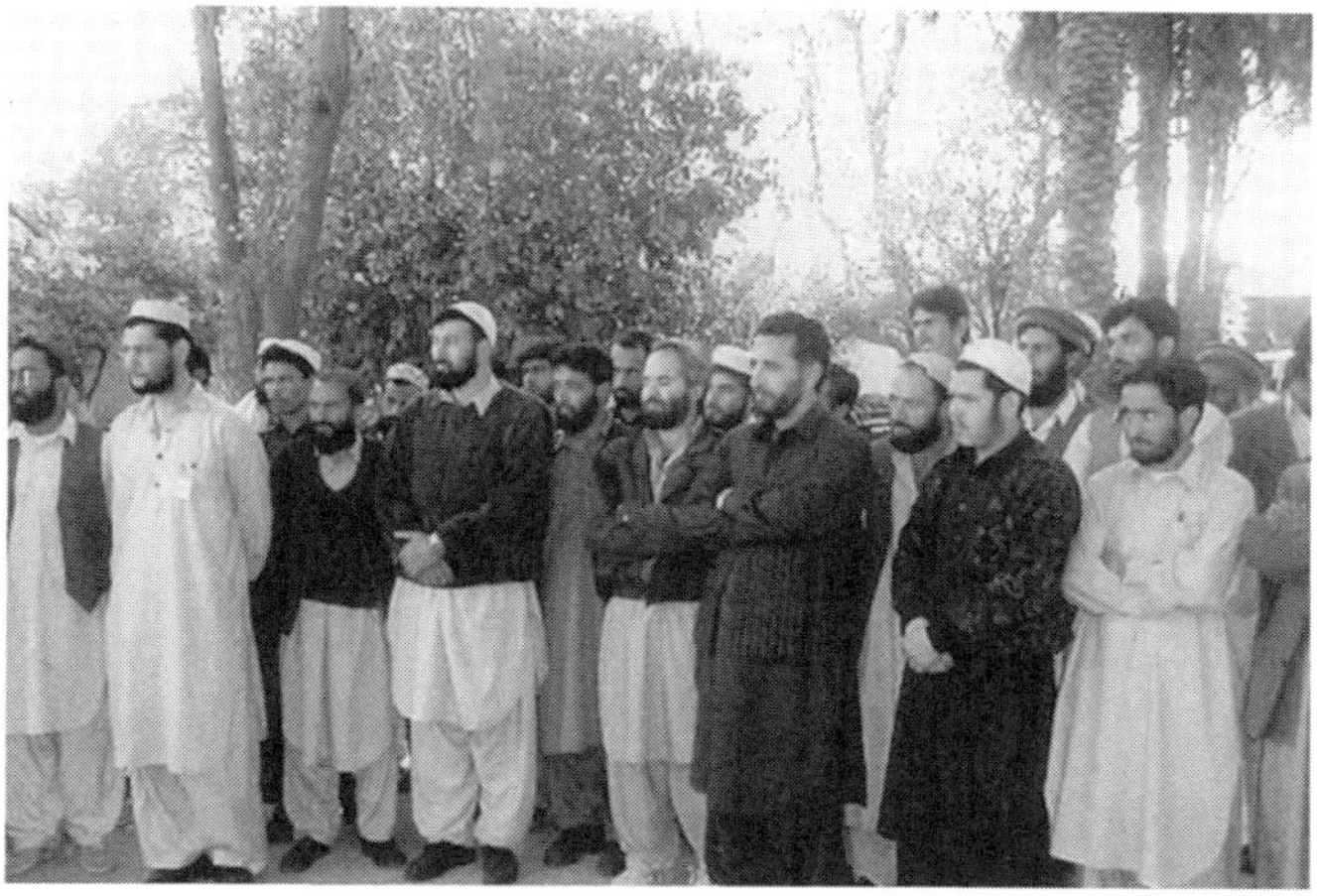

WSP（PMS水計画）のアフガン人スタッフ

「私たちは、日本の皆さんの御支援に非常に感謝しております。しかし、それであればこそ、皆さんの活動を守る義務があります。実は、お宅で働いている者の中に、かなりの共産主義者がまぎれこんでいることが分かりました。当局としては、アクバル教授とその配下の者がPMSを利用して反政府勢力を築こうとしていることを突き止めました。

彼のミスは、元共産政府の中枢にいた書記、ミヤン・パチャを雇用したことです。それが発覚の種になりました。旱魃に伴う混乱は彼らの反政府活動の好機となっているのです。」

まるででっちあげの筋書きである。いくら公権力とはいえ、一団体の人事に干渉するのは論外である。政府の指示で動くなら、もはやNGOではない。

「それで、私がどうすればよいのですか。」

「彼らがＰＭＳの中にいることは、必ず活動の妨害になります。解雇すべきであることを申し上げます。なお、規定として今後、アフガン人の被雇用者のリストを提出していただきたい。」

「彼が共産主義者かどうか知りませんが、何か犯罪を犯したのですか。こちらは誰であろうと、仕事さえよくできれば雇用しますが……」

ここで、一緒について来たハイルッラーという職員が目配せしたので、それ以上抗弁することを止めた。要するに、「要注意人物」と目される者を直ちに解雇し、反タリバンの結社になることを防げ、というものであった。折から解雇要求が内部から上がっていたので、あまりにタイミングが良すぎる。それに、「危険人物の摘発」は内務省の仕事であって、外務省関係がとやかく言うのはおかしい。罠の可能性もある。それでも、タリバンとあっては、相手が悪い。やむなく、「善処しますので御心配なく」と述べたが、部下を売ったような気がして、屈辱感で胸くそが悪くなった。

アクバル教授の動向は確かに不審と取られる点がないでもなかった。少しずつ身辺を旧知や元自分の生徒で固めていたのは事実だった。それでもこれは、現地では一般的なことで、側近に身近な者をおくのは決して珍しくない。程度の問題なのである。しかし、特に内戦中多くの肉親を共産政府に虐殺されたダラエ・ヌール出身の職員たちは、目ざとくこれを感知していて、堰《せき》を切ったようにアクバル教授に対する不満を述べた。一般に共産主義者は活動的、かつ犠牲的精神のものが多く、「人々のため」というスローガンに意欲を燃やす。それは褒《ほ》むべきことであるが、同時に反政府の立場に立てば、手ごわい相手となる。社会主義が全世界で崩壊した今、コミュニストだという非難がどれほどまで意味があるかわからぬものの、確かにロシアが反タリバンのマスード派に大量の武器援助をしていた。八月以来、東部ではダラエ・ヌールからジャララバード北部を脅かし、かなりのタリバン兵士が戦死していた。それに加えて、大旱魃による権力の動揺が懸念され、危機感で当局が過敏になっていたらしい。これに当方の内紛が絡まれば、およそ予測がつく。

ともかく、これで事態は決定的である。翌日が幸い休日だったので、明朝、免職通知を届けさせることにした。

「アクバル教授殿。

政府権威筋から貴殿の解雇勧告がありました。今後の活動を守るため、遺憾ながらここに辞職を要求します。給与は特別に一ヵ月分給付します。

二〇〇〇年十月十二日

ＰＭＳ院長・中村　哲」

「十月中旬を期して次の段階へ」としていたから、区切りは良かったが、後味の悪い思いを残した。水ぶくれになりかけていた態勢を立て直すには絶好機となったものの、肝心の蓮岡がいなかった。しかし、やることは断固としてやらねばならぬ。同日、全員に通達を飛ばした。

「十月十九日、重大会議あり。今後の方針を説明する。三〇名の現場監督者および事務員は午後二時半に集合のこと。欠席・遅刻の場合は自動的に辞意表明と見做《みな》す」

誰も分からぬ

もう一つ片付けておかねばならぬことがあった。DACAAR（デンマーク—アフガン難民救援会）ら欧米の大NGO、関連する国連機関との決着である。これには財政問題も絡んでいた。我々の出費の約半額が労賃に消えていたが、元はと言えば、WFP（世界食糧計画）が「有効な小麦配布」と称して、関連土木工事の労働報酬として、小麦六キロに相当する額を日当として渡すよう勧めていたからである。

しかし、国際官僚機構に食い入るには、それなりの相応しい事務のテクノクラートを必要とする。八月、十月とWFPのジャララバード事務所に赴いた結果は、単に官僚的な手続きを示されただけで終わった。それによれば、申請書提出、書類審査、調査の末に、会議にかけて決定するというもので、確かにいい加減なNGOがあることを考えれば当然には違いない。しかし、膨大な英文書類を作成することを思うと気後れした。日本側ペシャワール会は、過去一部の資金を公的補助金に仰いでいたが、大量の事務処理に辟易していた。肝心の事業への関心よりも事務作業に忙殺されて、「もう補助金なしにやろう」と声が上がっていたところである。

第一、今回ばかりは緊急の問題だ。決定されるまでに費やされる数ヵ月の時間が惜しいのである。

予算との戦い

「当分の資金はある。やれるだけやれ」と蓮岡・中屋氏を励ましたのは他ならぬ私だったが、伏兵は膨大な賃金だった。十月二十日、作業地が三〇〇に迫り、作業員・事務員約六五〇名に半月分、二万ドルを支給した。作業地の拡大に伴う労賃は当然増えるが、このままのペースでは三ヵ月ともたぬことが確実となった。

労賃の支給基準は、WFP（世界食糧計画）の定めた一日小麦六キロ分だったが、食糧欠乏を目前にする農民たちは、既に家畜を手放して冬をどう食いつなぐか、不安が蔓延していた。WFPとしては、「ただで配るより、正当な労働報酬として与える」という、それ自体は極めて説得力ある方針を打ち出していた。従って、わがPMS（ペシャワール会・医療サービス）もこれに準じて労賃を支給したものである。しかるに、WFPは「ソルフロッド郡はMADERA（EC・地域開発公団）に委託」として取り合ってくれなかった。何のことはない。我々がＷＦＰの肩代わりをして飢餓対策＝食糧配給（労賃）＝失業対策をも行っていた訳である。

ＷＦＰが即座に補助しないなら、何も「一日小麦六キロ」という規定に縛られる理由はない。予期せぬ莫大な労賃は、既に限界を過ぎて守勢の段階に入っていたと言える。もっとも、「冬の前に最低三〇〇の飲料水源を」という目標だったから、仕事の拡大は予定通りである。問題は、一度手をつけると中途で放棄できず、延々と来春まで工事を継続しなければならぬことだ。そこで先の「秋期新方針」を決定したのだが、失業対策事業に豹変しては本末転倒だ。もちろん、飢餓対策を目的とするなら無駄であるどころか、流民化を防ぐには奨励すべきである。しかし、予算があればの話であって、「飲料水」に限定した私たちの仕事ではない。

そこで、作業地の労務管理をきちんと把握し、だらだらと工事を続けないことにした。このため、見回り監督を二名から四名に増やし、ソルフロッド郡で効率の悪い排水ポンプ作業を中止、作業地の拡大を一旦停止した。

巨礫層の壁

更に、新方針に盛り込んだ「ボーリング掘削」に重大な盲点があることが、準備を始めてから明らかになってきた。手掘り井戸を短期大量に深くするには、ボーリング掘削が有効であるが、問題は、例の玉石の巨礫層である。悪いことに、この層は、ソルフロッド、ダラエ・ヌールの最も被害の甚しい地域で一般的である。掘っても掘っても、いったいどこまで巨礫層が続くのか分からない。

十月十日、掘削現場を見回っていた中屋氏は、手掘りの最高記録、深さ五〇メートルの井戸があるバラバーグ村に行って驚いた。村は幅三〇〇メートル程のソルフロッド川の傍らにある。もちろん川床が干上がってしまい、人を小ばかにするように小さな流れやたまり水があり、それを人や家畜が飲んでいた。この川底から見える土手、高さ数十メートルの断崖が、掘削現場の地層を見事に表していた。崖の上から下まで、まるで庭石を積み上げたような巨礫が埋め尽くしている。沢庵石どころか、牡牛の大きさほどの数トンはありそうな巨大なものもある。これは容易ではないと、息を呑んで立ちすくんだ。並の方法では、歯が立たないのだ。

ボーリング掘削は筒状の重い鉄塊の先端にビットという刃先をつけて落下させ、重力で削岩しながら掘り進む（パーカッション式）。このビットを回転するように工夫したものが、ロータリー式である。日本で使われるボーリング機械は、このロータリー式のビットの先にダイヤモンドなどをつけ、ぐりぐりと固い岩盤でもくりぬいてしまう。粉砕された石は特殊な工夫で流水に混ぜて地上に排出する。深さ一キロメートル以上の温泉など、この方法によるのだという。しかし、こんなものは日本では可能であっても、法外に高価であるばかりか、

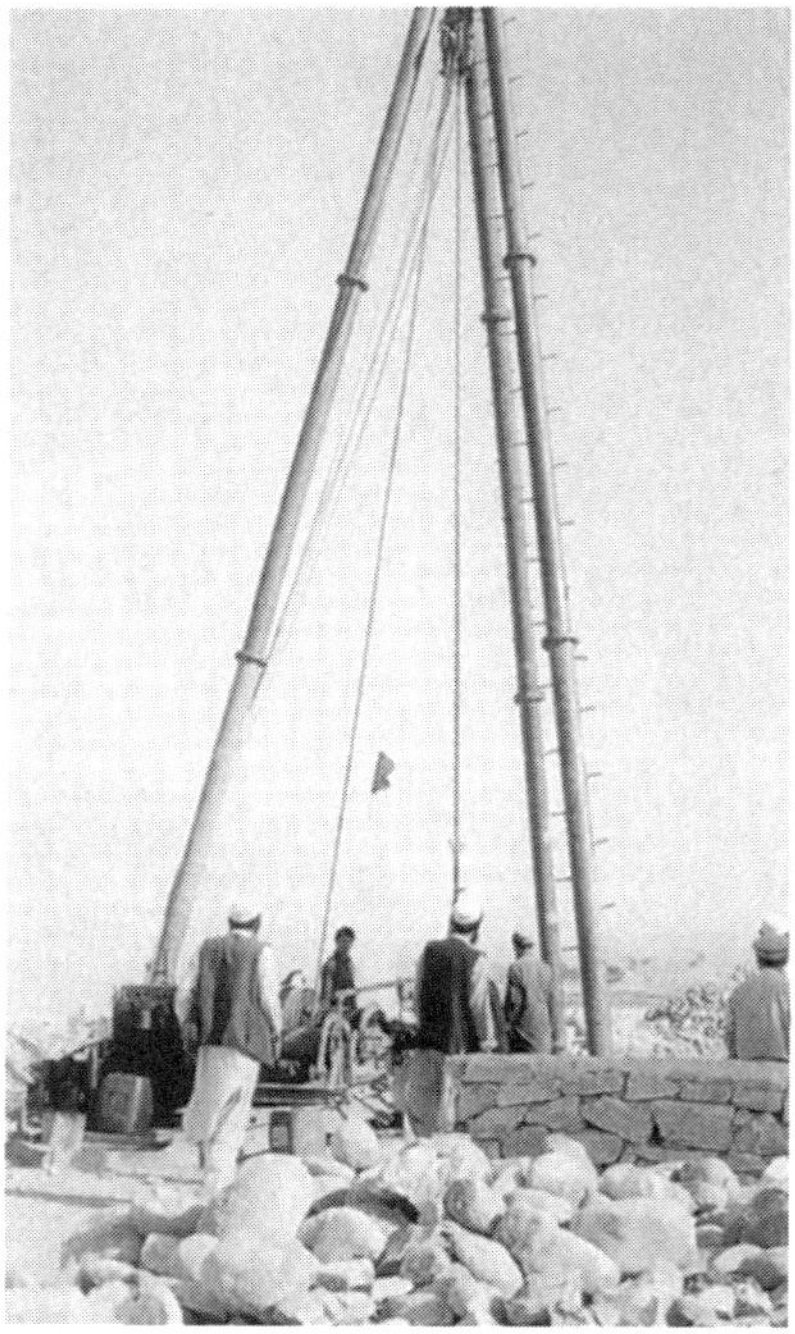

機械ボーリングのやぐら

移動や維持に莫大な金がかかる。

現地で見たボーリング機械は、たいていが簡単な構造のものであった。うまく行かぬ理由は、中屋氏によると、削岩・掘削のビット部分が巨礫層に入ると、先端が玉石にサンドイッチのようにはさまり、角度が狂うだけでなく、引き抜けなくなってしまうらしい。要するに、相当な機械力でも解決できぬ、一番むずかしい地層だということである。

私と蓮岡の採用した方針、「三五メートル手掘り、その後ボーリング掘削」とは、実はドイツの団体、ＧＡＡ（ドイツ－アフガン救援団）のやり方を真似たものだったが、成功率は極めて低いと思われた。もう一つ、掘りあぐねていた近くのコシュカク村では、ＧＡＡによる堂々たるボーリング機械七基のやぐらが据えつけられ、一時的に村人の希望をかきたてたものの、七月以来一つも成功せず、作業を休止していた。つまり、並のボーリング掘削ではやはり成功がおぼつかぬことを意味した。これは中屋氏の勘どおりで、「急《せ》いては事を仕損ずる。多少時間と手間はかかっても、慎重な投資をすべきだ」ということを実証した。

一方ペシャワール側でも、ＰＭＳ病院のイクラム事務長やペシャワール会連絡員・藤井卓郎が、各方面のボーリング掘削請負い業者を当たって会談を重ねた。試しに数本やらせて、行けそうなら自分でボーリング機械もろともチームを作って始めるという計画だった。ところが、各業者とも言うことが異なる。見積もりや技術的な意見が著しくちがう。つまり、各人はそれぞれの経験だけから思い入れでものを言っているのであって、誰も実情を把握していないという事だった。

機械信仰

この頃、「ボーリング信仰」とでも言うべきものがあった。八方手を尽くして駄目で、しかも次々と涸れてゆく井戸を見て焦燥感に駆られる。そこに堂々たるやぐらを組んだボーリング機械が、強力な鋼鉄のワイヤの巻き上げ機械で駆動され、ズシンズシンと地響きを立てて働いていると、その威容に圧倒されて、何だか心強く、唯一の頼みの綱のような気がしてくる。私もまた、一時この「機械信仰」に駆られ、「ボーリング機械さえあれば何とかできるかも知れない」と考えた一人である。冷静なのはこれをきっぱりと否定した中屋氏だけであった。

しかし、やれることは皆試してみるべきである。苦肉の策は、巨礫のダイナマイトによる粉砕である。しかし、これも岩にドリルで穴をあけないと、表面を傷つけるだけに終わる。ともかく試すだけは試そうということになったが、単に石の間で爆発させても予想通り役に立たなかった。

もっと期待を持ったのは鉱業用の削岩機である。先ず電動式のものを見つけて試したが、セメント床をはがせる程度の弱いもので、うまくゆかなかった。石が余りに固いのである。それに湿った井戸底は感電の危険が強い。望みを託したのは、コンプレッサーで駆動する重量級の削岩機である。これが、有力候補として浮かび上がってきた。また、この頃、まるで人造のコンクリートのような硬い岩層に突き当たって掘りあぐねていた場所もあった。我々は「ナチュラル・コンクリート」と呼んだが、ハンマーと鏨《たがね》で一日二一三センチがやっとだった。削岩機なら、これも突き破れる。「あれさえあれば……」が、二人の会話の中心になった。二メートル近くまでドリルで岩を穿《うが》ち、水圧をかけて破砕するものがアフガニスタンで使われるのだという。「これはいける」と、バザールの店主に頼んでいたが、カタログさえ、なかなか手に入らなかったのである。

ところが十月二十日夕刻、突然例の工具店主、ドクター・モフリースが、興奮して駆け込んできた。数台が上流のクナール州で発注され、パキスタンのカラチから間もなく到着するという。私も中屋氏も色めき立った。

しかし、クナール州といえば、とてつもない山岳地帯である。誰が何のために必要か疑問を持ったが、アラブ系の団体だという。詳しく尋ねると、宝石の採掘現場で使うものらしい。アフガニスタン北東山岳部は、ルビーやエメラルドの産地であることは聞いていたが、この戦乱と旱魃の最中に、人間の欲望は御しがたいものである。

発注の際、取り扱い業者は、我々が井戸掘りに使うと聞いてせせら笑ったのだという。削岩機で井戸掘りとは前代未聞だったらしい。

「これで、水と一緒にエメラルドでも出れば、財政問題も一挙に解決だ。」

「その場合は、タリバン政府と山分けしても、ペシャワール会の財政は安定するでしょうな。」

機械の到着は十月二十三日の予定。わずか数日が待ち遠しく思われた。

秋期方針の修正——独自路線へ

十月も終わりに近づいてきた。雨は依然として降らなかった。作業地は十月二十三日現在で、ソルフロッド二二七ヵ所、ダラエ・ヌール六六ヵ所、総計二九三ヵ所である。うち利用可能な水源は一七六ヵ所、特にダラエ・ヌールのカレーズ（地下水路）の復旧は、更に潅漑面積を増やし、二ヵ村で何とか自給自足できるだけの耕作地までも確保したのである。

この頃になると、良くも悪くも、夏期に見られた緊迫した感じが和らぎ、作業速度が鈍ってきた。他のNGOの反応も勝手なもので、ペシャワール会＝PMSの手で生き返った井戸についてとやかく批判をするものが出てきた。殊に、数週間毎に掘削を続けるとなると、井戸回りをコンクリートで固めたり、手動ポンプをつけるのは難しい。とりあえず泥水が流れ込まぬよう粘土質の土で固め、つるべを付けて当座の間に合わせにしていたから、見かけが悪い。このことについては、「来年の春まで待て」と通告したはずだが、たまに訪れる見回りの者が事情を知らず、悪意ある報告をする。DACAAR（デンマークーアフガン難民救援会）、GAA（ドイツ

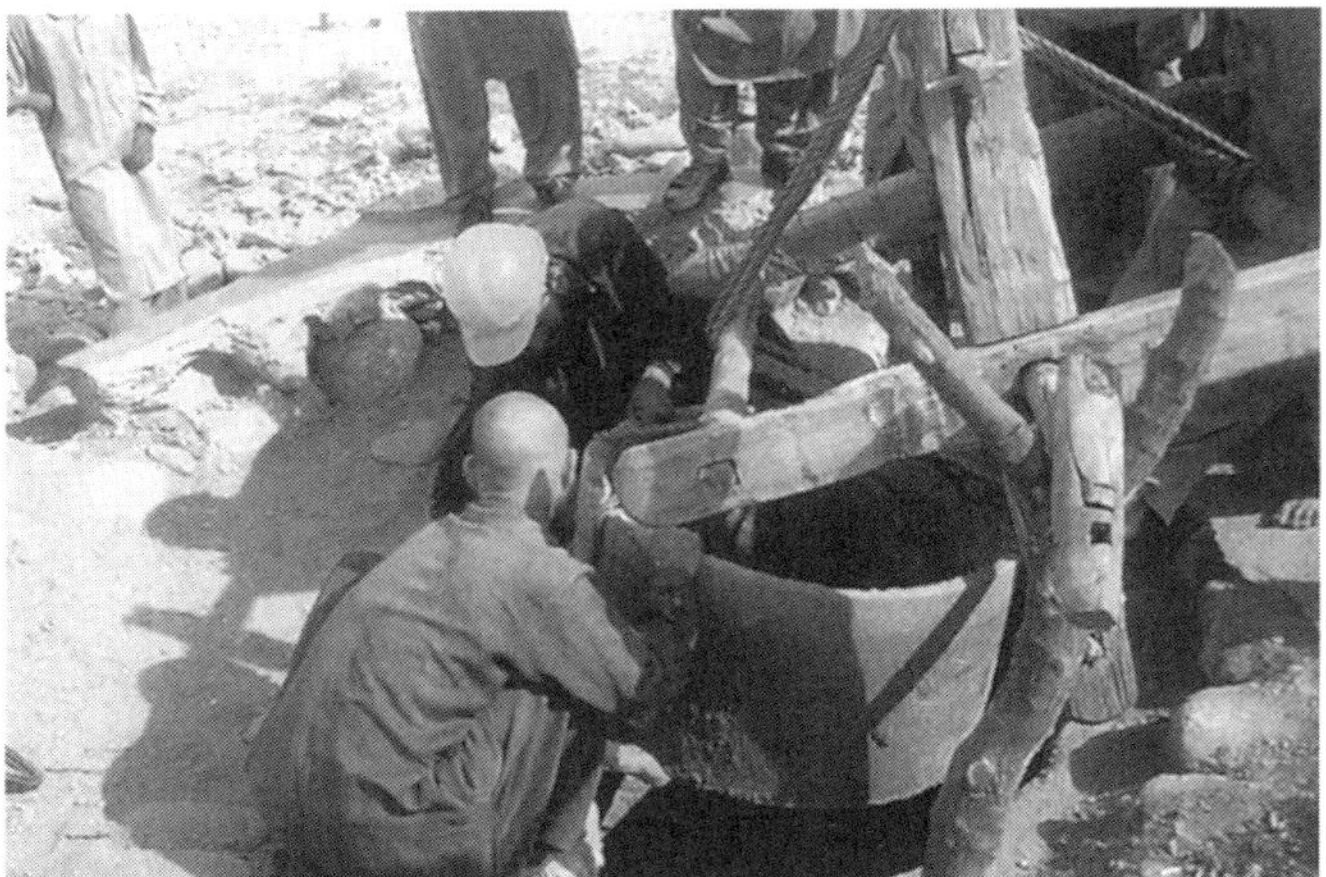

DACAARの涸れ井戸を再生する

ーアフガン救援団）、ユニセフ（国連児童基金）の筋が再び「日本のグループが自分たちの井戸を壊している」などと噂を立てた。こうした非難には、これら団体の井戸掘りの請け負い業者が絡んでいた。諸外国団体は何れも自分の手で掘るのではなく、アフガン人業者に委託するのが常であった。おそらく、私たちが再生する際、手抜き工事が手に取るように分かるので、批判にさらされる不安もあったらしい。ひどいものでは、ポンプだけ設置して外観は立派でも、殆ど掘削してないものまであった。まるで詐欺そのもので、国際的に名だたる組織にしてはお粗末極まった。それでも、我々は決して非難がましいことを言わなかった。黙々と彼らの後始末をしたというのが正しい。実際この頃流されてくる早魃情報は、国際〇〇が井戸を何十本贈っただとか、〇〇医療団がコレラ調査に乗り出しただとか、売名的なニュースが多く、嫌気がさしていた。例をあげると一千万円かけて井戸ポンプを二〇本、というものがあった。水汲みポンプ一セットが九千ルピー（約一万八千円）だから、二十台で三六万円のはずである。残りは間接経費で消えるのである。こんな笑えぬ茶番が美談のニュースとして流された。

さて、我々を非難した国際団体は、あの危急時に傍観していた連中である。興奮した住民を恐れて近づかず、我々の協力を喜んでいた筈である。その上、大組織としては致し方なかろうが、所有権や登録番号ばかりにこだわり、住民に水を配る工夫は皆無と言ってよく、会議や報告書作成ばかりに忙殺されている。実のある仕事がない割に無駄なおしゃべりがやたらに多い。付き合っていると仕事が進まないので、これら団体の井戸の再生作業を全面的に中止し、一挙にボーリングで水深十メートルを短期間に得て返却することにしようと考えていた。それ以上涸れれば彼らの責任である。「返すから心配するな。あとは自分たちでやれ。君らと同類に思われたくない」と袂を分かち、干渉されずに仕事を進めようとしたのである。

干上がった一〇〇本以上の井戸を再生し、その上十分深くボーリングまでして返すのだから、当人たちは感謝こそすれ、不平を述べる理由はない筈である。「人がいいのも程がある」というのが現地住民の反応だったが、これ以上会談ばかり重ねては埒《らち》があかない。こちらは住民が助かればそれで良いのである。

果たして外国NGOの杜撰《ずさん》な仕事に対し反感を持つ住民の間で「人が好すぎる」との強硬論が起こり、予定を中止するよう迫る者もあったが、頑としてはねつけた。中にはタリバン政府との関係を利用して変更を要求した者までいた。これに対しても、「わが方針に干渉するなら、ためらわずに直ちに手を引く」との姿勢を貫いた。こうして、「ボーリング問題」が再び浮上してきた。

この頃になると、イクラム事務長の驚くべき努力でジャララバード－ペシャワール間の通信が可能となり、時間をかけずに電話連絡をとりあって、打ち合わせが可能となっていた。カイバル峠の町・トルハムのある場所に電話を設置し、超長距離の親子電話でジャララバードートルハムーペシャワールを結んだ。井戸掘り業者はペシャワール側に多かったから、これは迅速な準備の為に大いに活躍した。

井戸の再生は年内に片づけ、後は自前の井戸で完璧なものを目指せる訳である。

先に述べた予算問題も考慮して出した十月二十六日の指示は、以下のとおりである。

一、十月二十七日より、一―二週間、全作業を指示があるまで一時休止。
二、ただし、以下は例外。①水のない村、②あっても、水位四〇センチ以下の井戸しかない村、③ダラエ・ヌール
三、手動ボーリングは蓮岡が帰るまで待て。
四、再生の井戸は機械ボーリング掘で一〇メートル深くして諸外国団体に返す。

これで肩の荷がひとつ降りかけていたが、先の長い戦いとなったことを否応なく思い知らされたのである。十一月十日、日本でビザ延期など、現地活動の準備をしてジャララバードに戻った蓮岡は、一ヵ月の留守の間の変化にショックを隠し切れなかった。おそらく、必死の重責を果たそうとして、滞在一年の予定を二年に延ばすのに、日本国内で相当な苦労もあったことだろう。

「あれだけ私が努力して作ったものが、急に崩れて振り出しに戻るとは……」と絶句した。

「なあに、三週間で出来たものは三週間で崩れるさ。これから底力を発揮だ」と私は励ましたが、大局的に見れば、真夏の混乱期から次の着実な態勢作りへの区切りを作ったのである。

第五章　希望の谷

滔々たる清流

しばし目の行き届かなかった「その後のダラエ・ヌール」を伝えておかねばならない。戦火の最も甚だしかった九月一日に、わがPMS診療所も大多数の住民と共に一時渓谷を撤収したが、二名を戦火の中に駐留させ、カラヒシャイ村を除けば、作業そのものは続いていた。

十月中旬、タリバン政府軍がマスード派を渓谷から一掃し、戦場となった診療所付近の住民もぼつぼつ帰り始めた。一時は全住民の約八割が退避していたが、十月二十六日現在で約六割以上が戻っていた（その後十二月までに二万数千名の殆どが帰村した）。既に診療所は十月二十日に職員を再び常駐させ、通常業務が行われていた。これを機に、私たちもカラヒシャイ村など、中流域の水源確保の作業をも再開、活気が戻りつつあった。

心配していたのは、アムラ村を救ったカレーズの水量であった。同渓谷はジャララバード周辺のソルフロッド郡と異なり、水源確保の主流がカレーズに置かれている。カレーズもまた地下水であるから、井戸と同様に水量が激減したのではないかと危惧したのである。

十月二十六日早朝七時にジャララバードを出て、午後九時に谷に入った。驚くべきは耕作地の拡大が見られたことである。むろん、例年のような水田は無理で、トウモロコシ畑が主であったが、九月十五日に視察した時に比べ、クローバーの緑の絨毯が広がっているのは感動的な光景であった。文字通り弾丸をかいくぐって行われた作業は、確実な結果をもたらしていた。中屋氏がカレーズを見たいとの希望があって、主な作業地を巡回した。

最も大きな「パキスタン・カレーズ」はアムラ村の中心にあり、近くに、ごく小規模なバザールがある。約三メートル程の石垣が壁のように組んであり、カレーズの出水口は幅六〇センチ、高さ九〇センチ程の溝の形をしている。そこから水がこんこんとあふれて、小川が下手まで続いていた。この一ヵ月半前に来たときと比べて、水量は減るどころか、却って増しているのである。全長四二〇メートル、作られて五三年後に再生されて日の目を見たこの水路は、まさに村の命綱であった。まず出水口で人々が飲料水を汲む。その数メートル下で食器を洗う、その先で洗濯をする。下手に流れをたどると、径一〇メートル程の溜め池に導かれ、ここで家畜が渇きをいやし、さらに畑を潤す小川に定期的に放流される。旱魃のため米の作付けは田植えの段階

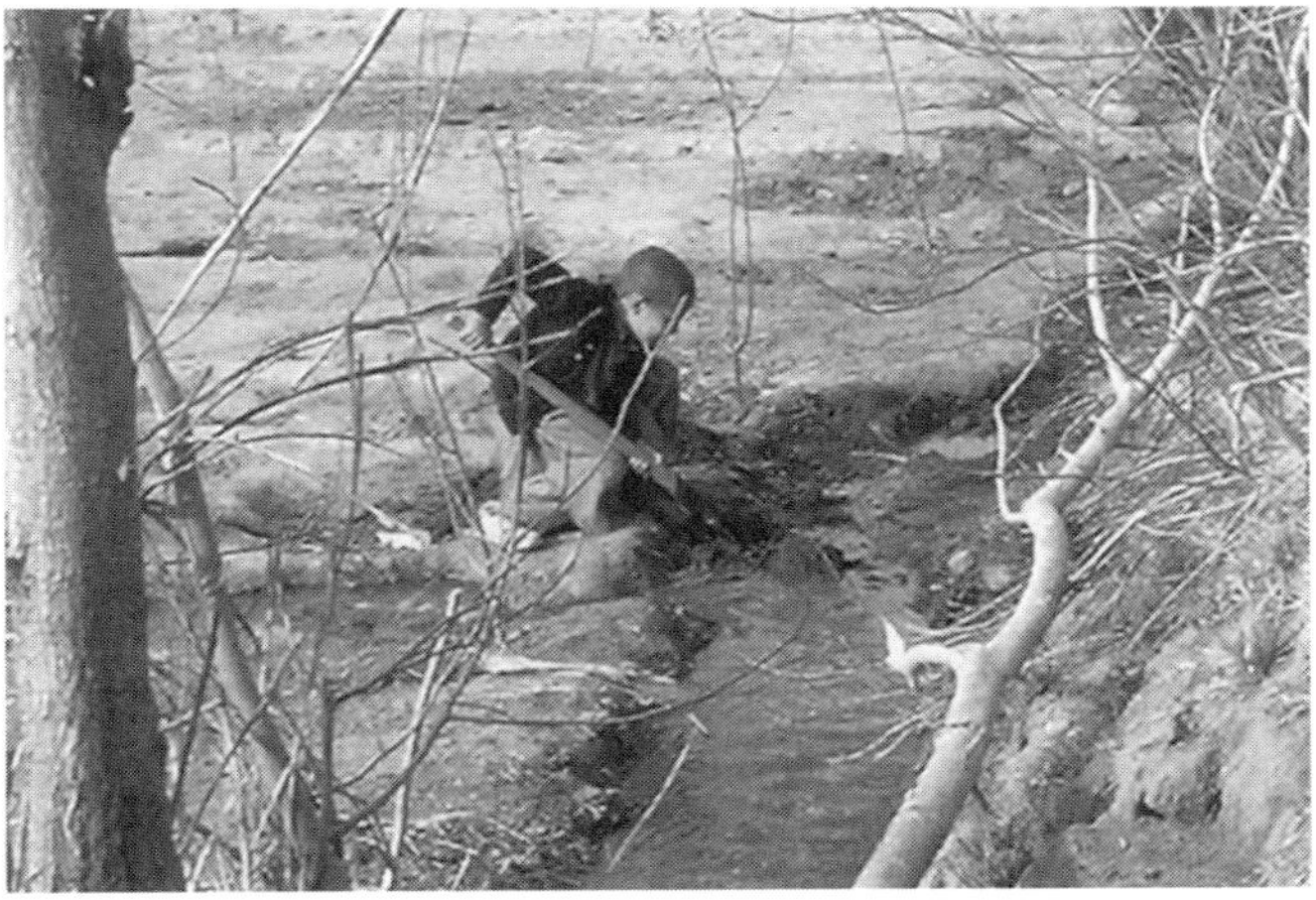

カレーズから流れ出た水が大地を浸す

で不可能だったから、家畜用にクローバーがそこかしこ一面に植えてあった。最後の一滴まで利用しているのである。

もっと驚くべきことに、カラヒシャイ村にあるわがPMS診療所から遠くない水路は立派な小川となり、清流が勢いよく音立てて流れていた。自然の偶然というのか、不思議というのか、周囲の砂漠化した光景と余りに対照的で、思わず感嘆の声が漏れた。この数ヵ月というもの、ジャララバード近郊で僅かの飲料水確保に血眼《ちまなこ》になってきた我々には、単に嬉しいというものではなかった。奇跡を目の当たりするような、天の恵みにうたれたのである。一九九一年、内戦の最中、危険をぬって渓谷全体を隈なく巡り、苦心惨憺の末に「ダラエ・ヌール診療所」を立ち上げたことを思い出していた。あの頃も困難はあった。九二年にアフガン戦争で難民化した住民が戻ったとき、たちまち耕作されて谷中に水田があふれ、喜びをかみしめたものだ。しかし、水の恵みをこれ程まで実感したことはなかった。そして、医療が生命にふれる問題を取り扱うなら、医師である自分が「命の水」を得る事業をするのは、あながち掛け離れた仕事ではないような気がした。

下流のブリアライ村でも、井戸の再生が次々と行われていた。ソルフロッド郡四〇万の人口に比べれば、ダラエ・ヌール渓谷内の人口は十分の一に満たぬが、着手が早かっただけに、村人をつなぎ止めるのに最も成功した例である。

「要塞」ダラエ・ヌール診療所

同日正午前、わが診療所に立ち寄ると、医療チームはマラリア流行地のフィールドワークで不在だった。門には八月二十日の戦闘で被弾した機関銃の弾痕が三ヵ所残っていた。十年以上も勤務する門衛の一人が残っていて、にこにこと私たちを迎え入れた。一般に現地出身のスタッフや門衛の方がいざという時に肝が据わっている。

「いやあ、忙しい夏でした。マスードが来る、タリバンが来る、この水も食い物もない時に。それでも、診療所は安泰でさあ。」

「被害はなかったか。」

「わが診療所は鉄壁です。重機銃の弾丸が当たってもびくともしません。」

一九九四年、ダラエ・ヌール診療所の建設が行われたとき、渓谷の村人から宛《あて》がわれた土地は、庭石のような花崗岩の巨礫でいっぱいだった。これを前職員のヤコブの指揮で、ダイナマイト二〇〇本を使って粉砕、割れた石を器用に積んで組み合わせ、建物の外壁と周囲の隔壁を作った。厚さ六〇センチ、「診療所ではなく、まるで砦だ」と冗談を言ったものだが、今回ばかりはその通りで、堅牢な作りがトーチカの役目を果たして、びくともしなかったのである。おかげで留守役の職員たちは、診療所内の豊富な井戸も手伝って、ゆうゆうと役目が果たせた。渓谷の「水計画」も戦場の中を継続できたのである。

上流の住民たち、パシャイ部族の生活を皆で心配したが、連絡は完全に途絶えていた。十月初旬、水と食糧不足にたまりかねた村民数名が、二日がかりで山越えしてダラエ・ピーチに着き、窮状を訴えた。下手の住民はパシュトー民族でも、婚姻関係を含めて上流のパシャイの人々と交流が盛んであったから、前線が上流に押し上げられた時、ロケット弾の炸裂音が響く度にみんなして血族の安否を気遣った。

案内のヨセフはカラヒシャイ村に住むパシャイ族である。私との付き合いは内戦中からで、その後訓練を受けて検査技師となり、フィールドワークで活躍している。ＰＭＳ（ペシャワール会医療サービス）の活動の一部始終を見てきた彼は、村民たちと共に、絶対の信頼を日本・ペシャワール会に置いていた。彼らとは苦楽どころか生死も共にしてきたのだから、信頼の絆は厚かったのである。今ま

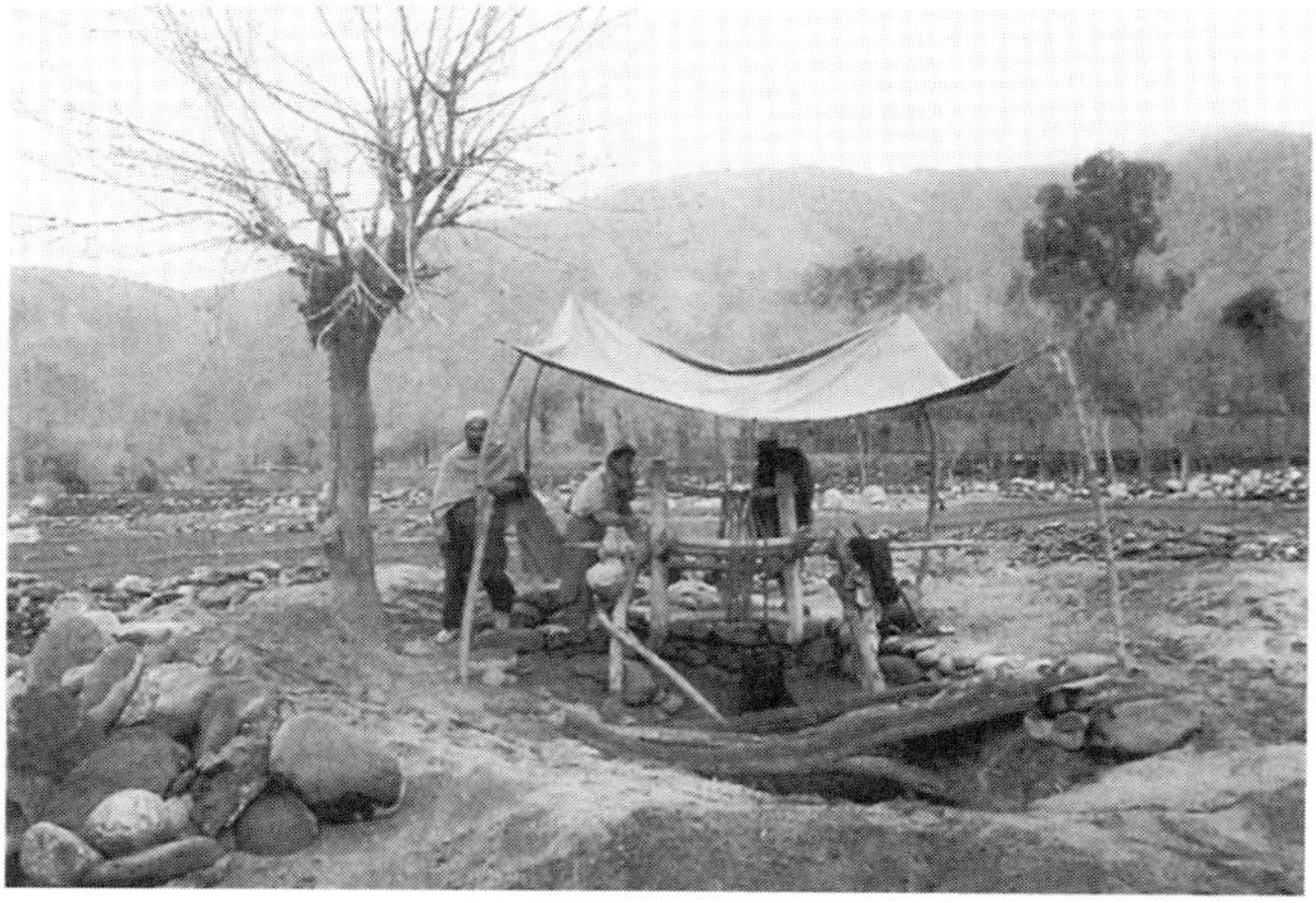

伝統的な方法で井戸を掘る

た未曾有の旱魃に加えて戦場となり、悲惨の極みというべきとき、まともに支援を続ける団体は他になかった。だが、住民たちは案外飄々《ひょうひょう》として、屈託がないのが印象的だった。

「案外みな元気じゃあないか。」

「なに、うちのPMS診療所のお陰ですよ。肝心のときは誰も来やしねえ。内戦のときは逃げりゃ済んだが、今度ばかりは逃げても行くあてがない。金はねえ、食い物はねえ、水までねえ。おまけに弾は飛んで来るときちゃ、後は天に委ねるしかない。そこにPMSが医療も水も、損得なしにサービスするから、誰ひとり感謝してない人間はいませんぜ。」

しかし、上流の渓谷の状態を尋ねると、声を突然落として不安を隠さなかった。

「分らねえ。いったい、どうしてるんだ。私たちよりは困っている筈だが……」

そして、今は遠くなったケシュマンドの山の方を眺めた。九〇年から九一年にかけて、私も殆どの村々を訪ねて診療所の下準備をしたことがあった。ダラエ・ヌール渓谷はカラヒシャイ村を起点にY字状に分れる。上流に向かって左手に五時間たどればウェーガル村、右手に四時間たどればシーマル村が渓谷の奥にある。現地の感覚からすれば決して遠い距離ではないだけに、ますます焦燥感に駆られる。私は、「戦火が下火になれば様子を探れ」とヨセフに厳命し、上流へ進出することを心に誓った。

厳冬への備え

十一月は日本での用事を済ますため、蓮岡・中屋の両氏を残し、ジャララバードを後にした。この頃までには凡その実情が分かってきて、仕事そのものは安定の兆しが見え始めた。しかし、厳冬期にどんな混乱が起きるか、皆目見当がつかなかった。

それで、例年のような正月帰国を見合わせ、必要なら現地で越冬する覚悟を決めた。それでなくとも、冬の人の流れは高地のカーブルからジャララバードやペシャワールへと向かう。東部が混乱すれば、大量難民が再び発生するに決まっている。アフガニスタンからの全プロジェクト撤退に発展する可能性も高いので、ＰＭＳ病院の医療活動全体にも相当な影響が出るかもしれないと見たのである。一方ジャララバード現地では、作業地が拡大を続け、他郡に進出せざるを得ない状態になって、日本人ワーカーを増員せねば拡大は望めない。そのため、蓮岡が日本から目黒（二十七歳）、辰本（二十二歳）など同世代の知人二名を呼び寄せた。例によってビザの問題など、アフガニスタンに到着するまで随分足踏みしたが、ここに親子ほどの世代を超えた同盟がなり、「近頃の若いもんは」と常々考えてきた偏見を払拭できたのである。だが二人とも、ペシャワールに着いた端《はな》っから、「今風のなよなよした軟弱な態度」を私に怒鳴りつけられ、現状の厳しさに投げ入れられていった。学生の辰本などは、長髪を蓮岡から刈られた。そうでもしないと、アフガンの男性社会に馴染めぬどころか、危険なのである。

用意は怠りないつもりだったが、やはり現地では日本で考えられるような迅速な行動は無理である。焦りを感じながらも、じりじりと時間が過ぎてゆく。しかも、他団体の非難を解決するために計画したボーリング掘削は、実態を知らぬ業者の思惑と連絡のすれちがいでギクシャクし、折衝ばかり重ねて話がちっとも進まなかった。第一、こんな事をしていると、現場に割く時間がなくなるのである。結局、彼らが他人の不幸にたかるハエのような気がして嫌気が差し、面倒になって放棄した（そして、後にやはりボーリング機械が全く効力を発揮せぬことを改めて確認した。話を進めなかったのは幸運だった）。

勇気の効用

十二月四日、私はジャララバードに一ヵ月ぶりに向かった。国境の役人たちは、もう私の顔を覚えていて、初めの頃のような尋問もなく、うさんくさい目で見られなくなっていた。ラマザン（断食月）は十一月二十七日に始まり、国境も以前のようにごった返して殴りあうような、殺伐な光景はなかった。しばしの休戦である。

もう何度も国境を通過してきたせいか、アフガニスタン側の役人もまるで友人のように振舞っていた。それに、八月から九月の戦闘、「ダラエ・ヌール攻防戦」が一時盛んに紙面を賑わし、「あのさなかで活動を続ける勇敢な日本の団体」という噂が、人々の口から口へと伝えられていた。ここでは「勇気」が何よりも美徳なのである。

「やあ、ドクター・ナカムラではありませんか。水の方はいかがですか。あいにくラマザン（断食月）中でお茶を出せずにすみません。」

普段の探るような険しい目つきが温顔に変わっていた。

助手はペルシャ語しか書けないので、私が自分で登録簿に必要項目を書いてやる。

「えーと、車の番号は何番だったかな。ちょっと見てくる。」

「心配ねえ、心配ねえ。もうワタンダール（同郷人）ですぞ。」

――という具合で、極めて友好的であった。実はこの直前、「アフガニスタン政府、外国人立ち入りを禁止」とペシャワールの地方紙で報ぜられ、ＮＧＯの欧米人が実際に通過を阻まれていた。いわば鎖国政策である。「わしらも外国人だぞ」というと、ＰＭＳだけは例外だそうである。喜んでいいのかどうか分からぬが、確かにジャララバードにおける一連の外国ＮＧＯの活動を見れば、感情的にはうなずけるものがあった。

雪だ！

ジャララバードに着くまで、私は山を眺め続けていた。真冬だというのに日差しは強烈である。どこまでも青い空は澄みきって、遠くまで見渡せる。しかし、心中は晴れやかな気分になれぬ。「もう雨期に入らねばならぬはずなのに……」と、晴天が却って恨めしく思えた。カイバル峠からジャララバードへ向かうハイウェイは舗装がさらにひどくなって、何度も車がジャンプする。アフガニスタンは今や国道の補修をする国力さえないのだ。

するると、車の巻き上げる砂塵の間に、白い筋のようなものがはるか遠くに見え隠れする。雲かと思って目を凝らして眺めると、山の稜線のようである。「雪だ！」と思わず叫んだ。確かに高山の頂にうっすらと降雪がある。私は柄にもなく子供のように小躍りした。これを待っていたのだ。これがやがて来春溶け出してくる水源なのだ。

ジャララバードは思ったより混乱がなかった。「冬の修羅場」はまだ予断を許さぬものの、ひとまず安定しているように映った。少なくとも、渇きの恐怖によるパニック状態は遠のいていた。

しかし、期待した各国の支援は皆無だった。ニュース性が薄いために、火中に栗を拾う者はいなかった。それどころか、前後して米露の提案で国連が「タリバンの制裁」を決議、アフガニスタンはますます孤立化と混迷の度を深めていた。ロシアは公然と武器をマスード派に援助し、米国は十月に起きた自爆テロ事件で怒り、オサマ・ラディン氏を匿うと噂されるタリバン政権をテロリスト集団と決めつけて威嚇しようとしていた。これに「非民主的態度」を非難する欧米諸団体の合唱が加わり、大旱魃の悲惨は同情を引かなかった。愚かなことである。「グローバルな情報化社会」なるものの実態がこれである。新たな集団的迷信だとしか思えなかった。ここアフガニスタンでは、事態は十九世紀どころか、十八世紀から変わっていなかった。即ち、国際政治の力学のはざまで翻弄されながら、犠牲は全て、ものいわぬ農民と貧困層にのしかかっていたからである。私たちの使命は更に重要性をおびてきた。私たちペシャワール会＝ＰＭＳもまた、孤立無援の戦いを続けなければならなくなったのである。

かすかな希望

事務所に着くと、蓮岡・中屋の両氏が待っていた。訊くとやはり二週間ほど前に二日間、少し雨が降り、その後水位の下降がずいぶん鈍った井戸が多いのだという。特に大きな河の近辺で著しく、井戸によっては数メートル増水、既に手動ポンプをつけ、井戸周りをコンクリートで固め、完成とみなされるものが一七ヵ所に上っていた。やっと雨期に入りかけていた。しかし、地域によっては依然として掘りあぐねている作業地もあった。

十二月五日現在、総作業地三〇九ヵ所、うち約四分の三が利用でき、状態に応じてポンプの装着、ダイナマイトや削岩機の使用、手動ボーリングなどのグループに分け、労務管理を徹底して仕事は進んでいた。中屋氏の指揮で、例の削岩機は一部の井戸で絶大な威力を発揮し、一見ペースは落ちたが、中身が充実し、着実に事が運んでいるように思えた。私は来年八月までの修正方針を用意していたものの、基本的なことは既に実行されていたので、長い議論を要しなかった。

一、緊急期を二〇〇一年三月までに延期、できる限り多くの水源確保をめざす。二〇〇一年四月から同年八月までを維持期とし、若干の場所を除き、保守保全にあたる。
二、作業地と水源の目標数
　　ニングラハル州ソルフロッド郡　　三五〇
　　ダラエ・ヌールとその周辺　　一〇〇
　　ソルフロッド郡周辺地域や避難民居住区など　　一五〇
三、他団体の井戸再生は、要請がない限り行わない。既に手をつけたものは、二〇〇一年春までに増水の兆しを見て完成、登録番号を残して復元、返却する。
四、雨期（十二月から三月）の急激な増水に備え、十分な井戸枠を準備。
五、保守保全、一部井戸の未完成な場合は、必要なら二〇〇一年八月以後も小グループで継続する。
六、手動ポンプの設置、外回りの形成は十分な水位を確認して行う。
七、予算と協力に応じて、作業地の拡大、井戸数の増減がありうる。責任者（蓮岡）は、十分に予算把握と共に、日本への報告を怠らない。通信は要にして簡潔。
八、万一政治的混乱が起きる場合は、直ちに撤退。

くどくどと述べるまでもなかった。三ヵ月経過して現地事情をやっと把握し始めた中屋・

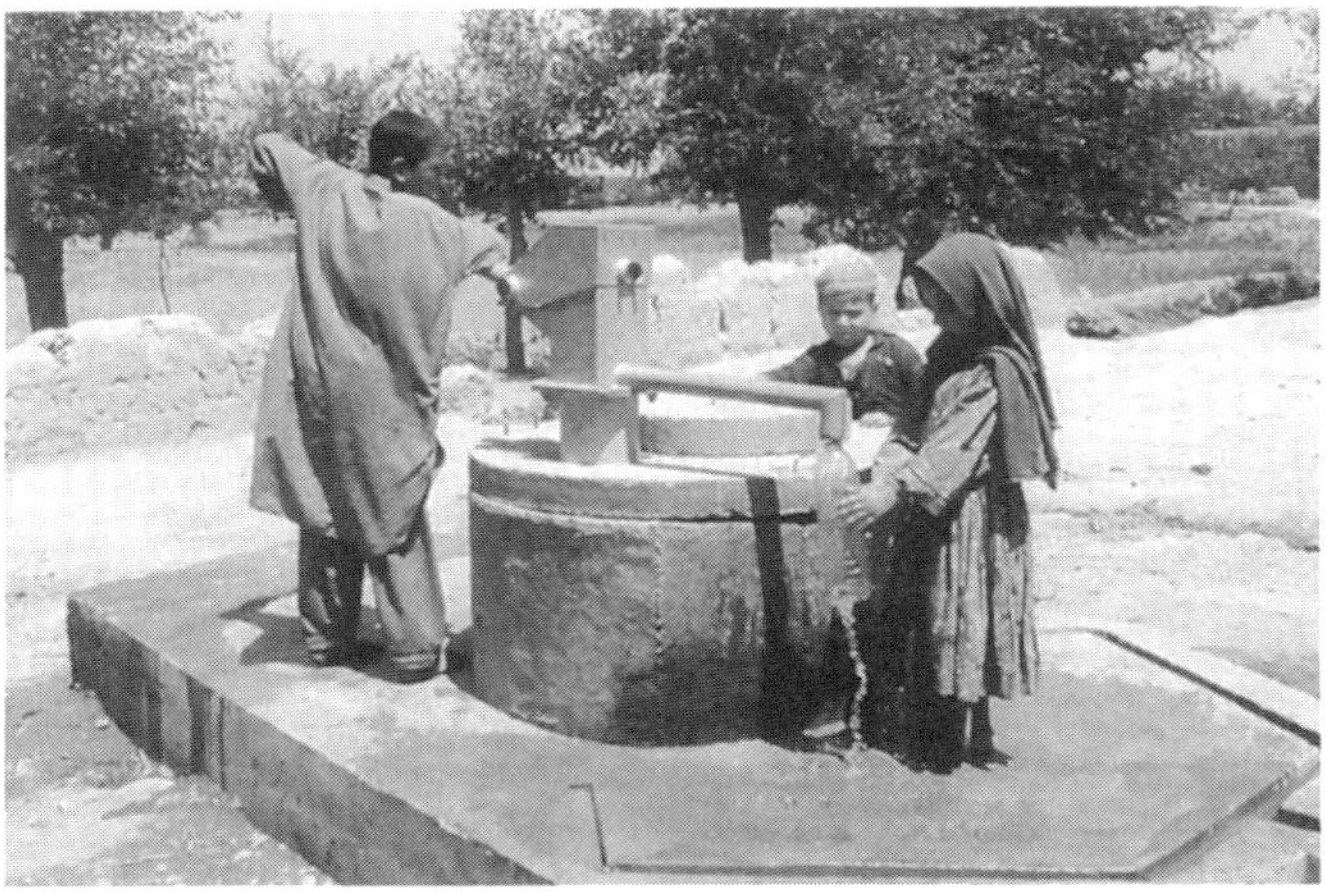
完成した井戸を喜ぶ子供たち

蓮岡の両氏は、わざわざ言わずとも、着実に同様の計画を立案しつつあった。実際の仕事を進める上で、技術的な問題だけでなく対人関係で十分もまれた末、自信が出てきたのであろう。より効率的な仕事ぶりを発揮、現地のやり方のノウハウを会得してきたと思えた。
私のできることも限られてきた。日本とペシャワール側の動きにそって走り回り、補給を支えて布石を打つことしかできないのが現実である。それに、ペシャワールのPMS病院の安定があればこそ、今回のような異例の緊急支援も可能である。そのPMS病院のために大部分のエネルギーを割かねばならぬ状況である。結局、このような流動的情勢では、最前線の状況は現場に常駐するものでないと適切な判断ができない。十二月四日、意を決して、予算枠と基本戦略だけを指示し、ダラエ・ヌールを除く全地域の仕事の采配《さいはい》を、全面的に彼らに委ねることにした。

春期までの大まかな見通しはひとまず出来た。七月三日からのダラエ・ヌール、八月二十日からのソルフロッド郡、この四ヵ月で四八ヵ村、約三万家族（二〇―三〇万人）が離村を避け得たのだ。確かに世界の片隅で行われた出来事であったには違いない。結果論を言えば、夏期の緊迫した情勢の中で、私たちの独り合点の焦慮も多少あったであろう。しかし、日本どころか、多額の募金をした人々、ペシャワール会の事務局や会員たちにさえもそれと知られなかったが、この十七年で最大の壮挙だと云えた。後は冬期の降雪をひたすら祈るばかりである。

十二月十一日、ダラエ・ヌールからPMS職員のヨセフが報告に来た。ヨセフは厳命通り、PMS診療所から上流のパシャイ部族居住区への調査を行い、活動は更に拡大しつつあった。

「ドクターサーブ、奇跡です。こんなひでえ旱魃は年寄りたちに尋《き》いてもなかった。その上、戦場になるわ、病気が流行るわ、八月に皆が谷を空け始めたとき、帰ってこれるとは半分信じられなかった。村は落ち着き始めていますぜ。」

六月以来、赤痢の流行・旱魃に加えて激しい戦乱で一時ダラエ・ヌール渓谷が地獄のように思われ、半ば絶望的な努力を続けてきたが、やっと一縷《いちる》の希望が湧いてきたように思えた。

十二月九日現在、我々の作業地はソルフロッド郡二八四、ダラエ・ヌール六五ヵ所（うちカレーズ(三六)、総計三四九ヵ所である。

十二月下旬から現地はモンスーンの影響で雨期に入る。この一、二ヵ月の天候が事態を決定するのだ。祈るような気持ちでジャララバードの空を見上げた。この数ヵ月、ほとんど雨どころか雲の陰さえみられなかったが、このところ連日厚い雲が上空を遊泳している。

「おーい、降りてこーい」と心の中で叫ぶ。澄みきった紺碧の空に、純白の柔らかな塊が群れを作り、祈りに応えるように流れてゆく。まるで縁日の夜店の綿菓子のようだ。それは乳飲み児を抱擁する母親の乳房のように、優しくたおやかである。

十二月十二日朝、別れ際、中屋・蓮岡の両氏に手短に述べた。

「全責任は取る。君らに任せる。やるだけやってください。よいお正月を。」

彼らは何かの決意で応えるごとく、黙って返礼をした。以前のような不安な表情はなかった。空のように澄んだ二人の視線が印象的であった。

第六章　手作りの成果

機械力の敗北

あけて二〇〇一年一月、例年なら正月を日本で過ごすところ、一月二日、現地へ戻った。ペシャワールのPMS（ペシャワール会医療サービス）病院で多少の問題が発生したこともあったが、やはりアフガニスタンの「冬の修羅場」が気になって仕方なかったからだ。ペシャワールで慌ただしく懸案を処理した後、一月六日、やっとの思いでジャララバードに到着した。

PMS水計画事務所では、着実に計画が実施されていた。蓮岡はボーリング隊、排水ポンプのセットアップ隊、井戸枠の生産隊と、いくつかの分業体制を確立して能率を上げていた。増水の兆しが見えたり、水位減少の気配がない井戸が現れ始め、「完成」と見做して手動ポンプを装着したものが四五ヵ所に上っていた。セメント製の井戸枠は粗悪な既製品の購入を避け、PMS独自で生産した。既製品はセメントの配合が悪い上、水を掛けずに乾燥するから極めてもろい。目的地に着くまで半分が破損した。それならと、鉄筋を入れた強靱な井戸枠、これを支えるコンクリート棒を自分たちで作ったのである。作業地はジャララバード近郊の小学校を選び、もちろん、児童のために清潔な井戸を掘った。PMS自慢の品質で、市価より一個あたり五〇ルピー（一〇〇円）ほど割高だが、破損を考えるとはるかに安くついた。実際、トラックから転がり落ちてもびくともせず、破損は一個もなかった。

先に述べたように、井戸枠使用は底の崩落と上部からの汚水流入の防止を主たる目的とした。井戸底には、丈夫な枠なら、せいぜい二～三メートル程度積み上げておけば、十分フラスコ状の崩落が防げた。上の方は頑丈な鉄筋コンクリート柱を二本、箸を並べるように地表に渡し、その上に高さ六〇センチの枠を置く。この周りを三メートル四方のコンクリートで固めて、手動ポンプを装着する。その間は井戸枠を入れない。崩れそうな部分はセメント・ミルクをかけて補強するだけである。玉石の多い地層なので、掘る段階で落ちる石は落ちてしまい、井戸底を除けば、あとから崩れることは殆どなかった。こうしてキセルのように井戸枠を装着しておけば、万が一、再び井戸が涸れることがあっても、延々数十個の枠の上げ下ろしの手間が省け、再掘削が楽になる。第一、田舎の井戸には、つい最近までコンクリート製の井戸枠などなく、

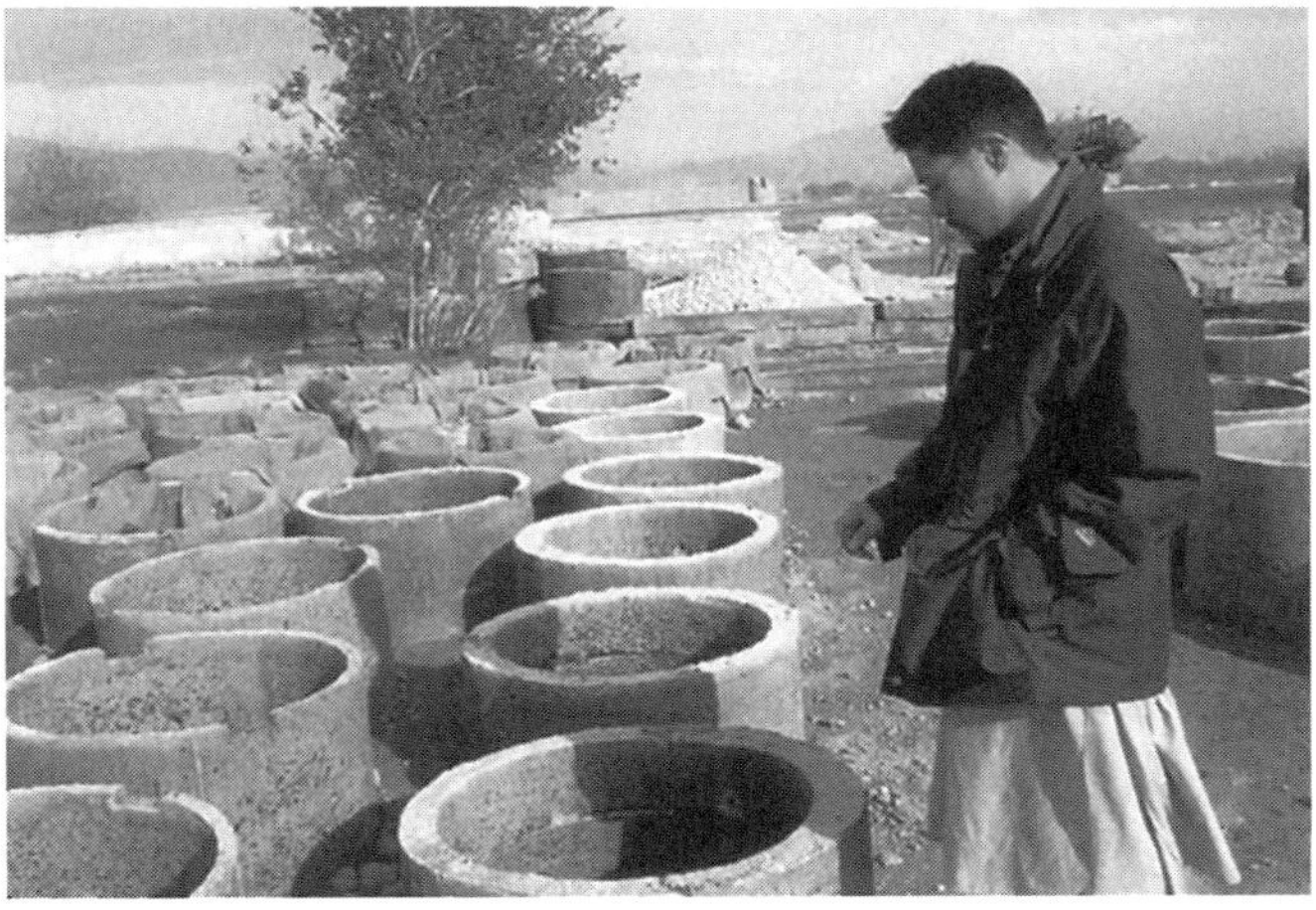

井戸枠を点検する蓮岡

住民は自ら清潔な飲料水を得ていた筈なのである。（二六五頁、井戸掘の工程図参照）
　水が出た井戸は更に増え、難攻不落と思えたコシュカク村では、深さ四六メートル以上のところで十分な水位を確保していた。掘削を阻む最大の障害であった巨礫の処理は、削岩機で岩に穴を空け、ダイナマイトで粉砕した。この爆破と安全対策を担当・指揮していたのが中屋氏で、内戦中ゲリラだった職員、ザルマイが片腕となって助けていた。ザルマイは、十数年前、現PMS副院長のジア医師がパキスタンに亡命する際、前線でこれを保護してペシャワールまで送り届けたゲリラ指揮者の一人であった。前年の夏、私がソルフロッド郡を隈なく視察した時、コシュカク村で偶然出くわし、喜んで協力するようになった訳である。従って、爆発物の取り扱いには慣れていて、大いに活躍した。埋設地雷やロケット砲の不発弾に上手に穴をあけて火薬をかき出す。その入手経路は彼が引き受けて調達した。同じ爆破でも、相手が人間の殺傷でなく、逆に生かす仕事であったから、生き生きと働いた。
　例の「ナチュラル・コンクリート」層は、コンプレッサー駆動の削岩機が威力を発揮、大抵のものはこれで突き破ってくりぬき、水を出した。
　最も被害のひどい地域の一つであるコシュカク村では、七月以来、GAA（ドイツ―アフガン救援団）が七ヵ所でボーリング掘削を始めたが、依然としてどれも停止していた。初めのころ私たちは、彼らの機械の動員力をうらやましく思ったものだが、今や事情は逆転していた。亀がウサギを追い抜いた訳で、ツルハシとシャベルが機械力を圧倒した。アフガニスタンとは不思議な国である。まさに蓮岡が好む「ゲリラ戦」の様相であって、内戦中にソ連軍の機械化部隊が農民の旧式ライフルに敵わなかったのと似ていた。

巨礫の処理と引き上げは、中屋・蓮岡両氏の道具の改良によることも力になった。現地のつるべは「チャルハ」といい、長いロープを糸巻き車のようなものに巻きつけ、これを手で回転させて水壺を引き上げる。ＰＭＳでは、これに滑車を連動させて、一トンの石まで引き上げるようにしたから、驚くべきである。上手にロープを石にかければ、楽々と巨礫も引き上げられるようになった。中規模の石ならチェーンブロッカーをも導入した。蓮岡が造園会社で庭石を運搬した経験があったので、バザールで容易に改良型を発注できた。また、岩を削るノミは戦車のキャタピラの鉄を使い、強靱で磨耗が少なくなった。地雷や戦車もこうして「平和利用」となり、あの戦乱を知る者は多少溜飲を下げた。

地底の不思議

だが、井戸の深さ四〇メートル、五〇メートルとなれば、高層ビルの十階を優に越える。しかし地底に降り立つと、恐怖を通りこして妙に落ち着く。音も光も届かぬ世界だ。入り口が月よりも小さく見える。深い闇に包まれ、井戸底の作業員は地上とトランシーバーで交信しないと声が届かない。ダラエ・ヌールの山中では、雨どいのようなビニールパイプを伝声管に使って、地上と連絡をとった。

蛇足になるが、古来から洋の東西を問わず、井戸はこの世とあの世をつなぐ通路だと考えられていたという。地底に立つと解らぬでもない。井戸底の神秘性に対する信仰は、今でもあるらしく、日本では怪談「番町皿屋敷」が余りに有名である。家宝の皿を割って手打ちになり、古井戸に放り込まれたお菊という女中が、夜な夜な現れて皿を数える。そこでは、井戸は冥界《めいかい》とつながるもので、成仏できぬ魂が出入りする通路である。今でも日本の井戸掘り職人は、決して古井戸を埋めることはしない。ちゃんと御祓いをした後、蓋を被せるのだという。地底の神秘への憧れや畏れは、日本の民話に数多く残っている。「おむすびころりん」、「ひょっとこ」など、何れもそうである。西欧でも、ギリシャ神話で井戸底や地底は冥界への入り口であった。ジュー

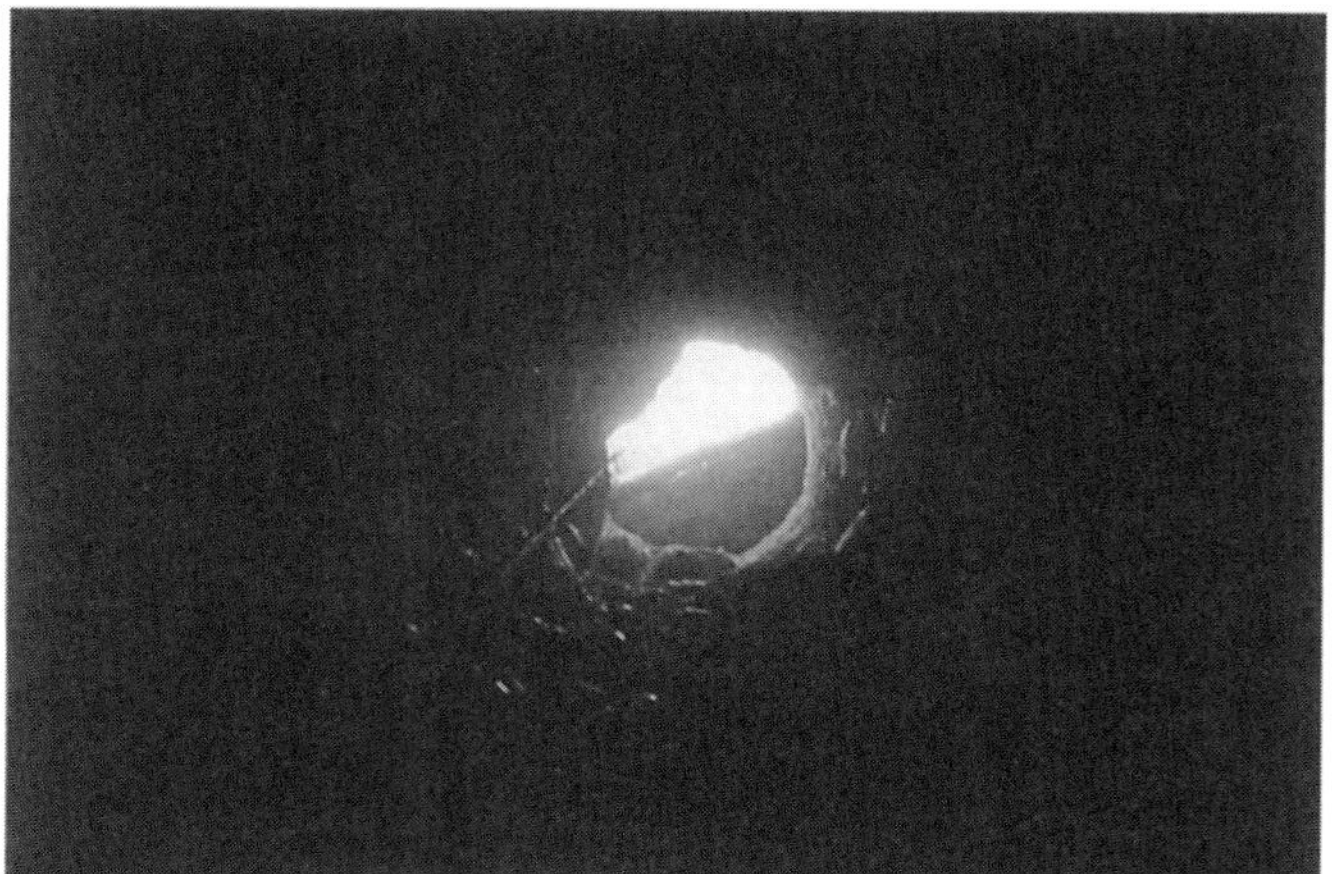

井戸底から空をみる

ルベルヌが『地底旅行』を著して、我々の心奥に痕跡を留める見えざる世界への興味を蘇らせた。

これは現地で井戸掘りに携わる我々もそうで、苦心惨憺の末に深い地層から引き上げられた石は、何やら恨めしげに我々を見ているような気がするのである。私だけでなく、中屋・蓮岡両氏も同じことを述べていた。ある村では、十数メートルの所で子牛ほどの巨礫にぶつかって掘削できなくなった。ラグビーボールが斜めに突き刺さるように塞いでいて、蓮岡考案の「滑車式新型チャルハ」で散々苦労して引き上げたところ、不思議なことに、まるで地下水層の栓でも抜いたように、どっと水があふれてきた。それまで水源がなかった村に、たちまち一メートルの深さの井戸を得たのである。彼らのコメントは技術的な苦労より、引き上げられた石の表情に集中していた。

「こいつです、例の伝説の石は。『数千万年の眠りから覚まさせやがって』と言わんばかりに、じいっと私たちを睨むのです。」

おそらく現代人一般の心に今なお、見えざるものへの畏敬が漠とした形を留めているのであろう。

さて、闇の中の照明は、手鏡で太陽の光線を反射させて入れていたが、後には大きなステンレス製のお盆を使った。これだと破損がないし、反射面が大きいから、はるかに明るい。

落石対策は、中屋氏の指導で厳しく行われた。蓮岡が「人命事故を起こせば直ちに引き上げる」と通達して、村民の気持ちを引き締めた。対策もあの手この手で、途中にネットを張ったり、木製の傘を置いたりして工夫をこらした。パラシュートの布地を延々二〇メートル、筒状に仕上げた長大な「落石防御ネット」まで登場した。これらが功を奏したのか、落石事故は一件もなかった。巨礫爆破で壁面がゆるむことも想定して対策を立てたが、実際やってみるとこの影響も殆どなかった。井戸底の作業員一名が負傷しただけである。これも、落石ではなく、井戸底で巨石をバールで起こす最中、足の上に転がり、足指を挫滅させたものだった。

風のごとく

「風の学校」から派遣された中屋氏は、この一時的な冬期の安定にひとつの区切りを見ていた。井戸の仕事に手をつけ始めて十年、今回の活動を最後に引退を決めていた。だが、「同じ終えるならもっと困った所へ」というのが彼の方針で、中途で放棄してきたアフリカ・西セネガルの仕事が気になって仕方なかった。我々の方からすれば、アフガニスタンは最も急迫した状態に思えたのだが、それでも中屋氏にとってはセネガルがより困窮状態にあったのである。

一月八日、夕食時に先の方針を話し合おうとしたところ、唐突にセネガル行きを打ち明けられた。彼の態度はきっぱりとして、くもりがなかった。ペシャワール会とて「より困った所へ」というのが大方針である。誰も行かぬから我々が行き、誰もやらぬから我々がするのである。とすれば、中屋氏の決断は尊ぶべきである。彼は九月から四ヵ月間という短期ではあったが、ずぶの素人である我々の中にあって、ひとり経験豊かな専門家として、計り知れぬ貢献をしてきた。特にボーリング計画の過大評価を戒め、安全対策に心砕き、徒《いたずら》な自己主張のない一徹さで、適切な助言を行ってきた。彼の予測や意見は悉《ことごと》く的中し、我々も大いに励まされてきたのである。

現在の任務を現地スタッフに受け渡した後、一月十五日にアフガニスタンを出ることになった。この先、毎日耳慣れた威勢のよい中屋氏の挨拶が聞かれないと思うと、ふと寂しくなった。まったく侍である。白黒をきちんとつけた上で、言ったことは必ず黙って実行した。愚痴や言い訳が皆無であった。古風な日本の男として、私も何かと頼りにしてきた。消えつつある最後の日本人のひとりである。去り際も風のごとく爽やかで、ただただ「立派」という以外に言葉がない。

タリバン制裁決議

二〇〇一年一月、零下三〇度の酷寒がカブール、カンダハルなどの高地の都市を覆った。ヘラートでは流民化したテント生活者が連日凍死、犠牲者は数百名と発表されたが、実数はそれをはるかに上回るにちがいない。だが、私たちの希望に反して、まともな国際救援活動はついに現れなかった。それどころか、「国際社会」はタリバン制裁決議を以て応えた。前年の十月、ペルシャ湾に停泊していた米海軍の駆逐艦が自爆テロで大破し、米兵一〇名が死亡する事件があった。これが、アフガン政府のかくまうオサマ・ビンラディンのさしがねだと見られたのである。

アフガニスタンに駐留する国連組織は、曲がりなりにもアフガン人の惨状を知っており、制裁に猛反対したが、その声さえジュネーヴやワシントンに届かなかった。マレーシアと中国のみが棄権した。これは無知による国際社会の蛮行というべきである。もともとタリバンは農村を基盤とする政権で、僅かな軍隊で国土の九割を治め得たのも、農村の慣習法に基づく政策を貫いてきたからである。その農村社会が旱魃で壊滅的な打撃をうければ、当然タリバンの威光は地に落ちる。いわゆる国際社会にとって重要なのは、タリバン政権の弱体化であって、数百万人の生命など瑣末の出来事であった。二月八日、ニューヨークのタリバン事務所が米政府によって閉鎖された。一方、アフガニスタンのタリバン政府も、直ちにカブールの国連事務所を閉鎖して応えた。

ある日本の北米帰りの下級外交官などは、「奴らの自業自得だ。あんなのは閉じ込めて、勝手に中で死んでしまえ」と暴言を吐いた。もちろん公式の見解ではなく、個人的な心情を誇張して述べたものだが、いささか品を欠くと共に、見識のなさを暴露するものだと言わね

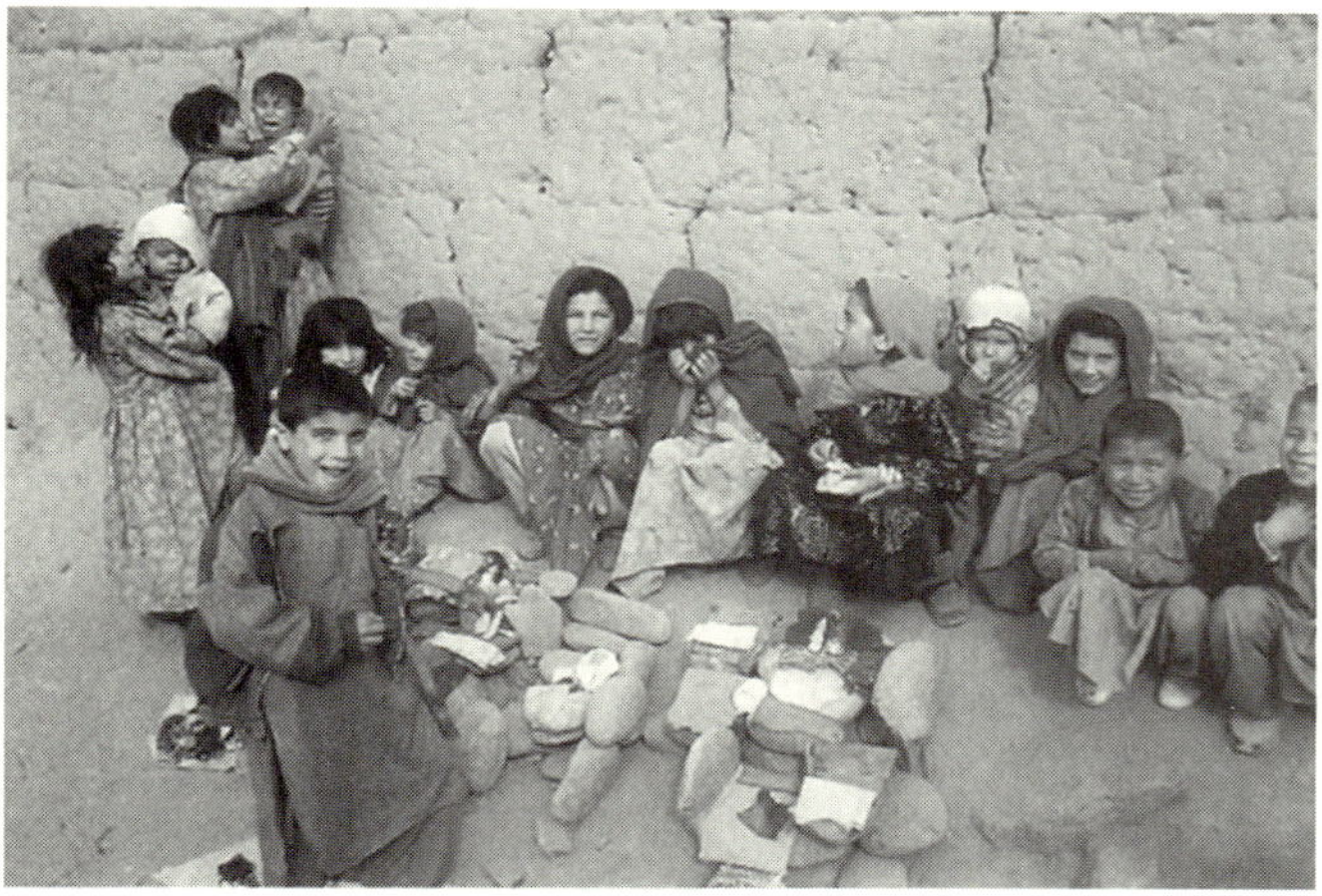
子供たちは笑顔を失っていない

ばならない。日本全体が、いかに米国の偏《かたよ》った情報に影響されていたかを物語るものであろう。

もっとも、日本政府が手をこまねいている訳ではなかった。一九九七年にはタリバン代表を日本に招いたり、九八年には「アフガニスタン支援国会議」を東京で開いたりした。また、国連を通じて行われる支援は、WFP（世界食糧計画）、UNOCHA（国連アフガニスタン救援委員会）などで最大の拠出国が日本であった。ただ、これらの支援がどれだけ有効であったかは疑問である。少なくともペシャワール会＝PMSの関わるアフガニスタン東部地域においては、日本の拠出金の大部分が、組織維持の間接費用に消えている事情をつぶさに目撃してきたのは先に述べた通りである。

人権擁護を掲げる国際的な動きも不可解なものがあった。「制裁」の発動した二〇〇一年一月、ペシャワールから数百名のアフガン人女性が突然、簡単な手続きで米国への移住を許された。それまで米国は、アフガン人の移住を停止し、カナダやオーストラリアに申し訳程度の数を請け負わせているに過ぎなかった。タリバンの「女性蔑視」に対する西側の反感は抜き難いものがあるので、おそらく「女性の権利擁護」を掲げる欧米社会の支持を得る手っ取り早い手段だったのであろう。わがPMSのアフガン人女性職員・ファルザナも応募したが、数日という短期即決で許可されるという異例の措置であった。これは、タリバン政権への面当《つらあ》てプロジェクトとしか考えようがない。移住を許可されたのは、いずれもカブールから逃れてきた一握りの中流・上流階級の西欧化した市民たちで、既にペシャワールに定着して生計を営んでいるものばかりである。

私たちがダラエ・ヌールで悪戦苦闘、やっと飲料水を確保したとき、頭に水瓶をのせて数時間の道程を遠しとせずにやってきた、若い主婦たちのあふれる笑顔が忘れられない。汗して働き、社会の底辺を支える彼女らの人権は考慮されなかったのだ。

「国連制裁決議」は、タリバン政権は言わずもがな、アフガニスタンに関わる外国人たちをも硬化させた。その上、この決議に加わった日本への信頼が揺らいだ。我々も例外ではなかった。現地の西欧人さえ反米的な言動をして憚らなかったのだから、一般民衆の心情は推して知るべきである。

一方、「BBC・ヒーロー」のマスード軍閥など、反タリバン勢力への武器援助は、公然と黙認されていた。ロシア、イランは大掛かりな補給を北部で行っていた。マスード個人は確かに開明的で、欧米筋に人気があった。だが、現場のわが方から言うと、あの旱魃の最中にその混乱に乗じるように、ダラエ・ヌールを戦場にしたのは許しがたい。その上、戦闘員ならともかく、こともあろうに作業中のカレーズに地雷を埋設して四名の農民が爆死、作業を遅らせた。我々には面白かろうはずがない。さらに、マスードの部下が、タリバン進駐前のカブールで婦女暴行をほしいままに行ってひんしゅくを買っていた事実を、どれだけの「マスード・ファン」が知っていただろうか。マスードに統治能力はない。「グローバルな情報化社会」というのは、実はこの程度のものなのである。

何れにしても、「国際救援殺到」の希望は露と消えた。ペシャワール会＝ＰＭＳは、渇きと飢餓に脅える人々に囲まれながら、広大な地域をカバーし、孤独な戦いを続けざるを得なくなったのである。しかもそれは、決して「国際社会」で日の当たることのない地味な努力であった。

計画は隣接のロダト郡の被災地に進出しようとしていた。この頃までに、わがＰＭＳの水計画チームは、六〇〇名の労働者と七四名の見回り監督・事務員をかかえる一大勢力となり、東部地区では独壇場の観があった。初めの頃、各国の専門家筋に「素人が」と笑われ、機械力のなさを嘆いて逡巡していた姿はなかった。「風の学校」の協力も預かって、土地に合った井戸掘り技術をたちまち会得し、最大の団体であるDACAAR（デンマーク―アフガン救援会）も、事実上沈黙せざるを得ない状態である。何よりも、事実が雄弁である。彼らの手がけた水源の大方が請負である上、遑しく思えたボーリングは、ことごとく失敗して威光が消えうせた。渇きと餓えの恐怖の中で、離村寸前の村人たちにとって必要なのは、議論やお題目ではない。目前の水と食物である。魚を求めるのに蛇を、パンを求めるのに石を与える行為は、決して誇張ではなく、私たちの眼前で起きた。アフガニスタン国外には伝わらぬこの現実に、私たちはもう、とっくの昔に諦めを抱いていた。

復活の谷

二〇〇一年二月九日、私は再びダラエ・ヌールに居た。緑地はさらに拡大していた。まばゆい若麦の青さが一面に広がり、菜種畑の黄色が、鮮やかに陽に映えていた。作業中のカレーズ三六、うち二八ヵ所が渓谷の村々を救った。PMSが手をつけた井戸四〇のうち、水を出したもの三七ヵ所、活動は更に上流へと向かいつつあった。活気が再び戻っていた。懐かしい人里の喧噪《けんそう》だ。子供たちがロバの背に乗り、干し草を運びながら遊んでいる。農具を下げて往来する農夫たち、水瓶を頭に乗せて運ぶ主婦たち、真夏の不気味な静けさは消えていた。遊ぶ女の子たちの色とりどりの衣服が、和やかさを添えていた。

その日は昼前にＰＭＳ診療所に到着した。患者たちが群れを成して門の前に集まっていた。駐留していたのはシャラフ医師以下八名、ダラエ・ヌールの水計画を指揮していたヨセフは、私に会いにジャララバードに来ていたので、一緒に現地に帰った。一日の診療数は、その日だけで二五〇名を超えていた。上流に住むパシャイ部族が多くなっていた。戦闘が収まって往来が自由になったためである。道ですれ違うタリバン兵士たちは、少年兵が少なくなって、明らかに年長の元ゲリラか旧軍隊出身者のようであった。やはり成熟していて、カメラなども余りやかましく取り締まらなくなっている。それどころか、撮影しているところを見て、「撮ってくれ」とポーズを取る者までいた。

ペシャワール会＝ＰＭＳへの信頼は、絶大

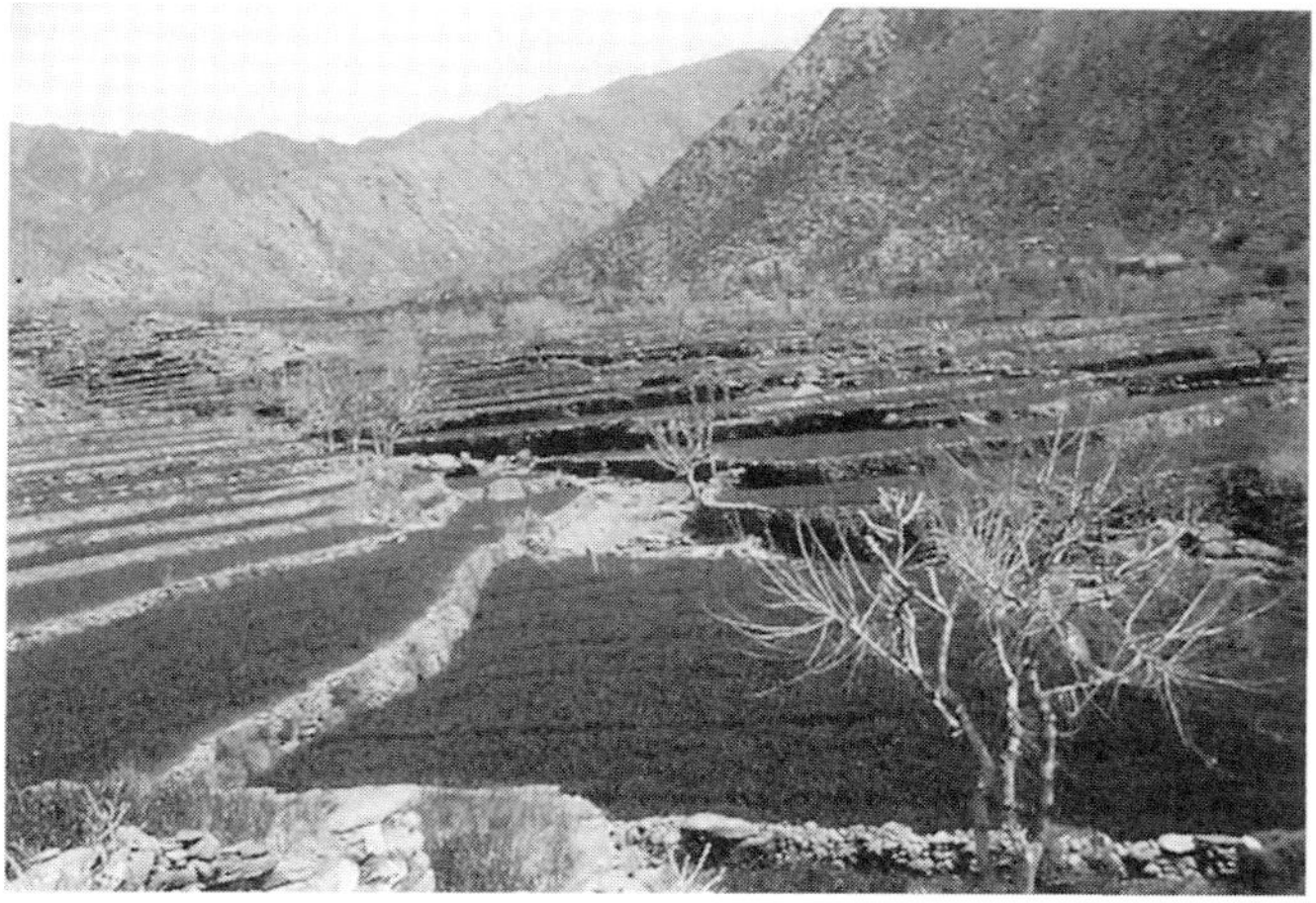

緑が甦った渓谷

なものになっていた。七年前のマラリア大流行に際して有効な対策を実施して多くの村民が救命された。それ以来、人々はまるで自分たちが住む以前からPMSが居たような、親しみと畏敬のまなざしで私たちを見ていた。それに加えて今回の大旱魃である。我々は弾丸の中を共にくぐりながら、必死の努力を続けた。ここまで来ると、ありふれた世辞を述べる者さえいない。もう渓谷住民の一部なのである。

これらの光景を初めて見る者は、何の変哲もないのどかな山里に思えたであろう。一月下旬から二十日間、ダラエ・ヌール診療所に止まって調査を行っていた目黒も、おそらくその一人であった。小川に生息するアメンボウや小魚、ドジョウなどを眺めては喜び、村人の歓待を無邪気に楽しんでいた。ほんの数ヵ月前、この地が戦場となったという実感を起こさせるものは殆どなかったからである。

だがこの人里ののどかさは、座して得られたものではなかった。文字通り血と汗によって獲得されたのだ。この八年間、いや、この数ヵ月の労苦を知る者は、陽光にまばゆい一本の麦の穂にも、子供たちの一つの笑顔にも、万金に値する貴さをかみしめることが出来ただろう。労苦の痕跡は、心中に見えざる人の温もりとして残るのみである。そして、それでよいのだ。ジャララバードにおける国連や外国NGOとの確執、ペシャワールにおける慌ただしいPMS病院の出来事が、何だか遠いことのように思えた。

診療所の夜は静かだった。この数ヵ月の苦闘を思い、平和な山里の回復をまぶたに浮かべ、久しぶりに安らかな気持ちで、泥のような眠りに落ちた。

しかし、翌朝、彼方のケシュマンドの山々を仰ぐと、例年に比べて雪がはるかに少ないのである。一抹の不安を覚えて芯からは爽快な気分になれなかった。

第七章　難民化を阻止せよ

動き始めた国際救援？

二〇〇一年二月に入ってようやく国際救援の動きが活発化し始めた。国連でいの一番にアフガニスタン制裁を提唱した米国が、申し訳程度の支援を発表した。一月二十二日、二〇万ドルを「食糧以外の緊急支援に供与」と報ぜられた。だが、ペシャワール会の貧しい募金者が一人でこの程度の額を投ずることがあることを思えば、天下の米国にしては、人を小馬鹿にするような額だといわねばならない。これに多少の欧米諸国が続いた（しかし、過去ロシアなどを通じて反タリバン軍閥に行われた武器援助、数十億ドルに比べると、微々たるものであった）。前後して、これに倣《なら》うかのように、日本が調査団をペシャワールに送り込んだ。一般に日本人国連職員は、アフガニスタンの惨状に同情的だったが、それまで彼らの声さえ日本の世論を喚起できなかったのだ。

既に二〇〇〇年初夏から、西部を隈なく視察した日本人国連担当官は、「西欧諸国はタリバン政権がどうのこうの云うが、ありゃ田舎者の政権だと思えば話が早い。そんなに人権団体が騒ぐほど敵視すべきかと、私は疑問をもっています。この未曾有の大災害を前に……」と明言、いたく同情を示した。二〇〇〇年冬にアフガニスタン制裁決議が出たとき、他ならぬ国連地方職員が猛反対をしたが、現場を知らぬジュネーブ組との間で微妙な意見の相違があったことを示している。

二〇〇一年二月になって、彼ら国連内部の良心的な声が奏効したのか、日本を中心とする動きが目立ってきた。二月十二日、国連特命全権大使、国連事務次官の大島賢三氏ががアフガニスタンを視察、二月十七日、ペシャワールのジャロザイ難民キャンプを訪問した特使は、パキスタンの最高責任者・ムシャラフ将軍とも会見、次のように伝えた。

少し長くなるが引用してみよう。（以下、松岡由香里訳）

「国連、アフガニスタンの大惨状を警告」二〇〇一年二月十六日（BBCニュース）

アフガニスタンは国際社会の早急な対応がなければ完全に大惨事に直面すると国連特命全権大使は警告した。国連人道問題事務次長、大島賢三氏は、「アフガニスタンは生きていこうとするには世界で最悪の場所だ」と語り、アフガニスタンを三日間視察した後、イスラマバードで警告を発した。「アフガニスタンでは一〇〇万人が飢饉にさらされ、五〇万人が既に家を離れている。真の悲劇が展開しており、当局も人道援助団体も対応できていない。私は、アフガニスタンの人々が直面している困難の現実の大きさについて意識喚起することを約束する。」

西部都市ヘラートの国連職員によると、ヘラートの難民キャンプの難民数は、雪が溶け始めると十万人に達すると予測される。さらに危惧されるのは、家を離れられず、援助を求めることができない何十万人もの人々の運命であると大島氏は語った。同氏は、二十年以上続いた内戦を終結させるよう両勢力に繰り返し訴えた。視察訪問中におりしも、タリバンと反対派勢力の戦闘が中部のバーミヤン州で激化した。
「現状況下、時間が大きな鍵です。なぜなら状況は既に悪かったものが、ずっとずっと悪化する可能性があるからです。」と同氏。また、タリバン当局がカブールの国連政治問題事務所を閉鎖することにより脅迫していることを「救いようがない」と表明、タリバンがサウジアラビア人闘士のオサマ・ビンラディン引渡しを拒否した報復に国連が制裁を発動したことの影響は大きくないとした。国連はこれまでアフガニスタンの危機的状況に対する援助を少額しか受け取っておらず、大島氏はあらためて国際社会にさらなる資金提供に早急に応じるよう求めた。

二〇〇一年二月十七日（AFPニュース、ペシャワール発）
「国連特使、アフガン難民へのさらなる援助を要請」
国連事務次長・大島賢三氏は、二月十七日に国際援助国に対して、旱魃と戦争で避難している何十万人ものアフガニスタン人への支援を増やすよう訴えた。「アフガニスタンの戦闘をやめるべきだ。国際社会は苦難を受けている人々を援助するためにさらなる行動ができるようにすべきだ」と同氏は、ペシャワール近郊の難民キャンプを視察中に語った。
約十三万人のアフガニスタン人がジャロザイ・キャンプに生活している。ペシャワールから二五キロメートルはなれたところにあり、悲惨な状況である。タリバン支配政権と反対派勢力の内戦と旱魃から逃れて、九月以降パキスタンに到着した新たな難民、推定一七万人のうち約八万人がジャロザイ・キャンプにいる。「ここの人々は、実際きわめて劣悪な信じがたい苦難の中にある。これらの人々を見ると本当に胸が張り裂けるようだ」と同氏は述べた。

少なくとも一七〇人が夜間の凍りつく寒さにさらされたためにヘラートのキャンプで死亡したことが国連によって確認されている。最近もパキスタンの難民キャンプで数人の死亡が報告された。同特使は約四〇分間、無秩序に広がったジャロザイ・キャンプを視察し、飲料水、衛生施設もなく、極寒を防ぐこともできずにプラスチック製

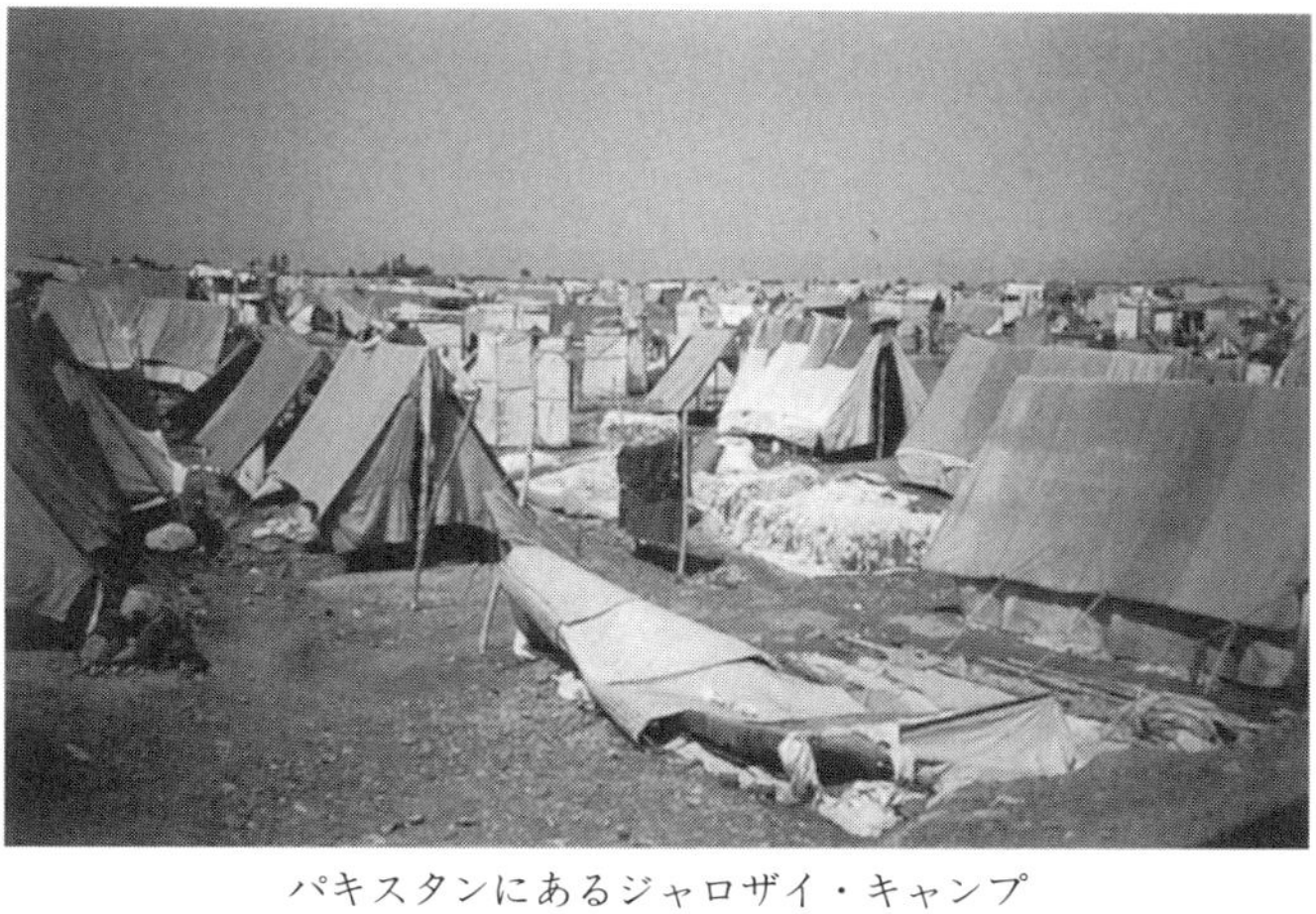

パキスタンにあるジャロザイ・キャンプ

シートの下に生活しているやつれた食糧不足の難民達に話しかけた。二、三人の医師と数人の医療補助員しかおらず、彼らが同キャンプの健康管理の膨大な仕事を担っている。

同氏はまた、アフガニスタン国内難民援助への協調した取り組みを呼びかけた。「国際社会はこれまで寛大に援助してきたが、現在我々が目撃している高まる危機の観点からすれば、おそらくまだ不十分である」と語った。

——これは冷静さを欠く発言と取られかねないが、国連関係者には珍しく、生き生きと実情を見た者の言葉であった。一方、わがPMSでは、もちろん医療組織であるから、二〇〇〇年秋から急増していた難民患者の対策を迫られていた。諸外国の使節・調査団の中で、日本人は概ね真摯な態度が目立ったが、それでも彼らの目に触れるものは、短期の訪問では限られてくる。長くアフガニスタンにいる筈のWFP（世界食糧計画）のジャララバード事務所長（カナダ人）さえ、ダラエ・ヌールがどこにあるか知らぬという笑えぬ話もあったから、無理もない。実情を知るものは、沈黙以外のことばが無いのが偽らざる現実であった。「国連制裁決議の影響は大きくない」とのコメントは惜しまれた。これは過小評価である。ただ、旧い世代ならば、「一億玉砕」を呼号した敗戦直前の日本国民の悲壮な決意を想起したことだろう。変化しつつあるとはいえ、農業・牧畜を基盤とするアフガニスタンの男性社会は、外圧に屈することはなかろう。名誉は時に生命を賭けても守られるべきものだ。特に農村社会ではそうである。二月八日、果たしてタリバン政権は、この報復に出て、首都カブールの国連オフィスを閉鎖した。もとより飢えを覚悟してのことである。元から根強かった攘夷論は、少なくとも大部分の支持を受けたはずである。我々の身辺でも、PMS水計画に協力する村が、「長老会はPMSを除く全ての外国人を入れぬよう決定した」という話が現実に少なくなかったのである。

これと対照に、反タリバン軍閥に対するロシアなどの外国武器援助は、半ば公然と国際社会に受け入れられていた。このような欧米諸国の対応は、難民流入を促進すると共に、眠っていた民族分派主義を呼び覚まし、旧ユーゴスラビアの内戦の悪夢を現実化するものであった。

難民を出さぬ措置

これらの経緯を考えると、ジャロザイ難民キャンプは、明らかに政治的な思惑と国際官僚組織の都合の産物だったと言わざるを得ない。お手軽で派手な「人道的支援」がパキスタン側だけで行われると、被災民たちは容易にパキスタンに流れ込んで難民化する。この時に最も肝要な点は、難民を出さぬ措置、即ちアフガニスタン国内で大規模な支援を行い、国外流出を避けさせることであった。そのためには、現実的な取引で、国連がタリバン政権と交渉し、英断を以て人道的支援の余地を残すべきだった。その頃まで、タリバン政権はまだ「国際的認知」を期待して、国連に期待をかけていたのである。

おそらくＩＳＩ（軍統合情報部）を通じてタリバン政権に深く関わっていたパキスタン政府が、実情に最も精通していた。しかし、パキスタンも国際的孤立を避けたい。一応、難民支援を要請したが、実のところは疫病神を抱える思いであって、これ以上火種を抱えたくなかった。そのため、国連との足並みが乱れざるを得なかったと言えよう。難民帰還計画と難民受け入れ計画と難民阻止とが並存するという、希代な政策となり、パキスタンもまた、国家分裂の危機に瀕し、国際的なパワーゲームの犠牲となりつつあった。


私たちは、「外国支援は欠かせないが、難民を出さぬ措置が最優先」という方針で、パキスタン政府の意見と一致していた。もちろん故国に愛着を持つアフガン人が最も歓迎するところであった。ペシャワール会＝ＰＭＳは、決して表に出ないが、東部アフガニスタンの人々の間で絶大な信頼感があったし、パキスタン側の難民局でも「過去十七年間、首尾一貫、唯一の動かぬ団体」として高い評価を受けていた。

一方私は、これら各方面の政治的思惑とは別に、過去十七年間の最大の危機と山場を、旱魃対策に読み取っていた。アフガニスタン国家が混乱して壊滅すれば、営々と築いてきた活動が存在意義を失い、全てが水泡に帰する。組織の命運を賭けて全精力をこれに傾注すべきだ。「第二期の活動三〇年」と呼号しても、活動対象地の人々が消滅するのなら何の意味があろう。存続のための存続であれば出来ないことはないが、目的が変質する。今までも幾多の危機はあった。だが今度は危機の桁が違う。場合によっては、ペシャワール会＝ＰＭＳの全面撤退に発展しかねない非常事態である。水計画に次いで、最後の挑戦を覚悟しながら、総力をあげて最大の動きを開始せざるを得なかったのである。

難民キャンプの憂鬱

二月十七日に国連事務次官の大島賢三氏が、特命全権大使としてペシャワールの難民キャンプを訪れ、パキスタンに流入した難民援助を訴える頃、われわれもまた、避難民救援の医療活動を開始しようとしていた。大島氏が述べたジャロザイ難民キャンプは、ペシャワールのＰＭＳ病院から二〇キロメートル、車で約四〇分の距離にある。二月二十一日午前十時、パキスタン政府筋の好意で、ＰＭＳ病院の各責任者を引き連れて同キャンプを視察した。この頃、アフガン人患者がわがＰＭＳ病院でうなぎのぼりに増加、一日の外来数は日に三五〇名以上を記録していた。何らかの緊急措置が必要だと思われたのである。

難民キャンプは報ぜられた通り、ビニール製のテントの海で、一万四千家族、約八万人が居住しているとのことである。十七年前のアフガン戦争初期の時代を思い出させた。給水施設もなく、砂漠のような地域に密集する光景は異常である。ビニールのテントは、昔のカーキ色のテント群と異なってカラフルだ。それが強い日差しに映えて青、赤、黄色の原色が鮮やかで、まるで海辺のバカンスの光景のようである。却ってグロテスクな陽気さをかもし出していた。

キャンプには診療所が三ヵ所置かれていた。シャヘブザーダという小児科医がUNHCR(国連難民高等弁務官事務所)のプロジェクトとして、これらを統括していた。粗末なテントに寝起きし、この一ヵ月働いているのだという。まだ三十歳前後、真面目そうなパキスタン人の青年医師で、窮状を訴えた。

「見ての通りです」と、諦めたように手を広げてため息をついた。

「医療関係でお困りの点は何ですか?」

「重症疾患の場合、送り先の病院がないのです。」

「でも、市内には大学病院をはじめ、大病院がいくつもあるのではないですか?」

「彼らは無一文です。数年前まであった難民用の病院は閉鎖されて機能していません。」

しかし、私たちは幾つか奇妙なことに気づいた。難民の全てがアフガニスタン北部、クンドゥズ、マイマナなどの出身者で、ペルシャ語しか喋れないことである。さらに驚くことに、古くからある他の難民キャンプ、既にコロニー(居住区)といえる所から一時的に難民として移っていた者もあった。後で知ったが、同一人物がUNHCRの発給する難民パスを増やし、二重に配給をもらうためらしい。

その上、このジャロザイ・キャンプは、過去政治的ないわく付きで名高いところだった。

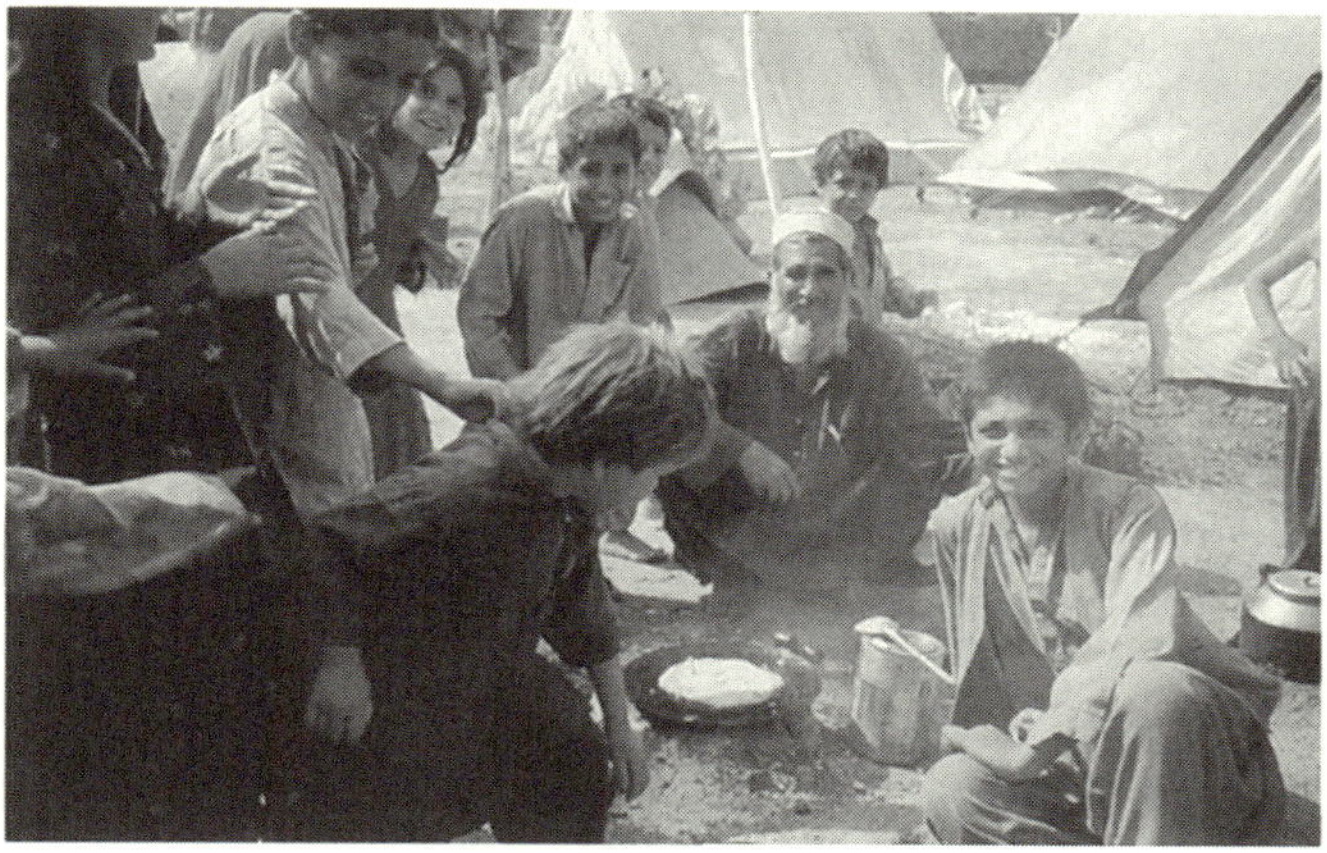

ジャロザイ難民キャンプのアフガン人一家

背後でキャンプを取り仕切っているのは「サヤーフ」というアラブ系旧ゲリラの一派で、今は小さいが反タリバン勢力のひとつである。この視察の十日前、同キャンプに別の政治勢力（旧毛沢東主義の一派）が影響力を増すために「救援活動」を行おうとして衝突、外国団体の立ち入りが禁止されていたらしい。

諸般の事情から見て、私たちが活動するには相応しくない所だと判断された。国連関係が既に準備をはじめていようし、彼らが入るところ、黄金の雨を目指して様々な団体が内外から殺到するだろう。そうなると、ますます事がややこしくなる。結局、ジャロザイ難民キャンプでの活動は棚上げし、より困窮して恩恵が及ばぬ所を目指すべきだと思われた。医療責任者のシャへブザーダ医師に、「重病人はＰＭＳ病院で診れますから、手におえぬ患者は遠慮なく送ってください。健闘を祈ります」と述べて別れた。

それに、私たちはアフガニスタン内部の事情を知っていたので、ジャロザイ難民キャンプの状態がそれほど惨《みじ》めだとは感ぜられなかったのである。パキスタンに逃げてこれるのは、まだマシな人々であった。本当に困窮に喘《あえ》ぐ大半の避難民は、カブールから逃げてくる旅費もないのだ。

首都カブールへ！

かくて「国連制裁」発動以来、何だかもやもやしていたものが吹っ切れた。首都カブールは、国際赤十字とイタリア系の救急病院、殆ど機能しない政府公営病院があるだけである。それに国際赤十字は戦争外傷しか見ないので、事実上医療機関は皆無に等しい。信じがたいが、百万の人口を抱える首都全体が無医地区と化し、連日凍死するものが絶えぬと伝えられた。しかも、外国人の誰もがタリバン政権を恐れて近づかない。誰も行かぬなら我々が行く価値があろう。私は「風の学校」の中屋氏のことを思い出していた。「もしこれが最後の仕事なら、もっと困った所で有終の美を飾りたい」と言い残してセネガルへと殆ど無一物で旅立った。それに比べると、私たちは曲がりなりにも良く組織された病院を構え、まだまだ途上とはいえ、安定した状態である。正直なところ、かつて野戦病院の状態で、前線で無我夢中で診療に尽くした頃の気迫は薄れていた。二〇〇〇年四月の旧ＪＡＭＳ（日本－アフガン医療サービス）のシャワリ医師の離反と分派活動、同年七月以来の水計画、知られざるアフガニスタンの現状、国際エゴイズムの横行……一連の出来事を回想するとき、語弊があるが「なにものかに対する報復」が煮えたぎっていた。いくら愚鈍な自分でも、もはや沸点に達していた。このままでは憤死しかねない気分である。しかし、やみくもに動いても仕方がない。これからの自分の生活の建て直し、身辺の整理をした上で、時宜に適う有効な措置を実現すべきである。

「カブールへ！」とＰＭＳの全職員に指示を下したのは、その三日後、二月二十二日のことだった。賽《さい》は投げられた。ここにペシャワール会＝ＰＭＳは、国連や諸外国ＮＧＯの流れに逆らって、水源確保のプロジェクトに加えて、更に大規模な作戦を展開することになったのである。窮鼠《きゅうそ》却って猫を咬むという。それは得体の知れぬ虚構の、跋扈跳梁《ばっこちょうりょう》に耐えてきた者の、一つの反撃と言ってよかった。

以下がＰＭＳ病院の管理委員会に指示された。

カブール市民への緊急医療支援

アフガニスタンの大旱魃によって大量難民がパキスタンに流入、政治・経済的な混乱を現出しようとしている。加えて最近の米国によるアフガニスタン制裁は、人々の悲劇を増し加えた。わがPMSは、パキスタンのアフガン難民に力を注ぐより、アフガニスタン国内で水源確保や医療活動を展開し、できる限りの人々を故国につなぎとめる方針をとる。現在「水計画」は東部一帯、四九ヵ村で二十五万人の流民化を防ぎ、成功裡に進行している。だが医療設備も著しく貧弱である。首都圏でさえまともな設備が皆無だからだ。我々の支援は国家間援助ほどではないが、カブールの最も貧困な地域に医療チームを送り込む。彼らは外に逃げ出す資力さえないのだ。国際援助が我々に続くことを期待する。

一、第一陣は犠牲祭（三月五日―七日）の直後に派遣される。

二、五チームがカブールに臨時診療所を開いて働く。各チームは医師一、検査技師一、医療助手二、他の助手若干名で編成される。医療関係者は全てわがPMS病院から送る。
三、初めの活動期間は、数週間とする。
四、最も人の多い、最も貧困な地域を標的とする。
五、緊急時における有効な方法を探った後、次の派遣を考慮する。
六、中村医師、ジア医師が前以てカブールに行き、タリバン政権との適切なチャンネルを通じてお膳立てし、医療活動地を選定する。
七、ＰＭＳ病院で、以下の機敏な準備が必要である。①必要人員、②医薬品、③簡単な検査器具、④輸送。

以上
ＰＭＳ病院長　中村　哲

アフガニスタン出身の職員たちは俄かに色めきたった。必要な医師数は、直ちにダウード医師など数名が志願、たちまち五名の医師以下、二十数名が半ば自発的に応じて意気軒昂、往時の気力を示した。多くの者は、九二年のナジブラ共産政権の倒壊以来、八年続いたカブールの荒廃に心痛めて鬱々と暮らしてきた所に、ぱっと何かが開けたように感じたようである。だが、犠牲祭の休みまで十日しかない。ジャラララバードの水計画の今後の処理のこともあったから、二月二十五日、私が先にアフガニスタン入りすることになった。折も折、この二月二十二日に、威勢のよい閃光と雷鳴を伴って、待ちに待った雨がペシャワールを潤した。

第八章　孤立するアフガンの首都へ

情勢好転の兆し

二月二十五日、午後一時半、ジャラランバードへ向けて発った。出発直前にイクラム事務長が訪ねてきて、セーターの山を託された。家族と親戚に呼びかけて集めたものだという。

「カブールは寒い。連日凍死者が出ると聞きました。これは古着ですが、まだ立派なものです。私は日本人のあなた方ほど豊かでないので何もできません。自己満足かもしれませんが、カブールのテント生活者にぜひ届けて下さい。」

これは意外なことだった。イクラム事務長は元少佐で五十二歳、かつてパキスタンの国防を実直に担ってきた軍人である。まるでパキスタンの意思を代表するかのような言動が多かった。しかし彼は、軍人らしく任務と私情をはっきり分けることのできる人物であった。であればこそ、私とも気脈を通じ、病院管理の重責を任せてきたのである。与えられた任務なら発砲も容赦なく行うが、内心は温かい心の持ち主であった。最近、パキスタン人の対アフガン人感情が悪化する中で、彼の贈り物は異例の出来事だと言えた。「国境を越えて」というわがPMSの精神は確かに彼の中に根づいていた。

カイバル峠のトルハムの国境は避難民でごった返していた。明らかにその数は二週間前に比べ、数倍に増していた。おそらく、「UNHCR（国連難民高等弁務官事務所）がパキスタンで難民支援」というニュースが、誇張されて伝えられたためだろう。しかし、難民たちはアフガン側でも規制されていたので、おびただしい数の割に、以前ほどの混乱は見られなかった。

ジャララバードでは、翌二十六日まる一日をつぶして、ソルフロッド郡の完成した井戸を見て回った。二月二十二日現在の進捗状況は、作業地ソルフロッド郡三〇二、ダラエ・ヌール八二（うちカレーズ三七）、総計三八四ヵ所。うち利用可能な水源が三〇四ヵ所、「完成」と見なして井戸ポンプを装着して水汲み場を成形したもの一一八である。「完成井戸」は下降を想定して十分な水位を取り、夏を乗切る十分な備えをしたものである。蓮岡の努力は確実な成果を上げ、「どこを掘っても出せる」という確信があった。現地の数字からしても、これは驚異的な数字であった。ソルフロッド郡とダラエ・ヌールの計画の完成は、もはや時間の問題となった。仕事はいかにも日本人らしくきちんとしていて、いい加減なNGOを尻目に、絶大な評価を得ていた。周辺域、とくにロダト郡の被災地調査を完了し、主要な協力者であるDACAAR（デンマーク―アフガン救援会）との交渉も進んでいた。前ジャララバード責任者が一月に更迭され、実情を漸く把握した同組織は、より公正な態度で臨むようになっていた。

ＷＦＰたのむに足らず

その日はユニセフ（国連児童基金）の地方委員会が水計画にかかわるＮＧＯを集めて、何か協議するとのことであった。ロダト郡の件で、ＰＭＳの出席なしに議事が進まぬと伝えられたが、現場見回りの方が重要だと思って事務責任者のハイルッラーという人物を代理に送った。

夕刻午後四時、見回りから帰ると、ユニセフ地方会に出た職員が、嬉しそうに会議の様子を伝えた。これは、「ロダト郡に二七〇の水源を確保する」と称してＷＦＰ（世界食糧計画）の資金を得た「イスラ」というアラブ系ＮＧＯが、わずか三一ヵ所に井戸ポンプを設置しただけで引き上げ、しかも大半が涸れるという事件が問題になった。わがＰＭＳがロダト郡被災地の惨状に対し、協力をＷＦＰ

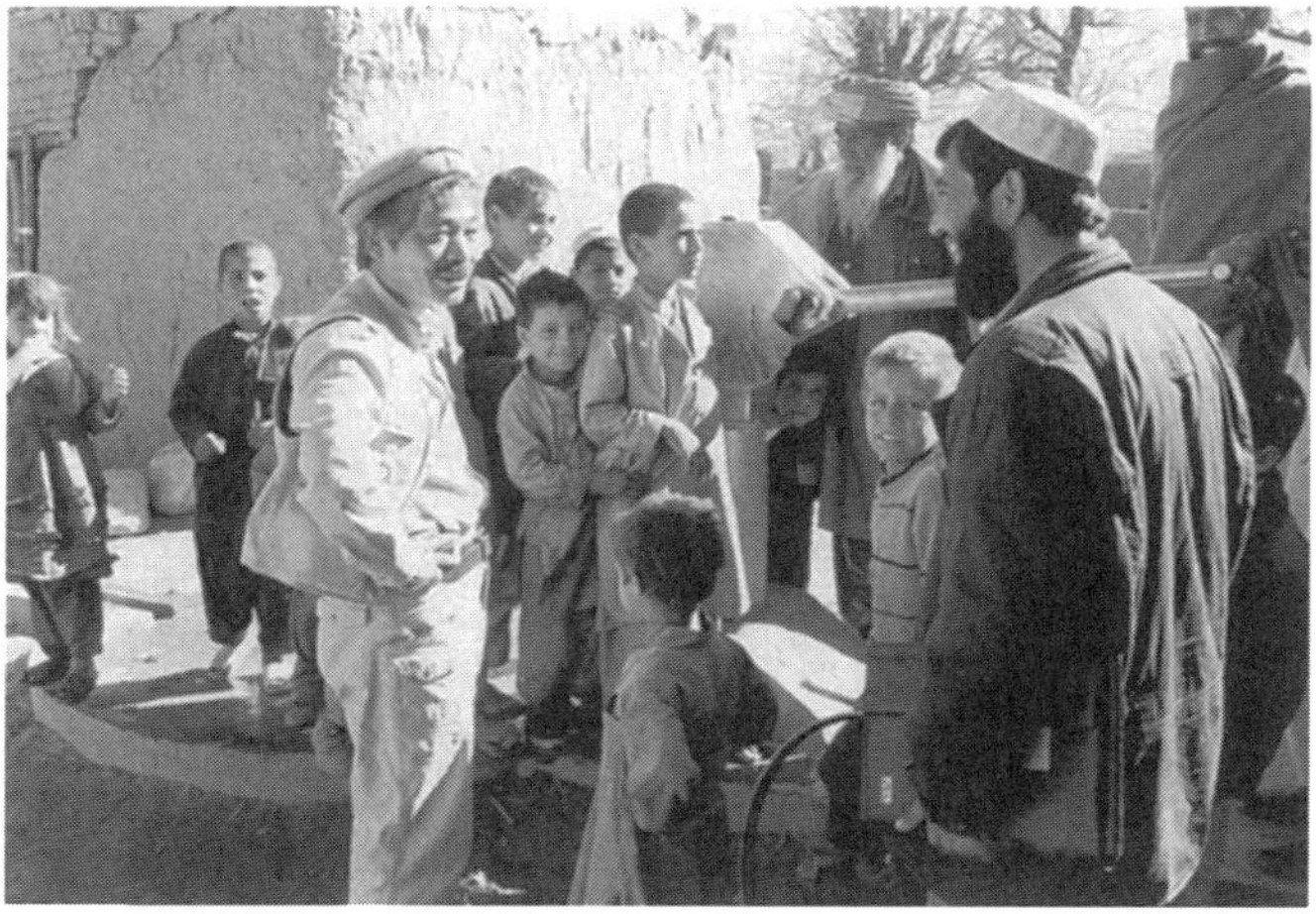

現場で激励する中村

に申し出た際（二〇〇一年一月）、「あそこはもう済んだ。ちゃんと水源は確保されている」と、逆に蓮岡を追い返したことがあった。

ＤＡＣＡＡＲが正確な調査を行い、この席上で事態を明らかにした。実は十二月の段階で、ＰＭＳが独自の綿密な調査を行っていて、その上でロダト郡進出を決定していたのだが、ＤＡＣＡＡＲが我々に代って真相を暴露した形になった。ＤＡＣＡＡＲはそれまでのＰＭＳの仕事を高く評価し、急速に接近しようとしていたのである。これまでの自分たちの「誤解」を率直に表明、ＰＭＳに涸れた井戸の再生を依頼していた。

この頃までにようやく分かってきたことは、関係団体の「飲料水計画」が、いわゆる井戸掘りや水源確保ではなかったことだ。ＤＡＣＡＡＲを含めて、「飲料水プロジェクト」とは、既存井戸のポンプ装着であり、掘る作業は数ヵ所のボーリング以外に行われていない。殆どは村に昔からあった井戸か、請負業者に掘らせたものである。何のことはない。井戸屋ではなく、ポンプ屋であった訳である。それで、当てにならぬ請負よりもＰＭＳに頼むのが確実であった。というより、ＰＭＳ以外に井戸を掘る者がいなかった。

隣接するロダト郡への進出を決めていた蓮岡が二の足を踏んでいたのは、実はＷＦＰから労賃代わりの小麦を得て、ペシャワール会＝ＰＭＳの財政負担を軽減しようと働きかけていたからである。そのため、国際的なＮＧＯ＝国連関係の集まりで市民権を得ようとした。その挙句の会合であったが、地元民からなるタリバン委員会がＰＭＳによる一刻も早い着手を熱望しており、DACAARも一八〇度態度を翻《ひるがえ》した矢先であった。

私は初めから一貫しており、「面倒な書類や会合に振り回された挙句に、涙ガネでペシャワール会＝PMSをWFPの請負組織にされてはかなわぬ」と主張していた。それまでの三度にわたる交渉で、もういい加減、堪忍袋の緒が切れていたからだ。ユニセフはユニセフで、僅か一〇〇キログラムの塩素消毒剤をわれわれに渡しただけで、ソルフロッド郡の飲料水問題を全て自分で行ったかのような表現の発表をしていた。

しかし、多大な労賃が節減できれば、より多くの水源を得ることができる。この際、名を捨て実を取るべきだとの蓮岡の考えがあった。彼には珍しく「韓信の股くぐり」で、それなら私も暫らく様子を見ようと、この件を彼に一任していた。しかし、やはり実際にやってみると、面倒な上に涙ガネらしいことが分かってきて、躊躇《ちゅうちょ》していたのである。

そこで、私の「そげなカネは要らん！」の一喝で事が運んだ。ユニセフの会合に、次のような主旨のメッセージを託していた。

一、我々は国連制裁に反対し、これに同調しない。「アフガン国内支援」を続ける。
二、WFPはロダト郡における援助の結果を知るべきである。某NGOに請け負わされた「小麦配給」は、誰の口に入ったのか。
三、アフガニスタンは独立国である。日本・ペシャワール会＝PMSは、アフガン政府との緊密な関係のもと、ロダト郡でDACAARを主とするNGOと協力、実のあるプロジェクトを進める。
四、当然、WFPなど国連関係の資金供与を頼みとしない。

要するに、「国連が支持しようがすまいが、善いことならカブール政権と協力、必要に応じて事を運ぶ。政治ビジネスや金ほしさに活動する者とは一線を画す」という表明である。席上WFP関係者が慌てて、PMSの歓心を買おうと、「イスラマバード本部に日本・PMSの計画を伝え、協力を十分討議する」と述べる一幕もあった。詐欺行為をしたNGOの「エスラ」は、協議会のメンバーから外された。PMSの発言は、よく皆の心情を代表するものであったから、満場の支持と拍手をあびたとの事であった。みな、言いたくとも言えなかったのだ。PMSとDACAARのみが、自己資金で運営されていたから、国連の動きと独立して行動が可能だったのである。

蓮岡が、今後の基本方針の決定を求めたので、大まかな戦略を述べた。詳細は既に彼が注意深く立案していたから、長々とは述べなかった。

「ソルフロッド郡隣接のロダト郡の水計画は、アフガン政府とDACAARの協力があれば、即時、国連組織の動向を無視して進める。WFPは恥をかくだろうが、望むところである。だが国連側との無用な摩擦を避けるため、一応申請書類だけ出して顔を立てておけばよい。どうせ決済に何ヵ月もかかるから、その間にロダト郡の事業を片付けてしまえ。DACAARが井戸再生を求めれば、話は簡単である。WFPの認可が遅れて来れば、『失礼ですが、もう終わりました』と言って謝絶すればよい。でないと、もう直ぐ酷暑の夏がくる。冗談ではない。ぐずぐずしてると、昨年以上の修羅場になる。」

資金難と事業の必要性の板ばさみで屈折していた蓮岡らの顔が輝いた。ソルフロッド郡と異なって、ロダト郡では殆どの井戸にコンクリート枠を入れてないので、枠の上げ下ろしの手間を掛けなくてよい。DACAARによるポンプだけが、無傷で装着されている涸れ井戸である。これまで実戦で鍛えられてきた人員を、多少のセメントなどの材料と共に送れば、二〇〇や三〇〇の再生は苦もなくできる。しかも、投資された設備や道具は、間もなくソルフロッド郡が片づくので、そのまま流用すればよい。また、それだけの実績と経験に支えられた自信があったのである。

さらに三日前、PMS副院長のジア医師がジャラランバードに来て、PMSとしては異例のフィールドワーク、「カブール医療支援計画」を伝え、皆狂喜したという。

こうして、ジャラランバード側でも、士気はいやがうえにも高まった。

同日ジャラランバードは快晴であったが、スフェード山脈とケシュマンド山脈は白雪を増していた。特にスフェード山脈北面は積雪量が多く、一面の麦畑と菜種畑が白い山並みを背景に鮮やかに広がっていた。この雪がある限り、今夏を切り抜ける希望がある。銀白の山並みは、私たちを最も勇気づけるものであった。

カブールのハザラ族の現実

二月二十七日、予定通りジャララバードでジア医師を迎え、午後二時、カブールへと向かった。陽光にまばゆい白い峰々を仰ぎながら、悪路をゆられて四時間半、午後六時半にカブールの市街地に到着した。

翌朝、先ずカブール政府の担当官と会う予定だったが、「活動地を予《あらかじ》めこちらが指定してから交渉しないと、意味のない協力になりうる」とジア医師が主張した。もっともなことで、政府の表玄関整備だけに協力させられると、ODA（国家間援助）と変わらない。限られた力を最も困窮した人々へ集中させるには、先ず十分下見をした上で、有無を言わさず「○○地区での活動許可」を求める方が話が早いと思われた。

そこで、その日は、カブールの場末地帯を実見して回ることにした。

八年ぶりのカブールは、意外に平静であった。他の地域と同様、治安の回復は驚くべきで、往時の混乱が嘘のようである。おそらくアフガニスタンは、その芳しくない国際的な評判とは逆に、戦闘地をのぞけば、世界で最も治安のよい国であろう。市民たちは概ね、過度の宗教政策に不服を抱きつつも、現在のタリバン政権を歓迎しており、彼ら以外に秩序を保てる勢力はないと信じていた。

市の復興は官庁街のある東部地区では着々と進んでいた。日本大使館の建物は無傷で、金色の菊の御紋が正面玄関に妙に美しく映えていた。内部は略奪もなく、タリバン政府の管理下で手入れがしてあるのだという。もちろん、無人の空家である。しかし、他の地区では、いまだに破壊された建物に残る弾痕が痛ましい。市の西部と南部が「場末」と呼べる所で、ここには圧倒的にハザラ族出身の下層市民が多く、その数三十万人を下らないという。せまい街路に混み合う人々を見ると、日本人に顔がよく似ており、つい声をかけたくなるような近所のおじさんに似た人もいた。

勢い込んで来たのだが、そう暗くもない表情を見ると少し拍子抜けした。ペシャワールで、「抑圧されたハザラ民族の悲哀」、「タリバン＝パシュトー人による迫害と虐殺」などの文句を、さんざん聞かされていたからである。だが、確かに無視はされていたものの、迫害は見当らなかった。むしろ、暗い顔をしていたのは東部にすむ中流市民たちで、タリバンの宗教政策を罵ったあげく、アフガニスタンの将来を嘆くのは、彼ら一握りの旧知識層のようであった。私も田舎者であるから、朴訥《ぼくとつ》な農民や、下層市民たちの方に親近感を持ち、弁舌さわやかな中流層に、却って一抹の違和感を抱かずにはおれなかった。ペシャワールの病院で私たちが難民として診療してきたのは、実はこれらの中流層が大半で、下層民はペシャワールはもちろん、ジャララバードにさえ下りてくるカネがないのである。

市内に一応病院らしき建物と、開業医の区画があり、薬品も出回っていて、医療が皆無というわけではなかったが、百万都市にしてはいかにも貧弱である。「大病したらどうするのか」と貧しい身なりをした人に尋ねると、「ペシャワールまで行ける者は行き、行けない者は……。モルダ（屍）は医師に行かない。モルダショーイ（死体洗い屋＝葬儀屋）に行く」と明るく冗談を飛ばした。これはどうも本当のようであった。

だが、予想に反して難民キャンプは皆無で、旱魃で離村した者はそれぞれの出身地の親族や知友の所に身を寄せているらしい。いわば「県人会」のようなものがあって、地縁単位に居住区域が分かれているのはペシャワールと同じであった。

結局、ハザラ族居住地区が主な対象に選ばれ、ここに三チーム、北部のペルシャ語地区からの避難民が居住していると思われる南部

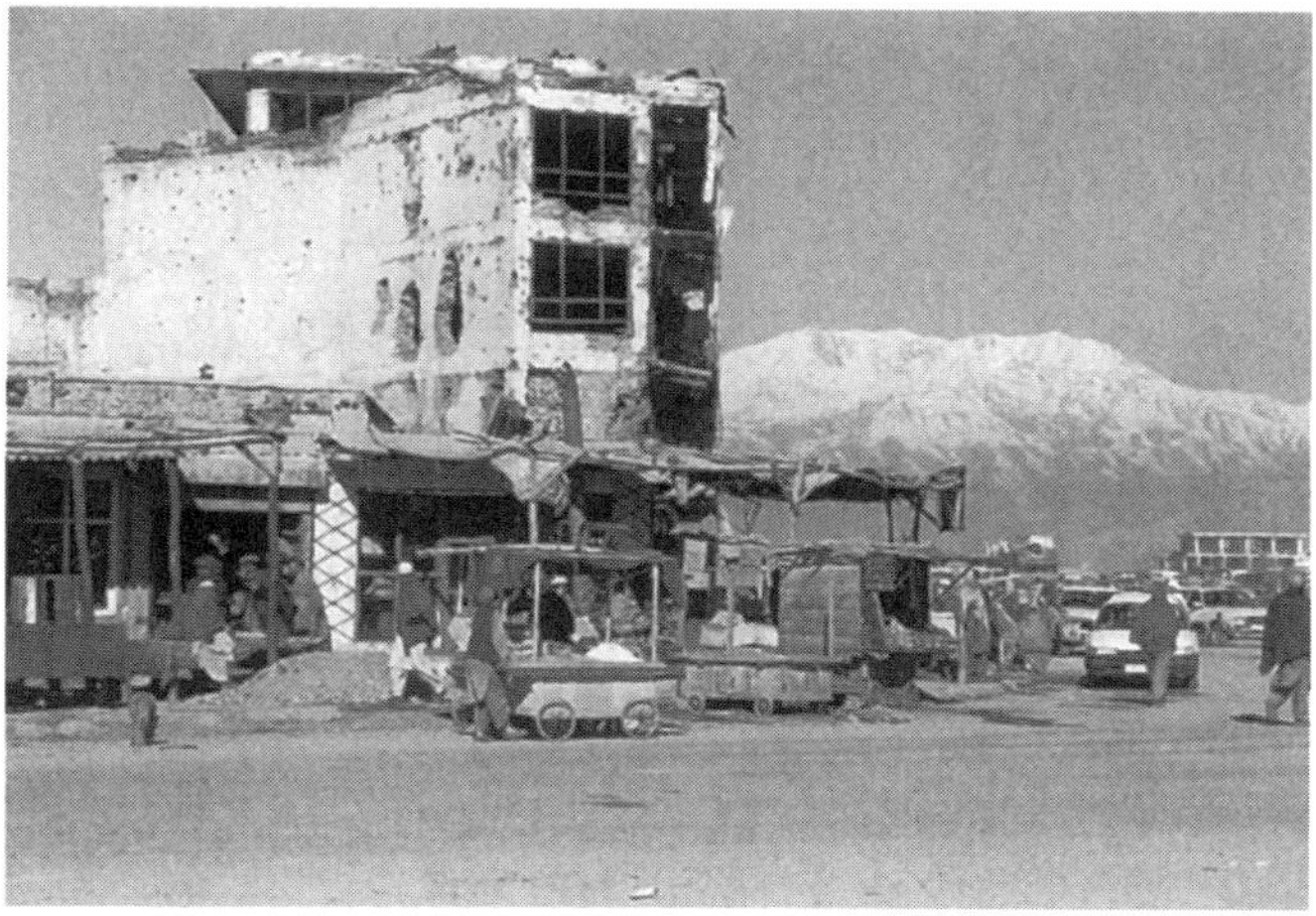

カブール市内のバザール

地区に二チームを配属することにした。

滞在中は快晴が続いたが、カブールは周囲を高山に取り囲まれる盆地で、純白の雪山が市内のどこに居ても美しく、私たちに清々しい安堵感を与えてくれた。昨年より雪が多いのだという。

タリバン政権との交渉

三月一日、カブール政権の厚生大臣と会見。大臣はドイツを訪問して帰国したばかりだった。午前九時に会うことができた。

保健省の建物は修理中で、表玄関にガラスがないので風通しがよい。厚生大臣はムッラー・アッバース、宗教指導者(ムッラー)の一人で、六十前後の年齢、白い美髯をたくわえ、温厚で話のわかる人物だった。日本を近々訪問するのだという。英語はできないので、パシュトー語とペルシャ語で話した。PMSのジア医師が横にいて、私の舌足らずを補ってくれた。私たちの計画を話すと、案の定、先ずは政府としての公式的な立場を伝えた。

「診療所なら主な地区にあって、カブール市内は十分です。それほど困った状態ではありません。むしろ、私たちとしては、もっと貧しい、地方の農村部に力を入れたいのです。」

「同感です。私たちもまた、同様の考えから東部の山岳地帯の診療に力を入れ、東部一帯で水源確保に取り組んできました。難民を診るのではなく、難民を出さぬよう努力する政策に、心から同調いたします。」

「市内ではなく、周辺の郡の……」

ここでジア医師が話をさえぎり、ペシャワール会＝PMSの過去の実績を説明し、我々をそこいらの外国NGOと思っては困る、という旨の発言をした。私が更に付け加えた。

「あなたは、政府の立場から外国団体を扱うように発言しておられる。お立場はよく理解できます。しかし、実情に立って、率直にお話し願いたいのです。この十七年間というもの、私も多くの外国団体が来ては去り、来ては去り、結局は後始末は地元が行わねばならぬ事態を見てきました。ここのところは、私を外国人と思わず、私があくまでアフガン人の一人として話していると考えていただきたい。

人々を自分の故郷につなぎとめるタリバン政権の政策があればこそ、あれだけの大旱魃を切り抜けてこられたのです。だが、無礼な発言をお許し願いたい。カブール市はアフガニスタンの首都であります。国家再建のシンボルであるべきです。日本はご承知の通り、国連一辺倒主義が国策で、多額の国連支援がいかに使われてきたか、おそらく私が申し上げるまでもないと思います。私たちは、国家再建の立場に立って、わがアフガニスタンにとって最も有効な道を探りつつあります。これを支えるのは、日本国民の良心であります。

奇麗ごとで現在の事態が収まるとは思いませんが、この大旱魃を切り抜けるのは、相当な実のある努力が必要です。カブール市民がわずかな病気でペシャワールまで出かけるのは健全とは思われません。」

結局、厚生大臣は快諾した。タリバン政権もまた、国連制裁に抵抗し、徹底抗戦の意図である。大臣は日本を訪れた際、日本では大きいとされる或るNGOを訪問、「国連指定NGO」ということを誇りにしているのに、唖然としたのだという。資金が国連から出れば、独自性はなくなる。お粗末な結果は既に述べた通りである。（国連の事業は現地では完全に冷笑と軽蔑で迎えられたし、ヨーロッパ諸国でも疑問視する節があり、事実、スウェーデン、デンマーク、ドイツ、イタリアなどの政府は、直接のプロジェクトをいくつか持っていて、あの米国でさえタリバンとの対話の余地を残していた。）

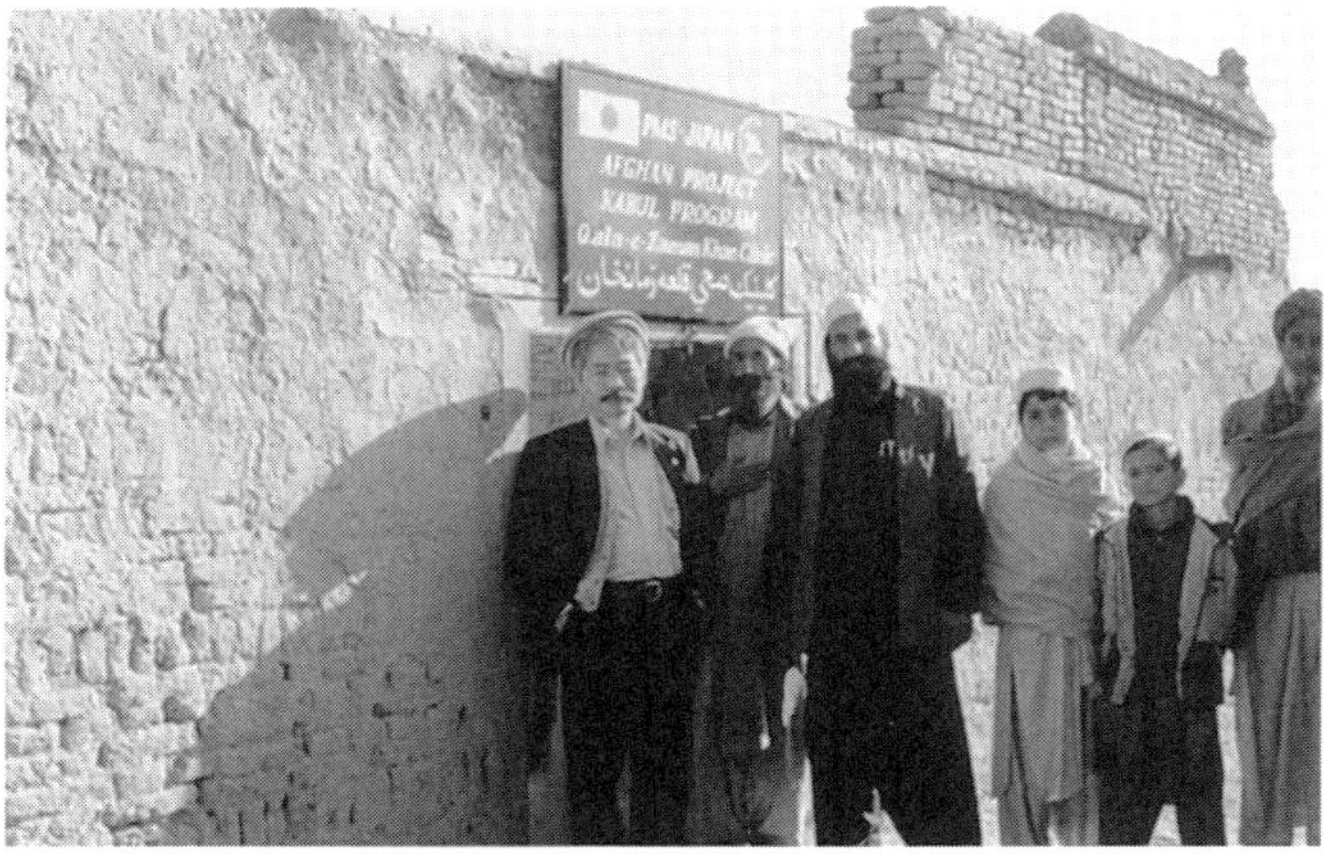

カブールに開設した臨時診療所（左は中村）

とまれ、わがＰＭＳ医療チームは犠牲祭明けの三月十六日、カブールで診療活動を開始することになった。このとき、ハザラ族の国、バーミヤン視察の予定が組まれていたが、ペシャワールのＰＭＳ病院を長期に空けることを心配して、予定を取り下げた。なぜ「バーミヤン」が重要だったかは後で述べよう。

第九章　仏跡破壊問題とカブール診療計画

バーミヤンの仏跡破壊

こうしてアフガン政府の支持を取り付け、ペシャワールに戻った直後、三月四日、思わぬ出来事によって、アフガニスタン情勢が久しぶりに日本のマスコミで大々的に報ぜられていることを知った。ただし、大旱魃《かんばつ》のことではなく、バーミヤンの仏跡のことだった。この仏跡は既にアフガン戦争の頃から破損が取りざたされていたので、今ごろ何故蒸しかえされたのか分からなかったが、まるで国連制裁にあわせるかのようにタイミングがよかったので、少し謀略の疑いを持った。われわれが現地で見聞する限り、これは内戦・旱魃・国連制裁と、一連の出来事と関係が深い。

二月中旬、イランに推されるハザラ族軍民とタリバン政権との間で大規模な戦闘が生じた。ハザラ民族はアフガニスタンの中では、パシュトー民族に次ぐ人口を抱え、その数は二百万とも三百万とも言われている。バーミヤンを中心にハザラジャードと呼ばれるヒンズークッシュ山脈中央部の広大な山岳地帯に広がり、その起源はチンギスハーン時代、モンゴル帝国の残存兵士と云われ、日本人に顔がよく似ている。「ハザラ」とは、ペルシャ語で「千」という数を表し、かつてユーラシアを制覇したモンゴル兵の、さしずめ大隊規模の編成単位だと言われる。アフガン社会では「下層民族」と見なされ、下積みの生活に甘んじてきた。宗教は同じイスラム教徒であっても、他の殆どがスンニ派であるのに対し、イランと同じシーア派である。言葉もイラン訛りのペルシャ語を使う。従って、イランと密接な関係があり、

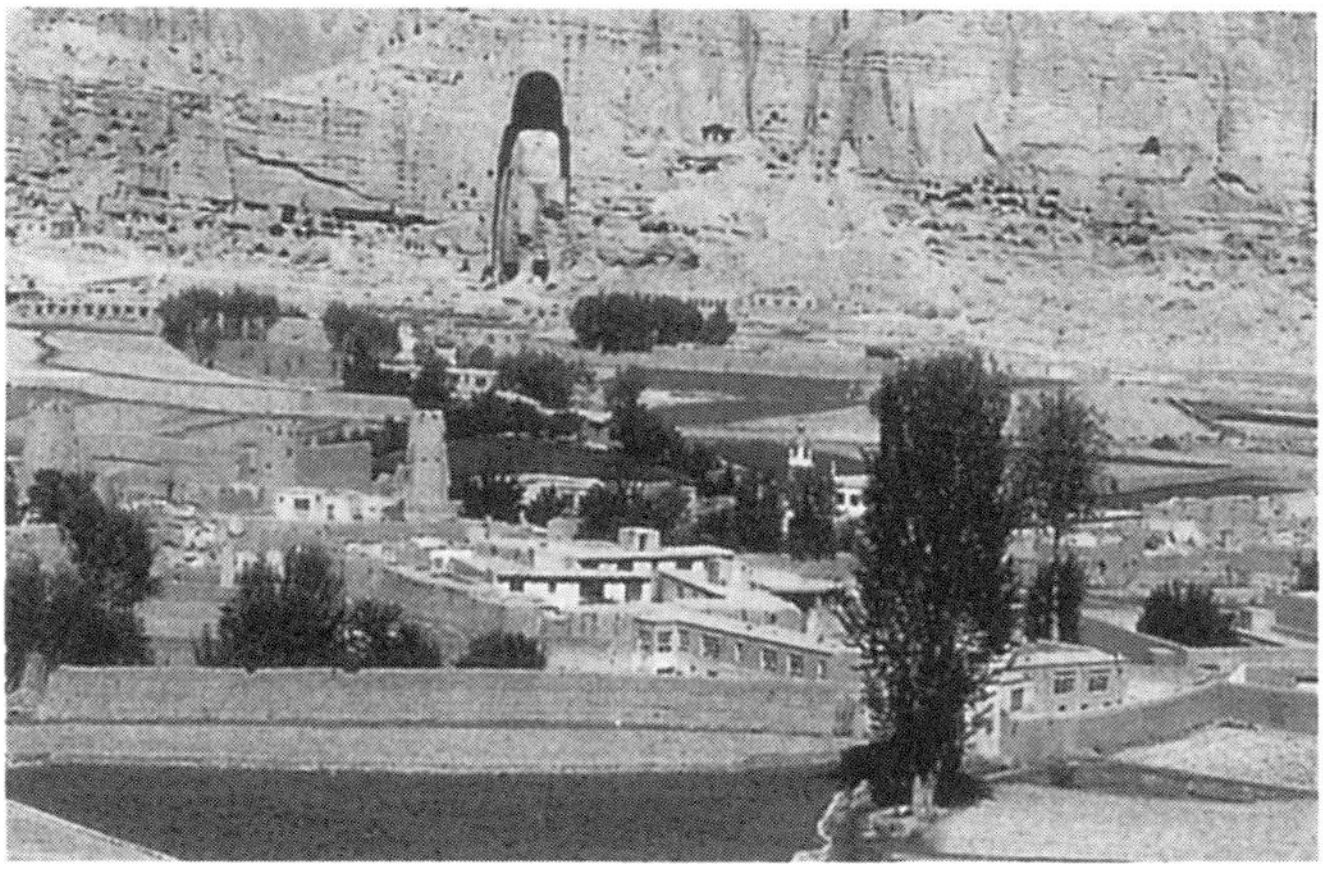

ハザラ族の居住地バーミヤン

内戦中から武器を含む支援を受けてきた。

　アフガン戦争中は、多数派のパシュトー人に劣らず勇敢に旧ソ連軍と戦い、アフガン社会の中である程度の地歩を固めた。先鋭な分子は「パシュトー人支配」からの独立を唱え、ためにパンジシェールのマスード軍閥と呼応してタリバン政権と対立していた。（実は九二年以来、マスード軍閥、パシュトー系軍閥、ウズベク軍閥、ハザラ族軍民は三つ巴、四つ巴の血で血を洗う抗争を演じてきたが、タリバン政権出現後一転、仇敵と共闘していた。）「仏跡破壊計画」は、二月の大きな戦闘の直後であり、タリバン政権側の気が立っていたということもあるらしい。また、アフガニスタンでは「天災は神の怒り」という伝統的な信仰がある。東洋的な思想は統べてそうであり、「人間の徳が廃れると神が怒る」とは、日本や中国でも見られた。「生死は神が決める」という考えと同様である。おそらく偶像破壊による精神的昂揚をはかり、未曾有の旱魃に対しようとする「お祓《はら》い」に似た宗教的意味をも帯びていた。

しかし、仏跡破壊にふみきった直接の動機は、国連制裁に対する対決の意思表示であったと思われる。制裁発動直前まで、タリバン政権の主流は、まだ国際的認知を求めて国連機関の存在を許していた。それが制裁発動によって一転、堪忍袋の緒が切れたというのが、多分真相だろう。逆の立場にたって考えると分かりやすい。それまでの欧米諸国の支援は真面目に行われず、「国際社会のいじめ」にあっていたと言って過言でない。国民の五パーセントに相当する百万人が餓死寸前に追い詰められているときに、遺跡破壊で大騒ぎされれば、それが何だと逆に硬化するだろう。もちろん日本人として仏様の像を壊されるのは面白くない。だが、それまで国際救援の実態を見てきたわがペシャワール会＝ＰＭＳには、生身の人々よりも死んだ遺跡に執着する方が異様に思えたのである。

自ら浄土真宗の僧職を継ぐべき身である蓮岡は、バーミヤン石仏に強い憧憬を抱いていたが、仏跡破壊批判の世論を知り、「釈迦が生きておれば何と述べるか、見ものである。頽廃した仏教の改革もせず、衆生救済の大乗の教えを忘れ、石の彫像に執着するのは仏教精神ではない」と喝破した。これが恐らく、最もまっとうな意見である。しかし、こうも付け加えた。「でも、もし私がソルフロッド郡で水源確保の事業に取り組んでいなければ、人々の苦難の実情を知らず、タリバン政権非難の合唱に加わっていたかも知れません。」

イスラム教徒の不安

一方、現地は現地で、殆どのイスラム教徒は仏跡の破壊に批判的だったといえる。PMS病院のイクラム事務長(元少佐)は、退役前にタリバン育成に協力したパキスタン軍部や統合軍情報部(ISI)とに関わりがあったにもかかわらず、明快に述べた。現地の良識を代表する意見であろう。

「タリバンはやりすぎです。イスラムとはそんな狭い教義ではありません。あのイランでさえ反米を呼号しても、味方まで敵にする馬鹿なマネはしませんでした。われわれイスラム教徒がモスクを尊ぶのと同様、他人が尊ぶ信仰をも尊重するのがイスラムの本当の教えなのです。」

これは九九パーセントの「普通のアフガン人、普通のイスラム教徒」の考えでもあった。もともとアフガニスタンのような複雑な民族構成を束ねるものがイスラム教である。おそらく、アフガニスタンは、他のどのイスラム諸国よりも厳格に宗教戒律が守られ、人々は保守的かつ純朴な信仰心を抱いていた。だが逆説的に、他宗教に対して最も寛容な信仰であった。「反英米」が共通した感情であっても、シーク教徒やヒンズー教徒、ユダヤ教徒、キリスト教徒もいて、活発な経済活動に従事していた。もちろん、イスラム教内部で、シーア派だのスンニ派だのと、こだわることはなかった。事実、一九八六年、アフガン戦争中に大挙してアラブ系の「義勇軍」が入ってきたとき、彼らがアラブ式ワッハーブ派の礼拝様式を、クナール州などの地域で押し付けたことが致命的に評判を落とす結果となった。それまで、狭量な宗教的強制はなかったのである。タリバン政権のシーア派排斥は大国イランを敵に回し、盟邦インドは仏跡破壊に対して怒り、インド各地でコーランを焼く挑発的な事件が続発、イスラム教徒を刺激した。何よりもタリバンを育成したパキスタンが、国家分裂の危機にさらされる可能性が出てきたのである。

それでも、殆どの民衆は何が何やら分からずに、肩を落として呟きながら、身を守るのに精一杯だったのが現実である。「この旱魃で食うや食わずの時期に……。他にすることがないのか」。これが人々の本音であろう。私たちも同様だった。わざわざ手間をかけて壊す者も、それを煽って政治宣伝に使う者も、その宣伝に乗る国際的な動きも、何の変りも

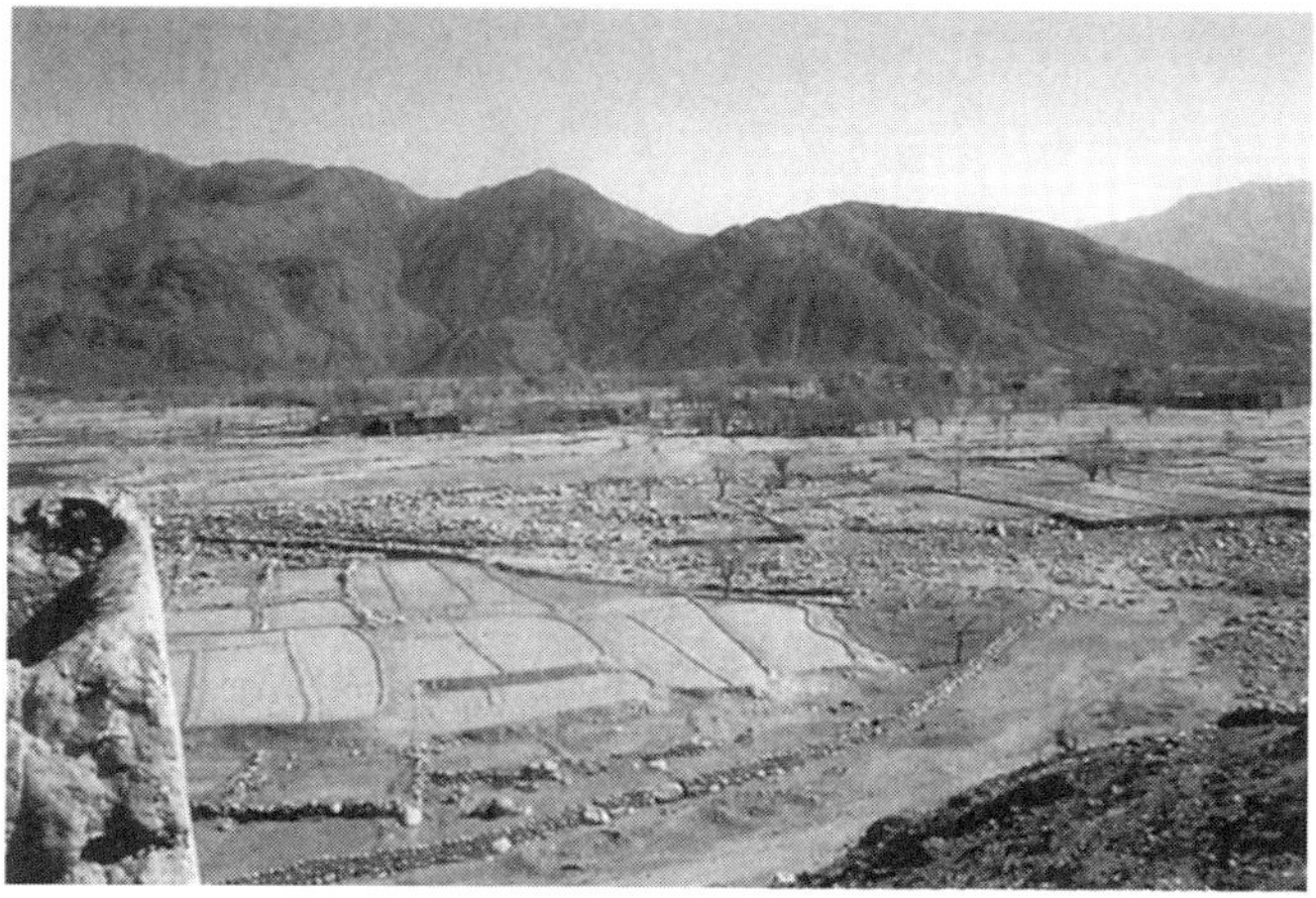

旱魃の村（ダラエ・ヌール）

ないのだ。しわ寄せが全て、物言わぬ農民と貧民たちにかかってきたからである。しかし、タリバンの仏跡破壊に強いて反対する者が少なかったのも事実で、「偶像破壊」による天災の緩和をどこかで皆望んでいた節がある。これは自然観、死生観の相違によるものであることは先に述べた。さらに、現地のガンダーラ仏がとんでもない高額で取引されており、暴利を貪る者が後を絶たず、「仏跡」が腐敗に貢献したのは事実である。当然、「綱紀粛正の一環として、宗教を冒瀆する許しがたい商売を除去する」という主張が抵抗なく受け入れられた。

国連制裁と申し合わせたように出現した「仏跡問題」で誰が喜んだか、ある程度推測できる。バーミヤン仏の損壊は、既に十数年前から進んでいた。それが「今何故に」という素朴な疑問がある。タリバンの尖鋭分子の一部は「イスラム世界革命輸出の中心」であることを気取っており、国外の既成秩序の混乱を望んでいる。片や米国にとって、国際的非難の矛先がタリバンに集中するのは時宜に適っている。しかし、両者とも、これほどの世界的な反応をおそらく予測してはいなかったであろう。恐るべきは、「国際戦略」という名の妖怪である。一国が消滅しようが、数百万・数千万の人々が死のうが、一向に頓着しないのである。

バーミヤン進出

この寝耳に水のヒステリックな仏跡問題で、「この大事なときに！」と、誰にもまして深刻に事態を受け止めたのは、他ならぬ私であった。タリバン制裁を発動した米国＝国際社会には絶妙のタイミングだが、われわれには最悪のタイミングであった。旱魃対策が無視されただけでなく、ＰＭＳは別の立場から、「バーミヤン」に強い関心を抱いていた。もともとＰＭＳの出発点はハンセン病診療にあった。一九九六年以来、相当な無理をしてペシャワールにＰＭＳ病院を立ち上げたいきさつには、壊滅寸前であったハンセン病診療の場を確保するという大きな意図があった。そして、アフガニスタン内で最もハンセン病の多発するのがハザラ族であり、その故地・バーミヤンであった。その患者数は数万と推測されている。カブールのハザラ族居住区で臨時診療が成功すれば、自動的にハンセン病患者診療にも道を開くことになる。それに加えて、「今回の旱魃対策がペシャワール会最後のアフガン内活動になる可能性がある」という認識があったので、何らかの決着をつけておくべきだと確信されたのである。

こうして、戦乱と日本側の財政難で近づけなかった最大の標的地、十数年待ったバーミヤンは目前に迫った。カブールに臨時診療が実施されると、バーミヤンに物理的にも接近する。しかもタリバン政権はわれわれＰＭＳの「地方重視策」に好意的である。この千載一遇《せんざいいちぐう》の好機を逃さぬ手はない。連続して調査活動が計画されていた。その矢先の、「仏跡問題」だったのである。騒ぎが広がれば活動に影響が出よう。我々には迷惑千万であった。

一応、カブール診療隊を派遣すると同時にバーミヤンの実情を視察、可能なら予算内で小規模な水源確保計画を実施し、徐々に情報を集めることに決定した。

日本側の不安

一方、日本・ペシャワール会側は次々と拡大してゆくPMSの活動に、不安を抱いていた。PMS自前の病院建設に七千万円の募金を集めて青息吐息、昨年春にやっとの努力で念願のパキスタン・アフガニスタンの両プロジェクト統合を果たし、財政好転の兆しを見たばかりである。今また、カブールに診療チームを送り込み、非常時とはいえ、傘下の診療所は五ヵ所から一挙に十ヵ所に倍増、ペシャワール会＝PMSとしては、過去最大規模の活動に発展している。これまでの経緯から、中村医師は事あるごとに事業拡張を図って、経常費を膨らませてきた。「またして」と思えたのである。

三月五日、ペシャワール会事務局から藤野がPMS病院の会計事務の手伝いにきた。前後して事務局の広報担当・福元と電話で話す機会があり、日本側の不安を知った。日本側の危惧したのは次の点に要約できる。

一、財政的に大きな負担になり、泥沼に陥りはしないか。
二、安全性はどうなのか。
三、仏跡破壊の問題で、日本の対タリバン感情は芳しくない。今タリバン政権に接近するのは、得策ではないのではないか。

もっともな話で、ペシャワールと日本、六〇〇〇キロメートルの距離は、そのまま実情の理解を阻んでいた。こちらの報告の仕方にも問題があり、勢いの余り、「進出」だとか「拡大」だとかという表現がやたらに多く、不安をかきたてたことは否めない。確かに「この機に乗じて」という思いが自分の中にあった。だが「バーミヤン」を無視すると、自分の中で何かエネルギーの塊のようなものが崩れ去る。まるで大きなダムが崩壊するかのような、破局の予感を抱いたのも事実である。この際、議論は無用である。全責任をとることを覚悟で、「計画に変更なし」と皆に伝えた。

カブールへ

イーデ・クルバーン（犠牲祭）明けの三月九日、祝日で帰郷していた一五〇名の全職員がペシャワールに戻った。ＰＭＳ病院はカブール派遣チームの出発を三月十四日と定め、これまでで最大規模のフィールドワークの準備に取り掛かった。何しろ五つの診療所を同時に開こうという訳である。かなり大量の物資と人員を投入せねばならない。藤田看護長以下、医療スタッフはもちろん、イクラム事務長を先頭に、病院総出で買出しや機材整理に追いまくられ、夜遅くまで働いた。副院長のジア医師と私が指揮を執ることになり、ジア医師が祝日の休みもそこそこに、三月九日にカブール入りをして宿泊施設や診療所の下準備をし、私が五日後の十四日に、本隊二四名を率いて直ちに活動を開始する予定であった。

時あたかも、例の「バーミヤン仏跡問題」で世界中がタリバン政権を非難する中であった。日本から送られてくる旱魃情報は、仏跡問題で影が薄れていた。日本では多額の募金が募られ、国会議員を使節にして送った。（その提言は受け入れられず、使途は公けにされなかった。なおその国会議員は、「ペシャワール会にも贈った」とあるジャーナリストに語ったらしいが、事実ではない。逆に、このような手垢のついた資金を受け取らぬのが我々の方針である。）イスラマバードの日本大使館は、壊れた仏像を復元すると発表した。タリバン側は却って硬化し、三月十日に爆破を敢行したと伝え、ますます孤立化を深めていた。「凶暴なわからずやタリバン」という認識が恐怖感をあおり、各国のＮＧＯや国連組織の外国人は、続々とカブールを退避していた。出発前日の十三日に、ペシャワール会事務局の福元からメッセージが寄せられた。

「今回のタリバーンの『偶像破壊』は、日本では予想以上のボディ・ブローになるかもしれません。会員の中にも微妙な波紋を呼びそうな気がします。

日本人にとって、ガンダーラ・バーミヤン・中国・朝鮮の仏陀ロードというのは強固なイメージを作っていますので、如何にタリバーンが『宗教行為』と抗弁しても、その理不尽には聞く耳はなかろうと思います。

現状では、ペシャワール会が、日本（世界）の論調に弓を引くのは上策ではないような気がします。……むしろ、古き日本人の受けた心的ダメージにこそ心を用いるべきかと思います。タリバーンが孤立すれば、アフガンの民衆はますます窮地に陥ると思われますので、今こそ慎重かつ確実にアフガンの民の為に動く時かと存じます。

今回の『偶像破壊』で、事務局のアフガンプロジェクトへの支持が揺らぐことはありませんので、『蛇のように聡き』御活躍を期待します。

くれぐれも、御自愛を。」

また卒直な意見もあって、「諸君の活動は小気味よい。全世界を向こうにまわしても、正しいことなら、真直ぐに、やるだけやって下さい」と励ます者たちもいた。


かくて三月十四日、午前九時、ＰＭＳ病院は異例のベルを鳴らし、薬品を満載した五台の車両に分乗、二四名のチームを全職員が見送った。

私自身は病院の用事を済ませ、二時間遅れて出発、昼過ぎにカイバル峠の国境、トルハムで落ち合うことにしていたが、トラックの長蛇の列が延々と続き、なかなか通れない。何事かと聞けば、昨夜、アフガン側から発砲があり、国境が閉鎖されていたのだという。紛争は前日夕刻、パキスタン側警備兵が、逃げてくるアフガン人の老人を乱暴に扱い、いじめに怒ったタリバン兵士が威嚇発砲、これにパキスタン側が応戦、国境が一時閉鎖されて険悪なムードになった。死傷者がでたという噂が流れ、午前十時にペシャワールからアフガン領事が急行、私が到着する少し前に開門されたという。

入国手続きを済ませてアフガン側に入ると、いつも私に茶を勧める役人たちに元気がない。昨夜から飲まず食わずだという。通過した外国人の名簿を見ると、スイス人二名、フランス人二名、イタリア人一名が記されてあった。何れもアフガンからパキスタン側へ出たもので、アフガン側に入ったものは我々だけであった。国境の水供給はパキスタン側に頼っていたが、これが報復で停止されたらしい。アフガニスタン側のバザール、とくに茶店、食堂は営業できず、先発のスタッフは昼食ぬきで、既にジャララバードに向かった後であった。

アフガン側の事務所の裏手にある井戸は、昨年八月頃見た時には既に涸れていた。役人たちに井戸掘りをせがまれていたので、蓮岡を連れて一応涸れた井戸を確認し、ＰＭＳが水源を確保することを約して別れた。

その晩はジャララバードの水計画オフィスに一行を宿泊させ、翌朝早くカブールに発たせることにした。ジャララバードでは、留守を守っていた目黒、辰本の二人が、私たちの到着を待っていた。ロダト郡へは既に準備を完了、一七ヵ所で作業が始められたとのことだった。ダラエ・ヌールに留まっていた目黒の報告によると、新しく着手した村のモスクの水は大成功で、四メートル水平に掘り進むだけで、かなりの量が湧き出してきた。下手のバザール、モスクなどの公共の井戸にも着手したとのことで、着実に仕事が進展しているらしい。さらに嬉しいことには、ペシャワール出発の二日前、三月十二日の雨で、小川の水が増え、下手の村で、多くの枯れかけていた麦畑が復活したという。

「人類の文化遺産」

ジャララバードからカブールへ発つ直前、水計画のプロジェクトに携わるスタッフから、以下の文面が届けられた。

「仏跡破壊は遺憾です。職員一同、全イスラム教徒に代わって謝罪します。他人の信心を冒瀆《ぼうとく》するのは我々の意図ではありません。日本がアフガン人を誤解せぬよう切に望みます」

と記してあった。

午前八時、ＰＭＳ水計画事務所の全員を整列させ、カブール診療チームを見送らせたが、以下の訓辞を持ってその厚意に応えた。

「今世界中で仏跡破壊の議論が盛んであるが、我々は非難の合唱に加わらない。私たちの信仰は大切だが、アフガニスタンの国情を尊重する。暴に対して暴を以て報いるのは、我々のやり方ではない。餓死者百万と言われるこの状態の中で、今石仏の議論をする暇はないと思う。平和が日本の国是である。少なくともペシャワール会＝ＰＭＳは、建設的な人道的支援を、忍耐を以て継続する。そして、長い間には日本国民の誤解も解ける日がくるであろう。

我々はアフガニスタンを見捨てない。人類の文化とは何か。文明とは何であるか。考える機会を与えてくれた神に感謝する。真の人類共通の文化遺産は、平和と相互扶助の精神である。それは我々の心の中に築かれるべきものである。」

職員は日本への親しみと尊敬をこめてわれわれを見送った。ジャララバード郊外でタリバンの兵士が行き先を訊ねたので、「カブールだ」と答えると、目を丸くして、「続々と外国人が逃げてくる最中で……」と絶句し、感激に堪えないという様子だった。

テントなき巨大な難民キャンプ

ジャララバードからカブールまでの悪路をゆられること六時間半、カブールに到着したのは午後二時半であった。先発のジア医師が

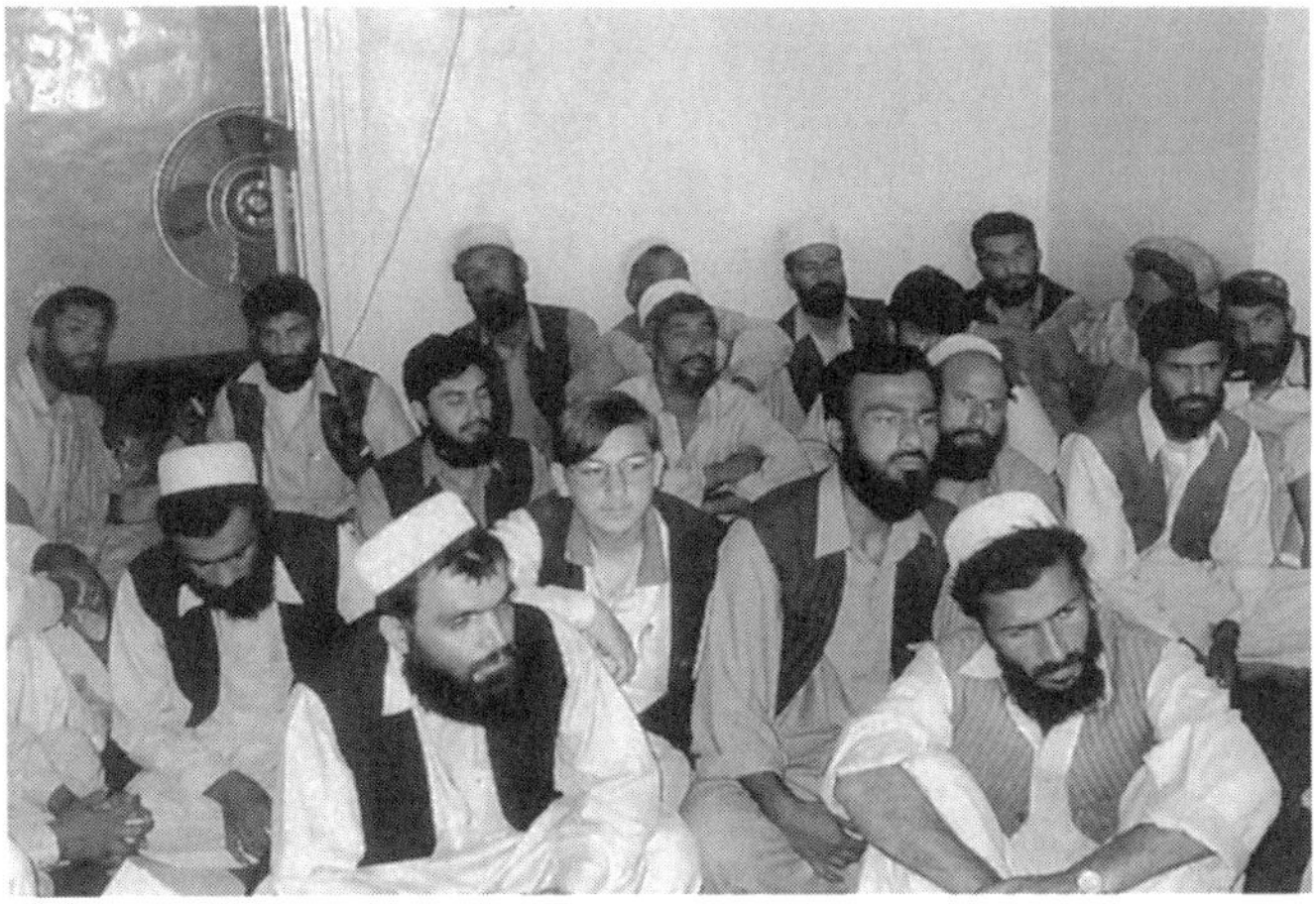

WSP（水計画）のアフガン人スタッフ

首を長くして待っていた。ＰＭＳカブール事務所は官庁街の近くの安全地帯に置いた。診療所の候補地は既に選定されていたが、地元の長老会とジア医師が協議して協力を取り付けていて、直ちに準備が始められた。場所はカブール西部のダステ・バルチーに二ヵ所、東部のカラエ・ザマーンに一ヵ所を定めていた。何れもハザラ族が多く、特にダステ・バルチー地区は、「隔離されたコロニー」と言ってよく、明らかに北部バーミヤンから逃れてきた人々がひしめき合っていた。これらハザラ族の場末は広大で、「先生、これは泥沼です」と、同行してきた蓮岡がため息をついた。かつて一五年前、私がパキスタンの国境地帯でひしめく数十万の難民の居住地を初めて見た時を思い出し、無力感に打たれた。この地域だけで三十万人という。

それに、これはカブール全市のほんの一角に過ぎなかった。全市が巨大な難民キャンプだと言ってよかった。カブールは標高一五〇〇メートル、高山に囲まれた高地の盆地で、夜は冷える。砲弾で穴だらけの廃墟が市街の至る所にあり、九年前のカブール陥落以来、荒れるに任せたままである。人々に聞けば、「家を直せないことはないが、また壊されては無駄だから」とのことだった。もっともな話で、こんなに市街戦が繰り返されると、やる気も起きまい。かつての目抜き通りの交差点では、制服らしきものを着た警官が、団扇《うちわ》のような丸い「信号板」を手で上げたり下ろしたり、退屈そうに交通整理をしていた。

カブールを支配するタリバン政権は、パシュトー人で固められているから、バーミヤンで敵対しているハザラ族居住地はまるで無視されていた。確かに「下層民族」という蔑視があったのは事実だ。それにも拘わらず人々は、タリバン以前の無政府状態で、タジク人やウズベク人の軍閥から受けた暴行よりははるかにマシだと思っていたし、タリバン側もイスラム平等主義を掲げる以上、戦闘地での慣習的な報復行為以外は、概ね組織的な迫害はなかったといってよい。

私たちも特にハザラ族だけを対象にした訳ではなく、貧困な地域を選ぶと自ずと彼らが主な対象となったというだけである。それでも、一応特定の民族を対象とするのは具合が悪いので、タリバン政府の建言を入れて、政府公営の市内の診療所（母子保健センター）二ヵ所を支えることにした。これには、政府が首都の小さな診療所さえ支える余力がなく、「ともかく好きに

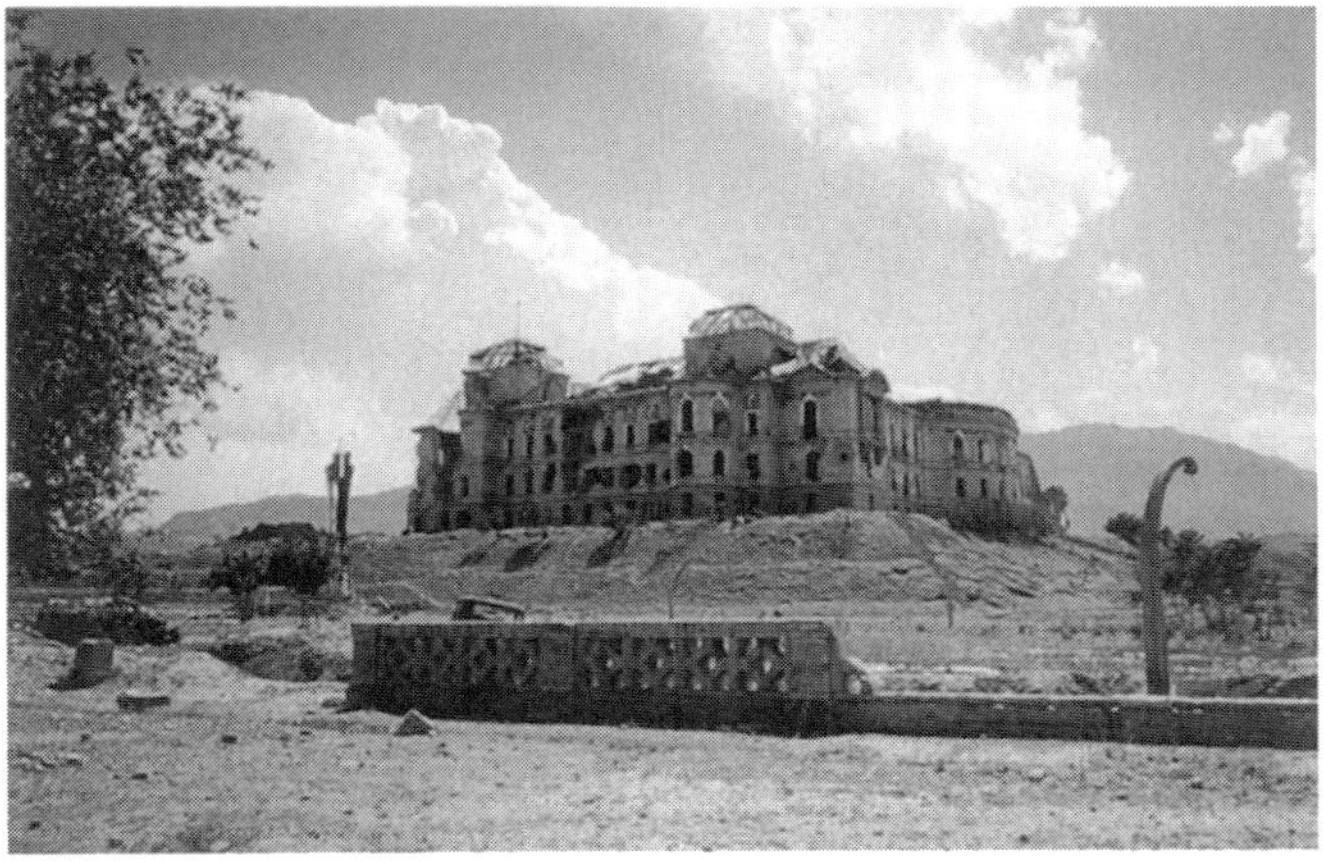

かつて王国だったアフガンの宮殿（カブール）

回して下さい」と嘆願してきたこともあったが、宗教的規制で女性を診るのが何かと不便なところで、政府の母子保健センターだけは堂々と診療が許されていたからであった。スタッフまるがかえだが、医師の月給が二〇ドル、看護士が一五ドルなど、総計一三名の人員の給与が月に何と一八四ドルと格安、これに多少の薬品をつぎ込めばよいから、テストケースとして暫らく回しても、特別負担にはならぬと考えられた。

ジア医師以下二十数名は連日、政府との交渉、買出し、看板作り、机や椅子など診察室や検査室の整備に奔走した。その結果、三月二十日までには二つの診療所で仕事を始め、他の診療所でも数日以内に「開所」の見通しとなった。

さて、少し腰を落ち着けて町なみを眺めると、初めに受けた墓場のような陰惨な印象が和らいできて、タリバン政権筋とも打ち解けて話ができるようになってきた。バザールを歩けば、食品が驚くほど安い。薬品は質のよいイラン製のものが出回っている。ものにもよるが、パキスタンで購入するブランド薬品（大半が日欧米の会社）に比べ、約半額以下だ。中国製のものはペシャワールでも評価が高かったが、カブールではイラン製に圧倒されているようである。最近は特に手抜きがないのだと聞いた。

町全体を見ると、明らかにタリバンの規制は緩められている。シンデレラ姫に出てくるようなドレスがショーウィンドウに掛けてあったのには驚いた。シーク教徒の商人がインドの怪しげな民間薬を売っている。ブルカを着た女性たちがファッション豊かな靴屋に出入りしている。中にはタリバン兵士も混じって、ささやかなおしゃれ用品の買い物を楽しんでいる。日本製の商品、象印か孔雀印の魔法瓶が欠かせぬ日用品としてふんだんに出回っていた。ただ、庶民の手が届かぬ高級品のある街角は限られていて、大半は路上にものを並べて商いする小売の人々だ。野菜・果物、ナッツ類などはペシャワールの約三分の一から半額、現地通貨のアフガニは超インフレで、分厚い札束がやり取りされている。一パキスタン・ルピー（＝二円）が約一〇〇〇アフガニ以下で、一〇アフガニ札なら一〇〇枚持ち歩かねばならない。わずかな物を買うのにとんでもない札束を抱えてゆかねばならぬから、至る所に両替屋がある。そこで人々はルピーを持ち歩いて、有利と見ればアフ

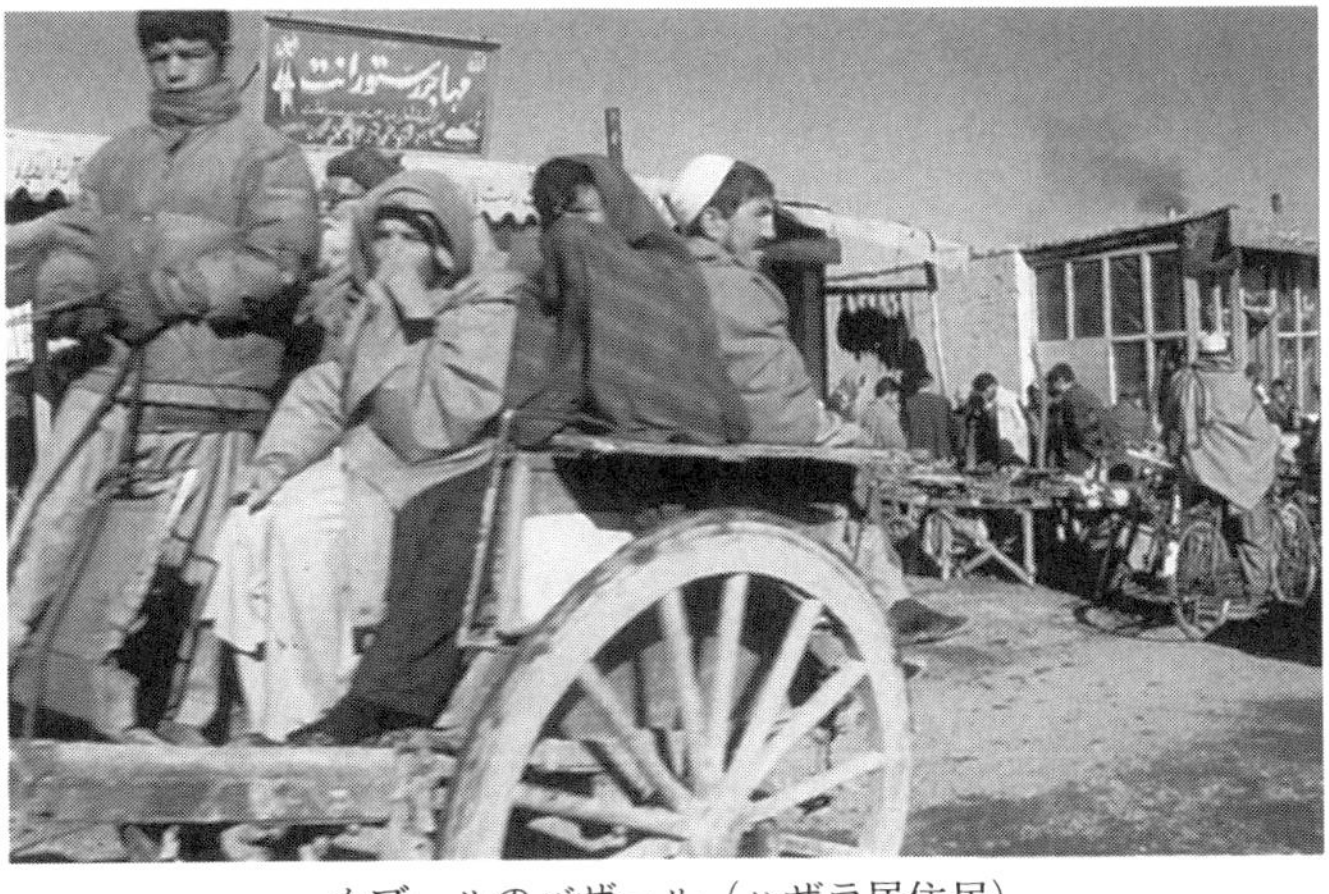

カブールのバザール（ハザラ居住民）

ガニに替えて買い物をする。しかし、アフガニ札は旧ソ連諸国で印刷されてくるので、通貨の価値よりも明らかに印刷費、運送費の方が高くつくはずだ。それに変動が激しいので、パキスタン・ルピーが普通に通用するようになっている。

バザールはペシャワールやジャララバードほどには活気がないが、官庁街の、整然としているが寒々した侘びしさと好対照を成して、何やら人々のたくましさが感ぜられ、安堵させるものがある。物足りないのは、娯楽施設がないことだ。八年前に来た時は、まだ楽士や踊り子の姿があったが、映画やテレビはもちろん、ラジオまで一時禁止されていたので、何だか潤いがない。同じタリバンでも、東部のジャララバードは随分開けている感じがした。

バーミヤンにて

三月十八日、到着以来、無聊《ぶりょう》をかこっていた蓮岡が喜ぶ日が来た。やっと許可証が出て、バーミヤンへ向けて発つことになったのである。彼にとっては、憧れのバーミヤン仏を拝める「歴史的な日」であった。まるでイスラム教徒が聖地巡礼に赴く心境だったのだろう。一方、私の胸を踊らす動機は少し異なっていた。年来の標的地であったハンセン病の最大の中心地へ向けて、第一歩を記す記念すべき日であった。十一時半にカブールを発ち、午後九時半バーミヤンから十数分手前の宿に着いて、翌朝夜明けと共に調査活動を始めることにした。

この旅は大半が雪の丘陵を越える道であった。まる六時間、延々と限りなく続く雪山を越える。時々スリップで路肩から転落したトラックを横目にしながら、零下の寒風にさらされる。途中から日没となったが、雪明りで白い峰が薄紫色に輝き、幻想的な光景であった。中途で凍結して通れず、間道を行き、ほうほうの態で到着したが、憧れの地にやはり思いが馳せる。夜は宿場に雑魚寝した。

タリバン兵士に連行

翌三月十九日午前五時、「起きろ、礼拝の時間だ！」と命令口調の男たちが叫んで、たたき起こされる。バーミヤンまで行って、前線の隊長に許可をもらう手筈になっていた。だが、中途で蓮岡が、「先生、あれです！あれが小さい方の仏像で……」と興奮して叫ぶ。私もつられて、車内から思わず破壊された仏跡にシャッターを切った。小さい三五

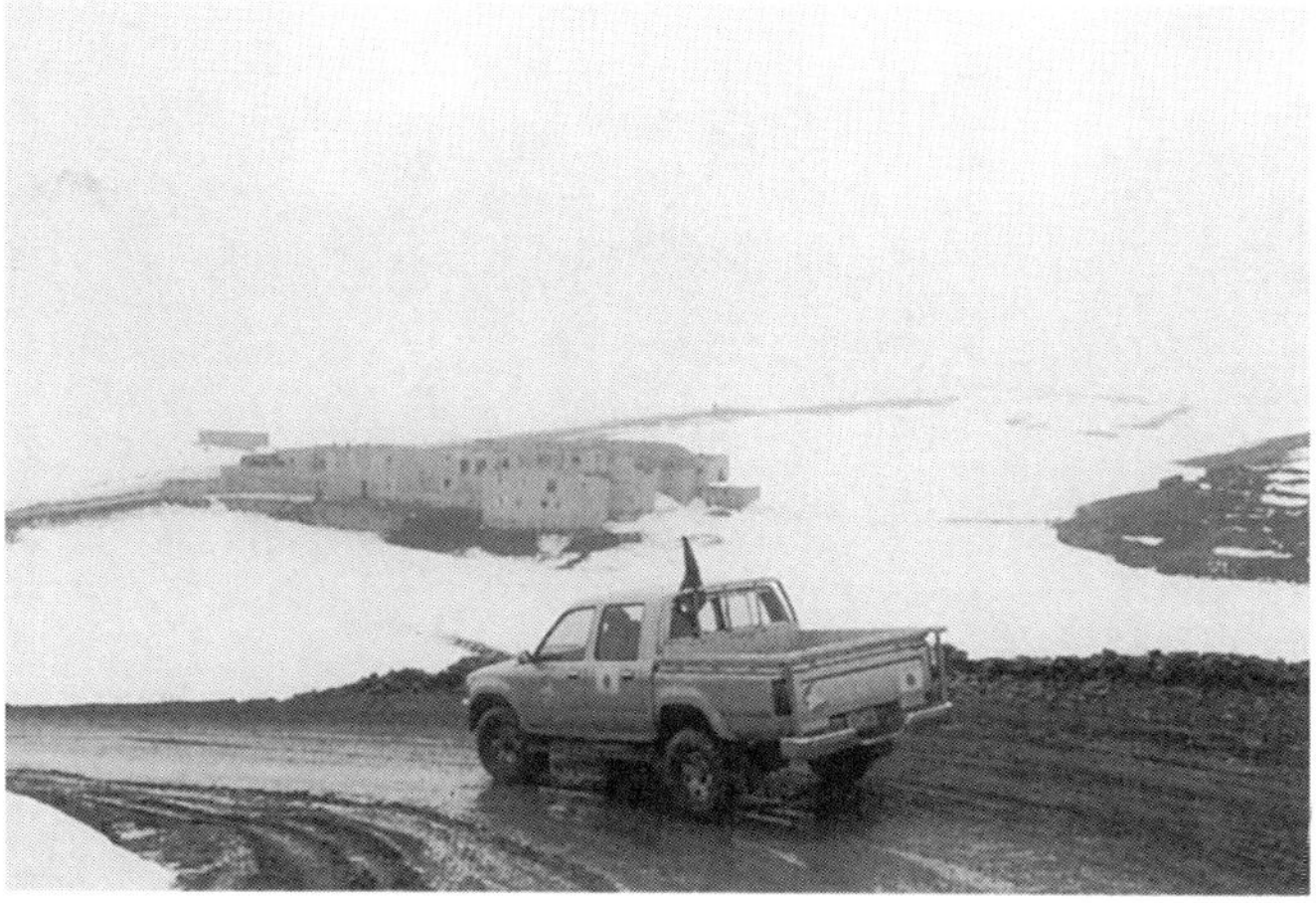

雪の中バーミヤンへ向う

メートルほどのものは、完全に消滅していた。五〇メートル以上ある大きな方は、残っているのは右半身だけだった。すると、たちまちタリバンの見張りが軍用車で追いかけてきて、カメラをもぎ取られ、取調べで兵営に連行された。聞けば、昨日も小規模な戦闘があり数名の兵士が死亡し、軍民を除いて殆どが退避しているとのこと。われわれも、大変なときに来たもんだと、軽率さを反省した。

駐屯軍の隊長らしい人物は、弱冠二十五歳前後、精悍な表情が最近の戦いの厳しさを物語っていた。ジア医師が、「らい診療所の調査」という名目で許可証を貰っていたので、戦々恐々、影響がカブール診療に及ぶことを心配していた。蓮岡は、容貌がハザラ族に似ていたので、念入りに取調べを受け、憤慨していた。気が高ぶっていたのか、「仏教徒として彼らの情に訴えるため、仏像の前で経を上げる」と提案したが、下っ端の取調べ兵士にそんな高尚な話は通じない。それに、生殺与奪の権をにぎる前線の指揮者は、気が立っている。われわれを全員葬り去ることも、その気になれば容易だ。私は蓮岡の提案に大いに驚き、制止した。この連中にそんなことをすると、却って事がややこしくなる。ともかく、「医療調査で撮影が必要なのだ」で通した。

指揮者と思しき者が、最近中国の協力でカブールに設置された携帯用の電話通信で、私たちの処置について指示を仰いでいた。窓の外で「中国人二名とアフガン人四名が……」と聞こえたので、大声で「違う、違う、日本人だ！」とジア医師が叫んだ。これが効き目があったらしく、突然彼の態度が変わった。アフガン人は一般に日本に対して並々ならぬ親近感を抱いている。「日本とアフガニスタンの独立が同じ年だ」と信じている者が少なくない。タリバン兵士とて例外ではない。この隊長は、若いが規律正しく、責任感の強い人物だった。おまけに、ニングラハル州・ソルフロッド郡出身者だったので、ジア医師以下、同地出身の職員とすぐに打ち解け、ペシャワール会＝ＰＭＳの事業などを説明した。この時ばかりは、「日本人」であったことに感謝した。これまでも似たような場面があり、自分が単に日本人であることによって切り抜けたことが稀ならずあった。ご先祖様の功徳に預かっていたわけである。

結局、釈放が決まったようだ。隊長が謝罪して円満な解決となった。

「無礼をお許し下さい。私も任務でやむを得ず拘留したのです」と丁寧に詫びた。

「いやいや、この緊急事態を知らずに、のこのこ出てきたこちらもお詫びしたい。昨今、賄賂《わいろ》が横行する中、貴君の責任ある態度に敬意を表します。私たちは貴官の故郷、ソルフロッド郡で水の事業を進めているので、また遭う事もあるでしょう」と答えた。

ただし、カメラの中のフィルムだけは抜き取られた。蓮岡はパスポートから小さな紙片に至るまで、ポケットの中のものを全て没収されていたが、一つ一つ確認しながら皆返却された。日本では当然だが、こんなことは当地では珍しい。例の隊長が述べた。

「これも指示でありますから、お気を悪くなさらないでください。昨日、米国人四名が夕

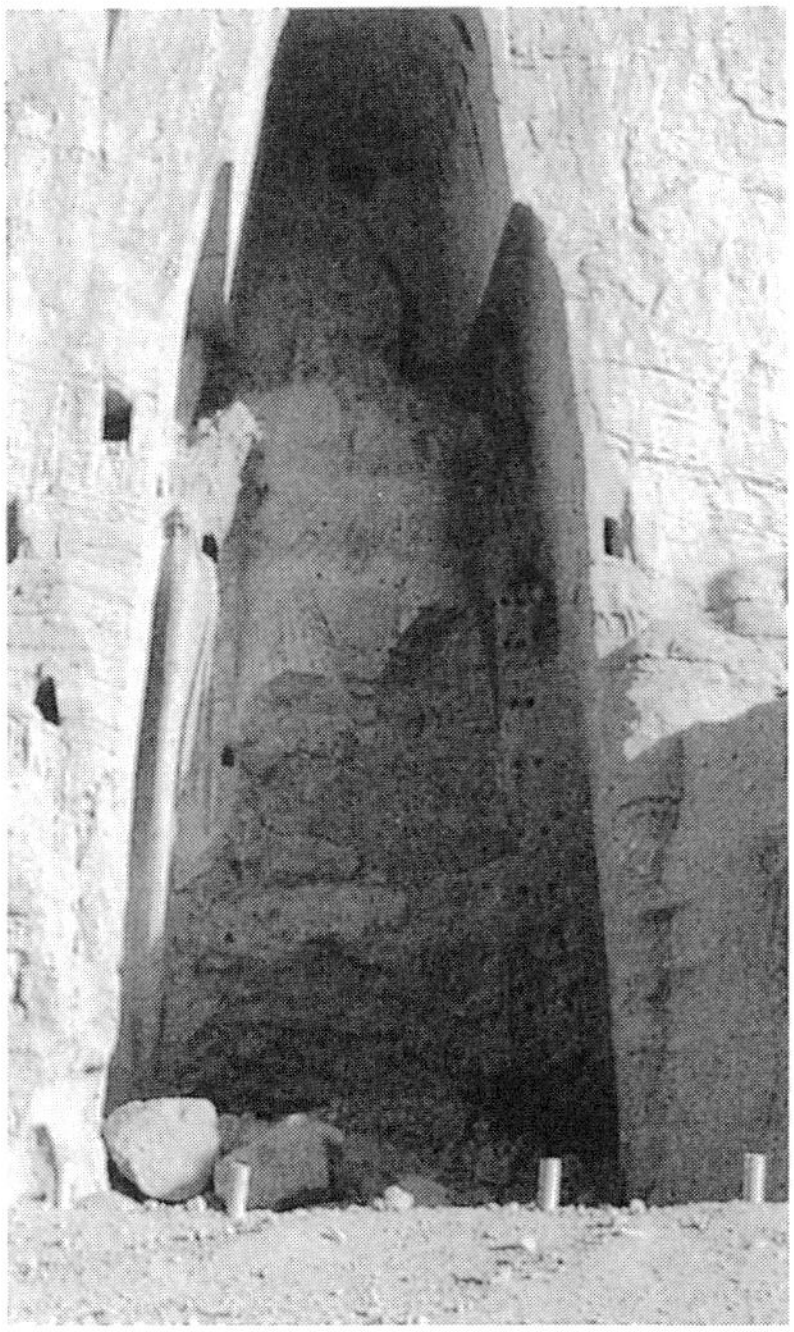

バーミヤンの仏陀

リバン兵士を一五〇〇〇ドルで買収し、撮影をして逃走する事件があったのです。その一味ではないかとの嫌疑で連行したのです。仏陀の像が大切なことは私も知っております。この地の勤務ももうすぐ終わりますから、その時こちらが撮影した写真を代わりに差し上げます。それでご勘弁願います。」

　こうして午前十時四五分に釈放された。青くなっていたジア医師は胸をなでおろし、蓮岡は憧れの仏陀の写真を失って憮然たる表情であった。隊長に昼食に招かれたが、カブールに着くのが遅くなるので、丁重に断った。

　盆地には人影が見当たらなかった。次の大戦闘に双方が備える嵐前の静けさなのである。前年八月のダラエ・ヌールの気配に似ていたが、はるかに規模が大きい。帰路を急いだ。中途でハザラ族の集落がいくつもあったが、多くはもぬけの殻で、大部分がカブールなどの親族を頼って逃げ出したものらしい。

再びまばゆい雪の丘陵を延々六時間かけて越え、カブールに到着したのは午後八時半、医療活動が不可能であることを確認しただけである。それでも、無駄な旅ではなかった。バーミヤンでの活動はまだまだ先の話だという確信が持てたし、もぬけの殻の村落を見て、相当多数の避難民がわがＰＭＳのカブール診療所に殺到するであろうと予測されたのである。それに、何といっても広大な雪原が、やがて夏の雪解け水で人々を潤すことを思うと、ますます輝いて見えた。

私は何故か、半身の仏陀の像が忘れられなかった。まばゆい純白の雪原を眺めながら、自分の幻視を確認するかのように、その姿を反芻《はんすう》していた。それは私にとって、一つの啓示だったのである。「本当は誰が私を壊すのか」。巌《いわお》の沈黙を以て仏陀はそう語っていた。人の愚かさが乱舞する政治的確執に利用される中で、それは強い印象で心に迫るものがあった。仏性が万人に宿るものならば、それは誰も壊せぬものである。それは、よし無数の土くれに帰ろうとも、人の愚かさを一身に背負って逝《い》こうとする荘厳な意思の体現である。目には見えずとも真理は不動である。国際組織が「文化財保護」だと主張し、各国が政治的プロパガンダに利用することをどのように御覧になったであろうか。神聖な姿はまさにその瞬間に消えたのである。

カブール診療所の成功

翌三月二十日、ほうほうの態でカブールに到着。息つく暇もなく市内五ヵ所の診療所開設に奔走した。もっとも、準備の要であるタリバン政権との交渉はジア医師に当たらせ、私は大まかな指示を与え、日本人が前面に出た方がよいと判断されるときにだけ、政府の上部と接触した。殆どのお膳立ては実は院長補佐のジア医師が行ったのである。

彼は前共産政権支配下で、ジャララバードの公営病院で要職にあった。九二年に旧ゲリラ勢力（現マスード軍閥はその一派）がカブールを陥《おと》して共産政権を倒す前後、クェッタからペシャワールに逃れ、わがPMS病院で働いていた。人の出会いとは不思議なもので、九二年といえば、ジャララバードで激しい攻防戦があった頃である。私はゲリラ部隊側にいて、ジア医師は政府側にいた。当時私はゲリラ勢・地元勢と協力して、ダラエ・ヌール診療所の立ち上げに忙殺されていたが、ジア医師の方はジャララバード市内にいて、文字通り雨あられとふりそそぐ弾丸の中で、負傷者の診療に追われていたのである。九二年二月にジャララバードが陥落すると、報復にペルシャ語だけを喋る者は無差別に殺戮され、修羅場を現出した。身の回りが次々と暗殺されるのを目前にしたジア医師は、家族を連れてペシャワールへ逃れた（彼自身はジャララバード出身のパシュトゥ人であることが幸いして、一族に犠牲者を出さなかった)。しかし、共産政権を倒した旧ゲリラ勢力は、そのわずか三年後、新興のタリバンに権力の座を追われて壊滅した。この時、タリバン政権の中で重きをなしていたのは、旧共産政権下の軍部・官僚の人脈である。対外的に「タリバン＝イスラム原理主義集団」という認識が国際的に根を下ろしているが、実務面でこれを支えたのは、実に旧共産政権の残党の一部であったことは余り知られていない。特にジャラランバードのシューラ（長老会）の動向は、タリバン政権存立の一つの鍵を握るものであった。

従って、タリバン政権の軍部・官僚機構の中枢には、ジア医師の知友がたくさん居た。彼自身は自由人であったが、この人脈を利用して、我々ＰＭＳは目立たず、かつ自在に活動を展開できたのである。この他に、ＰＭＳの過去十余年の活動実績で、東部一帯の住民の支持があったことは記憶されてよい。内戦中から現在に至るまで、ＰＭＳの人脈は、様々な層と様々な地域を包摂するようになった。いったいアジア社会一般が、単なる理念や政治スローガンで動く社会ではない。地縁血縁を基盤とするアフガン社会は、我々にとって、強固な活動基盤を提供しているのである。

ともあれ、こうして三月二十三日までにダシュテ・バルチーに二ヵ所、カラエ・ザマーンに一ヵ所、ペシャワール会＝ＰＭＳ直轄の診療所が開かれ、政府公営診療所二ヵ所を任されることになった。各診療所では、一日百名から百五十名の患者診療が行われた。カブール在

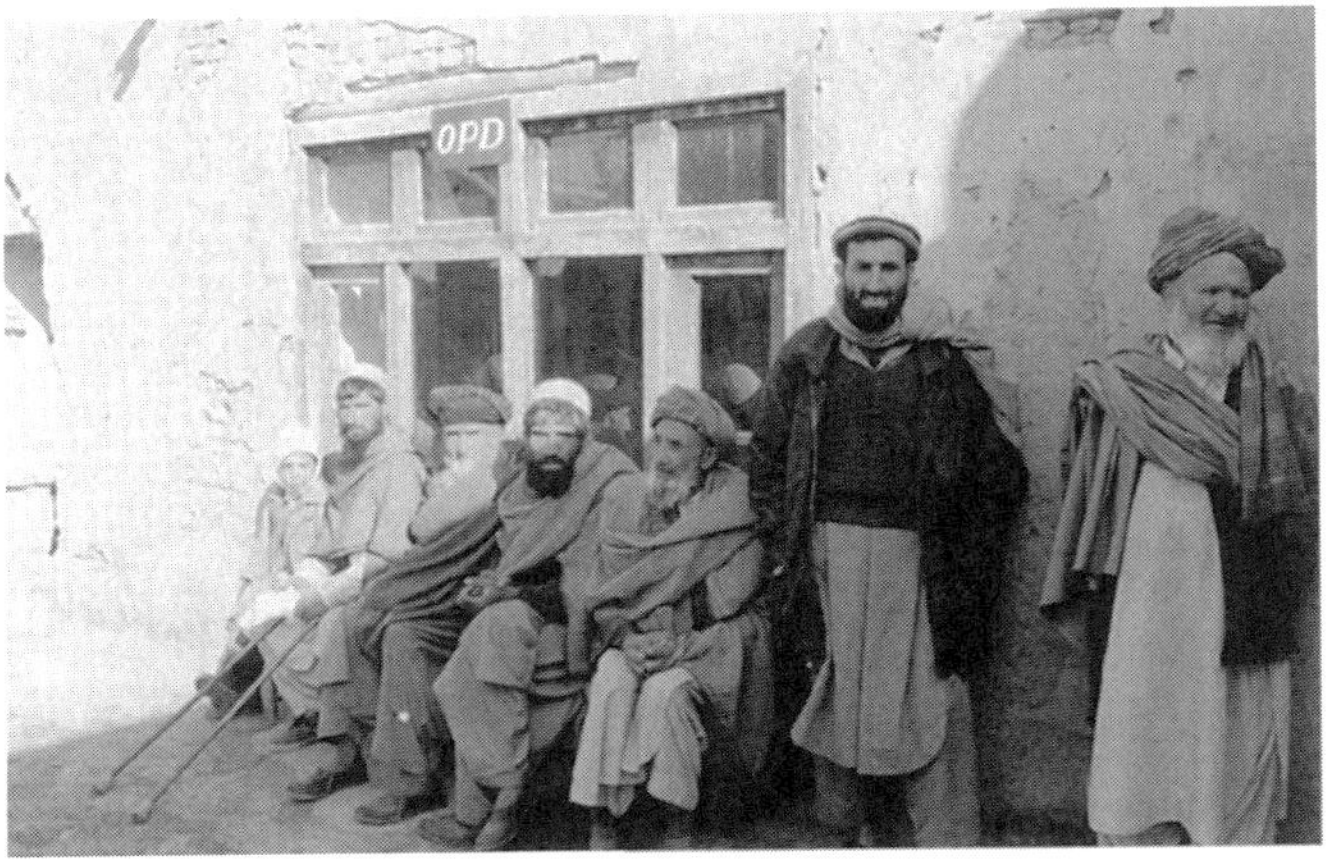

カブールの診療所

住の医師以下、新職員は、薄給にもかかわらず身を粉にして働き、多くの人々に安堵感を与えた。ＰＭＳは捨て身であったが、まさにその捨て身の誠意が、旱魃と戦乱に疲れた見捨てられた人々の心に新風を吹き込み、勇気づけるものであった。ＰＭＳの面目躍如と言わねばならない。

　更に、このカブール臨時診療には、ＰＭＳにとって嬉しいおまけがついた。長年の懸案であったバーミヤンへの道が開かれたからである。先に述べたように貧困なアフガニスタンの中でも更に貧困なハザラ族が主な対象とされるに至って、アフガニスタンのハンセン病問題に正面から取り組める可能性が出てきたからである。十七年間の時の流れはめまぐるしく、次々と現れては潰《つい》える政治権力の動向、鳴り物入りの海外援助を尻目に、同時に私たち内部の変質を絶えず克服しながら、初期の目標を貫いてきた。いまバーミヤンを故地とするハザラ族は国内避難民としてカブールに集中している。ハンセン病診療の立場からすれば、この旱魃という災いを転じて、一挙にハンセン病者へのアプローチができる。五月二十日、ＰＭＳから指導のため派遣された職員から、ハンセン病診療に欠かせないマッサージ・オイル（手指変形防止に使う）やらい菌検査の試薬のリクエストが来て、藤田看護長は狂喜した。士気は高まった。水計画に次いで、医療面でもＰＭＳはかつてない大攻勢をかけるに至ったのである。

第十章　憂鬱の日本

平和日本の憂鬱

二〇〇一年三月二十八日、一応の見通しをつけた私は、日本での懸案を片付けるために一旦帰国した。旱魃の危機を訴え、現地救援の財政を安定させることが主な目的であったが、この一年間というもの、殆ど勤務先を空け、まっとうな奉公なしに食わせてもらってきたという後ろめたさが、重い精神的負担となっていた。何とか後顧の憂いを断ちたかったのである。だが、私を待っていた報道関係者の関心は、一部を除くと殆どがバーミヤンの仏跡破壊問題に集中していた。アフガニスタンの旱魃は殆ど知らされていなかった。たまに旱魃がタリバン政権を揺さぶっているという政治的動きが伝えられただけである。まるで抜き身のまいきなり帰ってきた自分が、背景から浮き立つ時代錯誤の人間のようであった。別の意味で日本社会も甘くはなかったのである。

日本全体が一種の閉塞感に悩んでいた。しかし、私が帰国して感じたのは、あふれるモノに囲まれながら、いつも何かに追いまくられ、生産と消費を強要されるあわただしい世界であった。確かに澱んだような閉塞感で往時の活気はなかったが、私には不平や不満の理由がよく解らなかったのである。

「餓えや渇きもなく、十分に食えて、家族が共に居れる。それだけでも幸せだと思えないのか」というのが実感であった。生死の狭間から突然日本社会に身をさらす者は、名状しがたい抵抗と違和感を抱くだろう。美しい街路には商品があふれ、デフレであっても決して生活が逼迫しているとは見えない。餓えた失業者の群があふれている訳でもない。携帯電話を下げた若者、パソコンの大流行、奇抜なファッションで身を飾る一群の世代の姿は、異様であった。「この国の人々は何が不満で不幸な顔をしているのだろう」と思った。しかし、そんなことを述べたら、偏屈者として嫌われるだけだ。私も年をとったのか、無用な論議に口を挟むのが億劫になっていた。あの飢餓・旱魃・戦火について、いかに説明を尽くしても分かるまい。仏跡破壊やタリバンについてもそうであった。沈黙にしかざるはない。まるでガラス越しに見るように日本人の生活のさまを見ていた。

平和こそ日本の国是

折から政権の交代劇で、森内閣から小泉内閣が誕生した。支持率八五パーセント、驚異的だと報道されたが、ガラス越しの私は素直になれなかった。国民の不満のカタルシスとして登場したのだろうが、「日本国民の不満」とは何であったのか。平和憲法の改正が俎上《そじょう》に上るに及んで、その軽率に複雑な思いがした。確かに平和は座して得られる消極的なものではない。しかし、戦後、米国の武力で支えられた「非戦争状態」が、本当に「平和」であったとはいえないのだ。朝鮮戦争を想起せずとも、日本経済は他国の戦争で成長し、我々を成金に押し上げた。日本開闢《かいびゃく》以来、今ほど日本人が物質的豊かさを享受した時代があっただろうか。日本の豊かさは、古来から我々の先祖が営々と築いてきた勤勉と徳、人間―自然の同居の知恵であった。しかるに、戦後の豊かさは、これらを否定することから出発した。封建的、好戦的、非民主的と勝者が烙印を押したものは、根こそぎ取り払われたのである。さらに資本の肥大蓄積は、生産手段に質的な変化をもたらした。労働を厭い、お手軽な手段で富を得ようとする、安直な傾向である。そしてこのお手軽さは、総ての上部構造の隅々にまで食い込み、汗して働く労働の尊さを忘れさせた。大人たちは若者たちの風俗を嘆くが、それは戦後社会を築いた大人たちが、日本の伝統を「保護文化財」として葬り去り、背伸びの余りに自分たちが何者であるかを忘れた結果であった。バブル経済によってそれは頂点に達したが、その崩壊によって何が残ったのか。このような中で、日本は何から何を防衛しようとするのか。日本全体が「山の手」と化して、華麗で実のない軽やかな生活を守るのか。水と食糧を求めて日々生存に追われる現地の光景からは、余りにかけ離れていた。

日本国憲法は世界に冠たるものである。それはもう昔ほどの精彩を放っていないかも知れぬ。だが国民が真剣にこれを遵守しようとしたことがあったろうか。それは何やら、バーミヤンの仏像と二重映しに見えた。時代錯誤だと嘲笑されても構わないが、私は古い日本を自分の心中のどこかに引きずっていた。日本が人々から尊敬され、光明をもたらす東洋の国であることが私のひそかな理想でもあった。それは「八紘一宇」などという、きな臭いものではない。「平和こそわが国是」という誇りは、自分の支えでもあった。ところが、日本全体が面妖な「西洋貴族」の群と化することによって、私は現地でも日本でも孤立感を覚え、内心忸怩《じくじ》たるものがあったのである。

仏跡破壊についても、言いたいことがあった。「偶像崇拝」で世界が堕落しているのは事実なのだ。「偶像」とは人間が拝跪《はいき》すべきでないものの意である。アフガニスタンの旱魃が地球温暖化現象の一つであれば、まさに人間の欲望の総和が、「経済成長」の名の下で膨大な生産体制を生み出した結末であった。さらに、打ち続く内乱は、世界戦略という大国の思惑と人間の支配欲によるものである。そして、世界秩序もまた、国際分業化した貴族国家のきらびやかな生活を守る秩序以外のものではなかろう。かくて、富と武器への拝跪・信仰こそが「偶像崇拝」であり、世界を破壊してきたと言えるのである。この意味において、タリバンの行動―偶像破壊を非難する資格が日本にあると思えなかった。平和憲法は世界の範たる理想である。これを敢えて壊《こぼ》つはタリバンに百倍する蛮行に他ならない。だが、これを単なる遺跡として守るだけであってもならぬ。それは日本国民を鼓舞する道義的力の源泉でなくてはならない。それが憲法というものであり、国家の礎である。祖先と先輩たちが、血と汗を流し、幾多の試行錯誤を経て獲得した成果を、「古くさい非現実的な精神主義」と嘲笑し、日本の魂を売り渡してはならない。戦争以上の努力を傾けて平和を守れ、と言いたかったのである。

西欧の没落

「人権侵害」を掲げる欧米諸国のタリバン非難は、日本国民の中にも多くの賛同者を得ていた。しかし、その多くは、ブルカ（女性の被りもの）を性差別だと排撃したり、伝統的な慣習法を野蛮だと非難するものであった。先に述べたように、米国による女性救済策、「アフガン人女性の亡命を助ける計画」は、ごく一握りの西欧化した上流階級の女性だけに恩恵が与えられた。これは、グローバルな「国際的階級分化」である。途上国の富裕層が西欧化し、先進国国民と隔たりがなくなったとき、彼らはいとも簡単に祖国を捨てて逃げ出すことができる。そして彼らの声のみが、徒《いたずら》に大きく、世界に説得力を以って伝えられたのである。外電によるとパリでは、「反タリバン・キャンペーン」がヒステリックな様相を帯び、市中の女性の銅像にブルカを被せるなど、挑発的なものであった。だが私に言わせれば、汗して働き、社会を底辺から支える殆どの農村女性の権利は考慮されなかったのだ。露骨には言わぬが、「意識の低いやつらは措いておけ」ということなのだろう。逃げ場もなく、あの旱魃の最中で、水運びに明け暮れ、死にかけたわが子を抱きしめて修羅場をさまよう女たちの声は届くべくもなかった。

いや女だけではない。一般民衆の声は総て届かなかった。第一、外国人と触れる機会がないのである。世界のジャーナリズムが聞いたのは、ごく一部の、西欧化してアフガン人とは呼べない人々の声であった。極めつけは、或るＮＧＯで働く西欧人が、「そんなに飲料水がないなら、コカコーラかワインでも飲んだらどうか」と述べたことである。現場で渇きを実感することがない彼らは、もちろん軽い冗談のつもりであったのだろう。芯から悪気で言ったとは思われない。しかし、この無知は責めを負わなくてはならぬ。フランス革命時代、王妃マリー・アントワネットが、飢えて蜂起した人民に対し、「パンがないなら、お菓子を食べればよいのに」と言ったのに同様である。

これに対し、他ならぬパリの西欧人権主義の先駆者たちは何と述べたか。

「自由と財産の権利は大切である。だが、人権のうち第一のものは生存する権利である。自由と財産は人間生存に必要である。殺人的な貪欲と、責任なき放埓に濫用されるべきではない」（ロベス・ピエール）

そして、これが「自由・平等・博愛」を掲げる西欧的な人権思想の核であり、この西欧の良心こそが、その帝国主義的な圧制や搾取にもかかわらず、全世界の被抑圧者に希望を与え、真に西欧文明を偉大ならしめたのである。西欧民主主義の源流はまた、決して徒な人間中心ではなく、反自然的な富の増大が人間の変質をもたらすと予言して、警鐘を鳴らし続けていた。フランス革命がその忠実な使徒であろうとした思想、民主主義と人権の提唱者たちは、「自然に帰れ」と叫んだのである。ここに東洋思想と大きな隔たりはない。おそらく、西欧キリスト教世界における文明への反省の基礎は、十字架に臨んだ基督が「この苦き杯を去らせたまえ。しかし、我が思いではなく汝（天）の望む如く」と祈った、人としての謙虚さの自覚に由来する。それは実現の困難なものであろうとも、この基礎に立つ人権思想が理想として掲げられる限り、人々の普遍的精神に訴え、これを鼓舞してきたのである。同時に、自然を忘れた技術文明の傲慢、人為と欲望の逸脱を戒めるものであった。そして皮肉にも、この逸脱こそ西欧近代の膨張を支えるものであった。

しかし今、進行する事態を見るとき、西欧世界の「人権」は、女性の胸をはだける権利とか、ブルカを着用せぬ自由だとか、ちっぽけなプライバシーだとか、矮小でみみっちいものとなり、少しも感動を誘わない。世界戦略の小手先の小道具に変質し、その出発点から外れてきているように思われる。それはまさに、西欧の自己否定である。真に西欧文明を偉大ならしめた精神自体が、既に内部で腐食したのである。有名な『西欧の没落』が書かれたのは一世紀前であったが、今やそれは決定的に、誰の目にも明らかになりつつあると言って過言ではない。過去の「アフガニスタン」の出来事を見るとき、私は自信をもって、そう述べよう。西欧近代をおしあげてきた活力は、その膨張の要因自身によって幕を閉じようとしている。

日本がとるべき道は、百年の大計に立って、「国際貴族との没落の共有」を断固として退けることである。そのためには決して目先の景気回復や国際的発言力などに惑わされてはならない。日本には独自の道がある。それによって、西欧の良心をも継承し、弛緩した国民のモラルを回復することができよう。平和は戦争以上に忍耐と努力が要るであろう。混乱と苦痛のない改革はありえない。しかし、それが国家民族の防衛であり、世界の中で課せられた使命であり、戦争で逝った幾百万、幾千万の犠牲の鎮魂である。

終章　戦いは続く

夏季攻勢――ロダト郡進出

さて、「水計画」の経過について述べておかねばならない。四月になって最大の活動地域・ソルフロッド郡はほぼ全地域がＰＭＳによってカバーされた。隣接する諸郡、とくにロダト郡の惨状は著しかった。既述の如く、蓮岡以下、ジャララバードの水計画のグループは既に綿密な調査を重ねていて、十分練り上げられた掘削方法を会得していた。他の団体の怠慢や弱点もだいたい把握していたので、三月末にロダト郡進出が決定されると、実戦で鍛えた職員がなだれを打って同地に展開した。目標一五〇の水源確保を目指していたが、五月二十六日の段階で、作業地一一六、うち六八ヵ所で水利用が可能となり、既に一六ヵ所でポンプを装着して完成を見た。この間約七週間、驚くべき迅速さである。しかも同時進行で、ソルフロッド郡三〇四ヵ所、ダラエ・ヌール八九ヵ所の作業が行われていた。

蓮岡の留守を一ヵ月単独で守っていたのは目黒である。五月二十四日、私はペシャワールＰＭＳ病院の懸案を整理してから現地入りしたが、報告を受けたほど大した混乱はなかった。士気の高い職員たちは、一人一人、各地で統制の取れた組織的動きを展開していた。多少の緩みがジャララバード事務所で見られたものの、大勢に影響なかった。私がしたことと言えば、一応早朝の点呼を徹底し、その日の任務を全員に確認してから仕事に取り掛かれるようにしただけである。

水計画では、日本の若者たちの活動がさらに目立った。五月からは中山博喜（二四歳）、六月からは木村隆幸（二二歳）が参加、これ以外にも短期を入れると三名、全てが十代、二十代の若者である。六月からは「風の学校」からベテランの職人、石田恵慈がかけつけることになった。

外国NGOとの協力と確執

大方のNGOは少なくとも邪魔をしなくなった。我々のやり方を取り入れようとする組織さえあった。GAA（ドイツ―アフガン救援団）が五月から新たにドイツ人技師を現場責任者として送り、彼自らPMS製のコンクリート井戸枠を見学に来た。これには驚いた。それまで外国人たちの仕事は概ねオフィス内だけであり、自ら見回りをすることなど皆無だったからである。各団体はポンプの設置ばかりにこだわり、掘削は全く他人任せだった。だが、このドイツ人技師は自ら現場を詳細に見て、積極的にPMSを評価した。

「PMSのやり方こそ最も理に適っているのに、なぜ外国人の集まりで悪評が出回っていたのか分かりません。技術的欠陥があるのは彼らの方ではありませんか。お互いに頑張りましょう。今後も何かと協力をお願いします」と述べた。気のよさそうな三十代半ばの男で、彼自身が国連職員として途上国で働いた経歴があったが、「国連はホントに奇妙な団体」だと評して笑って立ち去った。

しかし、これなどは例外中の例外であって、この頃になると、私は大方の欧米諸団体や国連機関の、ひとつの戦略的意図をうすうす感じ始めていた。一言でいえば、アフガニスタン国内支援に各国が本腰を入れていないのである。一旦積極的な協力に転じたはずのDACAAR（デンマーク－アフガン救援会）も結局その一つで、PMSとの軋轢が再び生じていた。上に立つ外国人指導者の怠慢と言わねばならない。

　四月初旬、DACAARはロダト郡の惨状についてPMSと協力を約し、DACAARの管理する百数十の涸れ井戸の再生を依頼した経緯については既に述べた。我々もこれを歓迎し、手押しポンプの部品や修理はDACAARがもち、PMSが井戸の掘削を行うという協約ができていた。ロダト郡もまた、ソルフロッド郡と同様巨礫層との戦いであった。PMSの会得した巨礫処理技術は遺憾なく威

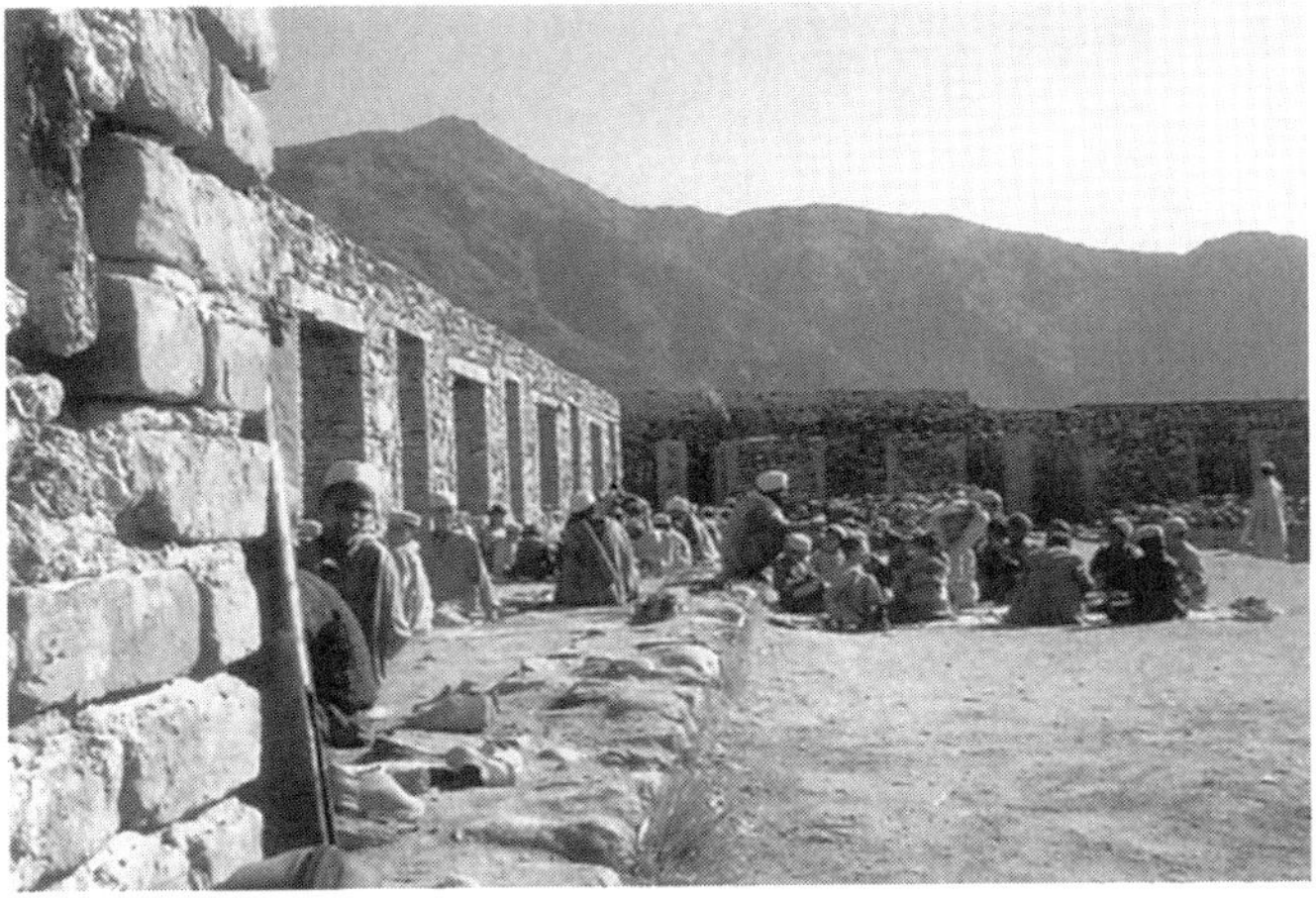

村の小学校の井戸も掘った

力を発揮した。同郡では井戸のコンクリート枠が置かれていないので、上げ下ろしの分だけ楽かと判断したが、例の巨礫が井戸壁から突き出し、垂直に掘られたものは殆んどなかった。従って、汲み上げポンプのパイプが「く」の字状に折れ曲がりながら、斜めに設置されていた。我々は例によって、これらの突き出た巨礫にドリルで穴をあけ、多数の爆破処理を行って新掘り井戸以上の労力を払い、突貫工事を続けた。ところが、こうして必死の努力で水を出したものの、またもや心ない非協力に遭遇して戸惑った。深くした分、数メートルのパイプをつぎたさねばならないが、DACAAR側が「パイプはポンプの部品ではない」として、私たちに供与しなかった。このため、せっかく水が利用できるようになっても、つるべでしか汲み上げられないので、多数の村人への給水が間に合わない。こうして三週間以上放置された場所もあった。

「これでは『協力』にならぬではないか」との抗議は無視され、「契約書にあるのは『ポンプ部品』であって、継ぎ足しパイプは書いてない」とのにべもない返事であった。これには住民たちもカンカンに怒ったので、DACAARの職員が恐れて近づかなかった。もともと現場を回ることが殆どなかったらしいが、ペシャワールのDACAAR本部へ我々を誹謗《ひぼう》する報告ばかり送る。すると、本部の方はそれを鵜呑《うの》みにするという具合であった。PMSの職員や作業員は爆発寸前になっていた。無理もない。ロダト郡の実情は昨年のソルフロッド郡以上で、渇きに怯える人々が誰よりも不安に陥っていた。

留守を守る目黒は、「経費節約のためにできるだけ材料費をDACAARに協力させよ」との指示を蓮岡に受けていたので、戸惑っていた。水欠乏で子供たちが犠牲になっている時に、こんなことが許されるものではない。私は現場を見て大いに驚き、この危急時に自分の面子だとか書類上の操作にこだわるDACAARに、不信と軽蔑の念を抱いた。このような汚い挑発なら、応分の反撃をすべきである。

「ともかく数メートルのパイプくらいで住民を困らせてはいかん。落とし前は後でつける。構わずにどんどん進めろ。人の命が先だ」と指示した。地元民で構成されるタリバンの地方委員会もさすがに腹に据えかねていたらしく、全面的にPMSを支持していた。当然のことで、水源は地元民が生存するためのものであり、他所から入ってきた外国人が井戸の所属だとか登録番号がどうだこうだという筋合いのものではない。私はなるべく早期に井戸を完成させ、必要材料費をDACAARに請求するようにし、その名称も番号も、実費の支払いが終わるまで刻み込まぬことにした。第一、誰が作ろうが構わないのだ。

国境の亡霊

六月七日、待ちに待った画期的な日がきた。カイバル峠の国境の町トルハムで、水源確保の事業が開始されようとしていた。しかし、これには長い忍耐と歴史的背景があったのである。

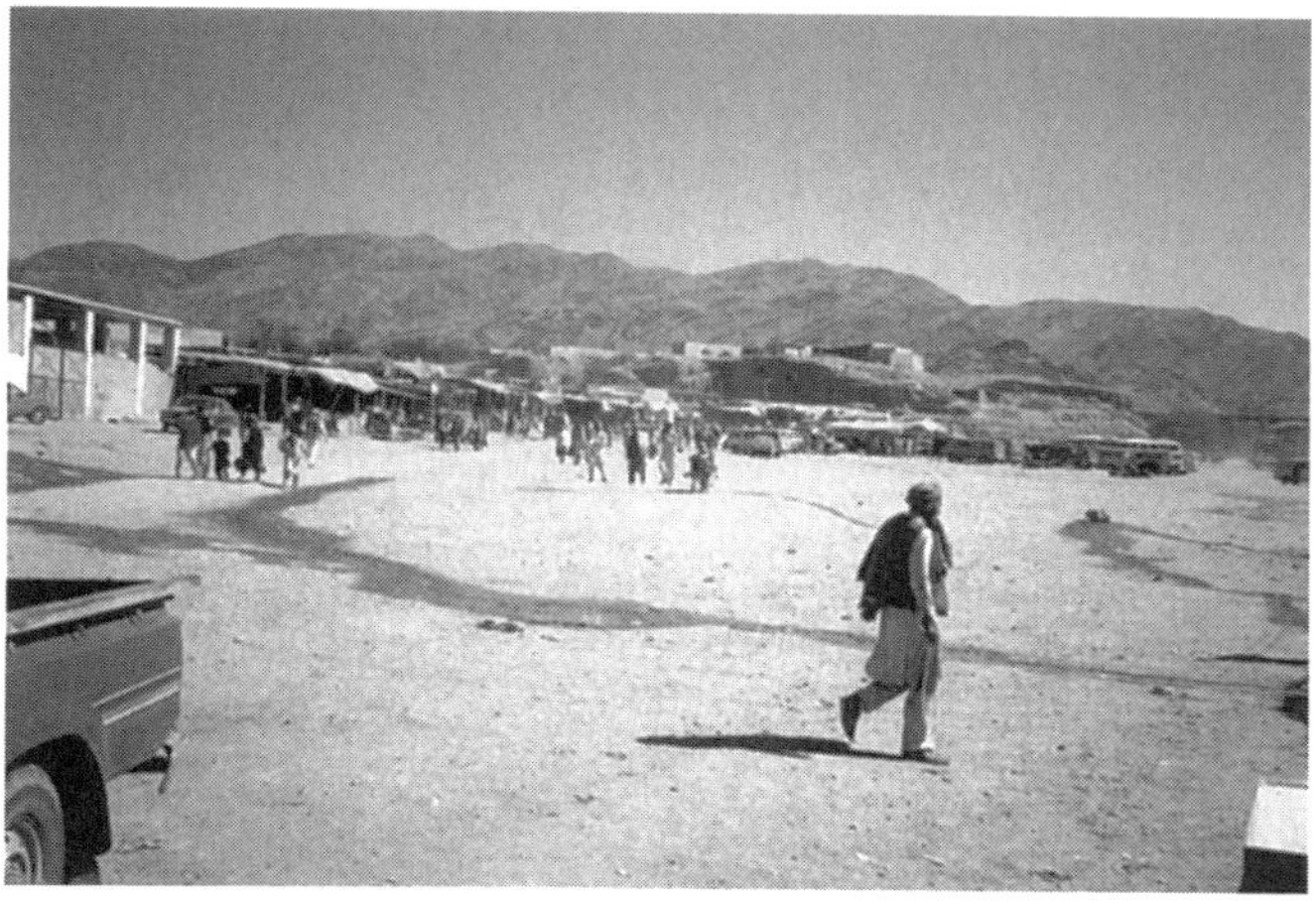

トルハムの町

トルハムという町は国境で二分されている。旱魃の本格化した二〇〇〇年夏、トルハムのアフガニスタン側は水欠乏に悩まされた。以前からパキスタン側に頼っていたのだが、事あるごとに断水の仕打ちをうけた。というより、パキスタン側自身が水欠乏に喘いでいてゆとりがなかったからである。僅かな水が高価なものとなり、アフガン側国境は食堂もまともに営業できぬ状態となった。内陸国アフガニスタンにとって、トルハムは最大の表玄関である。日本で言えば、さしずめ横浜か神戸港に相当する。しかも、ペシャワール会＝PMSが手がけてきたダラエ・ヌールなどと異なって巨礫層が少なく、ボーリングの容易な地層である。これだけの国際援助が入っているのに、不思議に思うだろうが、これには裏があった。政治テロを恐れて外国団体が手

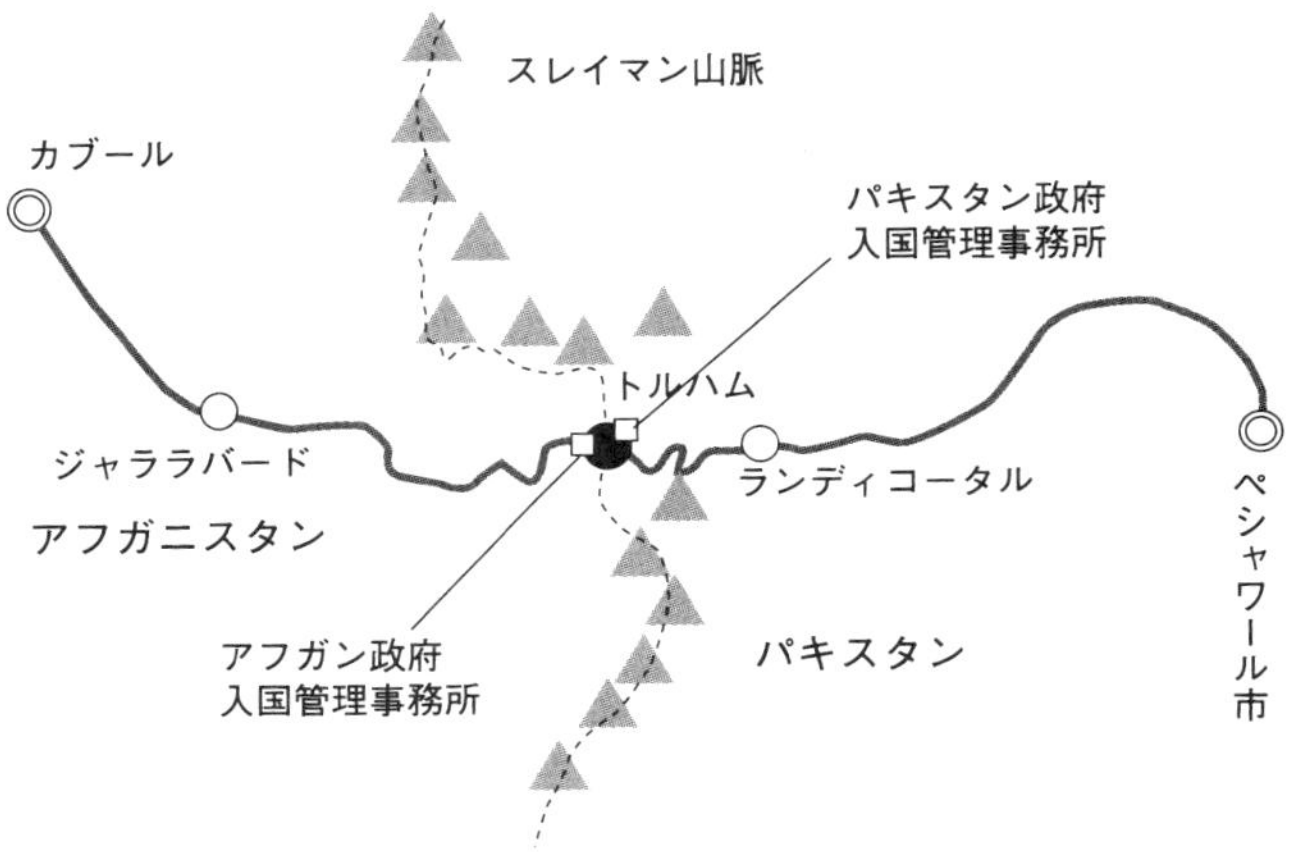
スレイマン山脈
カブール
パキスタン政府
入国管理事務所
トルハム
ジャララバード
ランディコータル
アフガニスタン
ペシャワール市
アフガン政府
入国管理事務所
パキスタン

をつけなかったのである。

現在のパキスタン・アフガニスタンの国境はデュランド・ラインと呼ばれ、話はこの九十五年前、一九〇七年（明治三九年）の英露協商にさかのぼる。当時英領インドの一部であった北西辺境州は、英国の繁栄を築いたインド領有の前線であった。日露戦争の敗北で疲弊したロシアは、新興のドイツ帝国が英国と共通の仮想敵国となり、妥協を迫られた。それまでの南下政策を停止して、英国のインド支配を事実上保障するため、アフガニスタンを緩衝国とし、国境を接しないようにした。この国境確定作業は英露の協力で勝手に進められたが、現地のパシュトー民族を真っ二つに分断する不自然なものであった。この時、アフガニスタン政府には「軍事境界線」と説明され、「国境」という言葉は避けられた。第二次世界大戦が終結し、一九四七年インド・パキスタンが分離独立すると、このデュランド・ラインがそのままパキスタンとアフガニスタンとの国境線として引き継がれた。従って、アフガニスタンは、未だにこれを国境とは認めず、事あるごとに紛争の種となった。

歴代のアフガン政権は国境の町トルハムを腫れ物に触るようにふるまってきた。パキスタン側では、水利権をめぐっての度重なる紛争に過敏になっていて、カブール河沿いの水利事業を妨害したといわれるが、真相は分からない。いずれにしても、その緊急な必要性にもかかわらず、誰もが過去の亡霊に引きずられていたといえる。

既に二〇〇〇年十月から、この問題にＰＭＳは関わっていた。しかし、ダラエ・ヌールやソルフロッドでの問題に忙殺されていたし、機械ボーリングを放棄してから蓮岡は余り関心を払わなかった。私も「そんなカネがあるなら、旱魃地帯の農村に重点を置くべきだ」と思っていた。それに、そんなことならそれこそ国連関係かＤＡＣＡＡＲのような、どこかの大組織が行うだろうと信じていたのである。しかし、一向にその気配はなかった。避難民が水の方に誘われて国境を越えたがるのは当然である。事実、大量の避難民が足止めされると忽ち渇水の修羅場となり、心痛める場面も多かったのである。

五月二十六日、私がジャララバード事務所に行くと、タリバン政府の開発局の局長が面会を申し込んできた。前々から蓮岡が交渉していたが、介在する政府系の公団や業者が絡んで話が棚上げにされていた。そこに、局長自らがタリバンのトルハム防衛隊の責任者を連れて頭を下げに現れたから、こちらも驚いた。局長はモッリー・ハビブラ、四十代半ばの鷹揚な巨漢で、典型的なパシュトー人である。白いターバンを巻いた隊長の方は、まだ二十歳代で、清廉潔白な若者という印象であった。

「いや、ＰＭＳ（ペルシャワール会医療サービス）がトルハムに水源を確保すると聞いて、実はお礼に参ったのです。あそこは今まで誰も手をつけたがりませんでした。大きな声では言えませんが、わが方の内部にもＮＧＯがらみの腐敗があり、正直お手上げだったのです。金持ちはケチなものです。その上、こんな危急のときに乗じて一儲け企む者ばかり。ぜひ、あなたにお願いしたいのです」と述べた。

「その話は、ＲＲＤ（アフガン政府系の公団組織）との間で進められていましたが……。」

「この際、面倒なことは言っておれない。あんなＲＲＤなんかは無視してよろしい。全てお任せします。ややこしい話は省略して、ともかく私が保証します。」

単刀直入、ボス交的で、国家にとって大切な国境の事業にしては、いかにも粗雑な交渉であるが、これがまたいかにも「パシュトー人的」なのである。このての腹を割った誠意は尊重されねばならない。もっとも、私もこざかしい小細工や、杓子定規な話は苦手だから、好感が持てた。

「よろしい、懐ぐあいが許す限りやりましょう。身辺保護はトルハムの防衛隊にお願いしたい。水欠乏で利を得る者が妨害する可能性がありますから。また国際団体の中には私たちを敵視するものもあります。それにあそこは手掘りは無理で、ボーリング業者に依頼することになりますが、ご存知のように請負い業者は曲者が多い。かれらが怠慢になれば、警備隊の方から圧力をかけて欲しい。」

「分かりました。怠け者、不正は許しません」と警備隊の責任者が述べた。

「ところで、水源管理の方は……」と尋ねるので、私は明快に述べた。

「何をおっしゃる。それこそアフガン政府の仕事ではないですか。当方の権利は高くない。国境通過のときに冷たい水が一杯、タダで飲めればよい。もう酷暑である。早い方がよい。」

という次第で、PMSは二ヵ所に大きな水源を得て、配水はタリバン政府側の責任で行うことに決まった。

これは前代未聞の出来事だったらしい。六月一日、決定がペシャワール側に伝えられると、PMSの副院長、ジア医師が驚き、真っ先に不安を表明した。

「あそこは歴代のアフガン政府＝ザヒール王朝、ダウード政権、最近の共産政権さえ、手をつけなかった所です。何か政治的ないわくがあります。アフガン側が問題なくとも、過去パキスタン側の陰の妨害があった筈です。慎重に決定すべきです。ペシャワールのPMS基地病院が安泰でなくなると大変なことになります。」

確かに軽率な約束だったかも知れないと思った。過去の歴史的いきさつは聞いてはいたが、やはりここは地元の不安を一掃すべきだと考えた。そこで、パキスタン軍部にいたイクラム事務長（元少佐）に相談すると、「北西辺境州レベルでは問題ないが、あるとすればイスラマバードの高官レベルであろう。私が情報を集めて確認してみます」とのことであった。

私の方は、過去アフガニスタン・パキスタンが対立して国境付近の水事業は微妙なものがあるという事実は知っていた。水利事業に携わったNGOの責任者が暗殺されたという話も聞いてはいた。だが今、大旱魃による難民の大量流入を誰よりも恐れているのはパキスタン政府である。それに妨害・謀略が行われるとすれば、ISI（パキスタン軍統合情報部）の「担当」であるから、タリバン政権を支持する彼らは安全である――と私は読んでいたのである。

六月四日、陸軍内の旧知を頼りに事情を調べていたイクラム事務長から朗報があった。ISIの権威筋が問題にするのは、国境線からせいぜい二、三百メートル以内の至近距離であって、予定地域（国境から約一キロメートル）は問題にならぬという。イクラム事務長も慎重な方であるから、確かな情報であろうと信ぜられた。その上、北西辺境州レベルのISIでは、九一年のソ連崩壊以来、それまでISIを利用して放り出した米国＝CIAに対して恨み骨髄、国際的孤立の中でペシャワール会＝PMSの事業にいたく感激し、「協力を惜しまない」と述べたという。彼らもまた、国際政治のパワーゲームの前線にあることに疲れていた。心和む話題に餓えていたと言える。

カイバル峠にて

かくて六月七日のトルハム水計画の開始は動かぬものとなった。アフガン政府にとっても画期的な出来事だったらしく、この日、アフガン東部の主要三州——ニングラハル、クナール、ローガルを統括する指導者、カブール政府副首相モーライ・カビール師が私たちを招待、鍬入れ式が行われた。トルハムは国境線が町の真ん中に引かれている。午前九時半、PMS病院の各責任者と蓮岡を連れて、越境手続きを終えて国境を通過するとき、アフガン側には群衆が、パキスタン側には警備兵の群がいて、対峙していた。私たちの車を通すために開門されると、たちまちアフガン側から水を取りに来る少年や主婦がなだれ込んだが、鞭や棒で叩かれて追い返された。渇水の問題は深刻であった。当然アフガン側は屈辱感を抱き、パキスタン側も任務とは言え、人々の敵意を被るのは不本意であったろう。見慣れた光景とはいえ、気持ちのいいものではない。群衆をかき分けて行くと、目黒以下、PMS水計画のジャラランバード事務所の主なメンバーが私たちを待っていた。

アフガン時間午前十時、避難民やバザールの商人、アフガン側の住民たち数千名、ほぼトルハム中の人々が集まった。壮観である。東部のタリバン一個大隊、約一〇〇〇名が集結、ライフルを持って白いターバンを巻いた兵士たちが、周囲の丘陵に数メートルおきに展開して警備していた。一体今自分は何世紀にいるのだろうと思った。モーライ・カビール師の演説の後、私が話を求められたので手短に群衆に語りかけた。

「みなさん、アフガニスタンは過去最悪の困難な時期を迎えています。しかし、この大旱魃にもかかわらず、社会秩序が整然と守られ、忍耐強い建設的努力が行われているのに日本人として敬意を表します。今を去る六十年前、日本も似たような状況に遭遇しました。いわゆる国際的圧力と制裁が引き金になって、世界を相手に戦争に突入したからです。その後の歩みは惨憺たるものがありました。

今我らのアフガニスタンもまた、国際的に見放され、いばらの道を歩んでおります。この現実は日本にはほとんど知らされていません。私たちの戦いは孤独であります。しかし、建設は戦争よりも努力が要ります。みなさんが困難に屈せず、祖国建設に邁進することは、ひとつのジハード（聖戦）であります。みなさんが自らの信仰を守り、自らの精神に基づいて国難を切り抜けると信じます。私たちの援助は決して大きくはありませんが、これによって希望を分かつことを願うものであります。

ここトルハムでの水源事業が、アフガニスタン、パキスタン、そして日本の、友好の象徴であることを祈ります。」

その後日本や私を讃える詩の朗読が行われ、カピール師と共にツルハシをふるって無事に式典を終えた。兵士も民衆も歓呼をもってペシャワール会と日本への感謝を表した。後で蓮岡が、「いやあ先生、痛快！　久しぶりに胸がすっとしました。こんなのは映画のセットでもできません。絵になっとりました」と嬉しそうであった。彼も努力のしがいがあったのだ。

カイバル峠には尽くせぬ思い出がある。七九年にアフガン軍の大部隊を見たとき、九二年に大量の帰還難民を見たとき、それらは私の活動の振出しの象徴でもあった。そして今、過去の敵意や亡霊を清算し、胸をはって国境を突き破ろうとしている。人々の期待のこもった眼差しを見るとき、それはまさにペシャワール会＝ＰＭＳの願う、一つの希望の象徴でもあった。

殉職

ＰＭＳ（ペシャワール会医療サービス）が、医療・水源確保で過去最大規模で各地で活動をしているものの、広大な戦線はやはり目が行き届かない。各持ち場で意思疎通の齟齬《そご》がどうしても生ずるし、思わぬ事故も起きた。

四月二十九日、バラバーグ村で転落事故により一名が死亡した。井戸の中にずり落ちようとしていた道具を引き戻そうとして、滑車で跳ね飛ばされて墜落したのだという。同村は私たちが最も心血を注いだ場所で、住民は約七〇〇家族、五〇〇〇名、ソルフロッド郡でも外れの地域にあり、村は乾燥地帯に浮かぶオアシスのように見える。一三ヵ所の作業地を持ち、四月までに八ヵ所で利用可能な水源を確保した。「風の学校」の中屋氏が巨礫層の断崖を見て立ちつくした所である。完成が近づいた井戸の深さ平均四八メートル、最深のもの五六メートルを記録した（その後六七メートルに更新された）。ＧＡＡ（ドイツ―アフガン救援団）の七基のボーリングは何れも失敗に終わり、ＰＭＳの手掘りだけが最終的に成功を収めていた。

五月二十八日になって私はやっと、お悔やみを述べるために同地にたどり着いた。葬儀はもちろんＰＭＳ水計画事務所の者を列席させて既に片付いていたが、日本・ペシャワール会側から、「現地の人間だからと決しておろそかにしてはいけない。十分な償いをして礼を欠かさぬよう」と特に伝えられていた。昨年八月の下調査の折、廃村寸前で孤立した大集落を見て無力感に打たれた場所であり、ソルフロッド郡の中で最も難攻を極めたのである。故に「その後」が気になっていたこともあった。

とにかく酷暑である。足元の小石は焼けつき、幹線道路から車を降りて僅か五分と歩かぬうちに強烈な日差しでめまいがする。遠くには一木一草生えぬ茶褐色の山肌が、砂漠に点在する村落を、まるで赤い熾火《おきび》のように取り囲む。事故現場の井戸は砂漠の中の井戸のようである。近くに日干しレンガの土塀があり、わずかばかりの木陰で数名の長老たちがカーペットを広げて茶を飲んでいた。私たち一行が近づくと、皆立ち上がって挨拶を述べた。そのうちの一人が死亡した作業員の父親で、七十歳前後、素朴だが家長らしく威厳があり、温顔の気品ある老人であった。型通りのお悔やみと祈りを済ますと、開口一番述べた。

「こんなところに自ら入って助けてくれる外国人はいませんでした。息子はあなたたちと共に働き、村を救う仕事で死んだのですから、本望です。全てはアッラーの御心です。」

その口ぶりや表情から、自分の最愛の息子を失った悲しみを隠そうとする意図を読み取るのは容易であった。しかし、彼にとっては「息子の死の意味」こそ、悲しみを克服するもののように思えた。

「バラバーグ村には、大昔から井戸がなかったのです。皆汚い川の水を飲み、わずかな小川だけが命綱でした。私も子供の頃の仕事は、ここから二里ほど離れた泉に飲み水を取りに行くことでした。水袋三本をロバの背に乗せて往復半日かかりました。ところが、そのうち一袋は自分とロバで飲んで無くなり、一袋は途中で旅人に分けて無くなり、家に持ち帰れるのは僅か一袋の水だったのです。」

「昨年の夏、その泉が涸れ果て、小川の水も尽きた時、ほとんどの村人は村を捨てることを考えました。バラバーグでは井戸は出ないと大昔から皆信じていました。GAA（ドイツ—アフガン救援団）のボーリング井戸が一本ありましたが、五千人を養うことは不可能でした。それさえも涸れたとき、あなたたちが現れたのです。しかも一つ二つでなく……。人も家畜も助かりました。これは神の奇跡です。」

私は胸が熱くなった。

村の井戸には既に四基の手押しポンプが装着され、水汲み場も作られていた。人々は落ち着きを取り戻していた。残る井戸も時間の問題になっていた。バケツや水壷が所狭しと並べられ、子供たちがはしゃぎ、女たちは楽しそうに井戸端会議に余念がない。

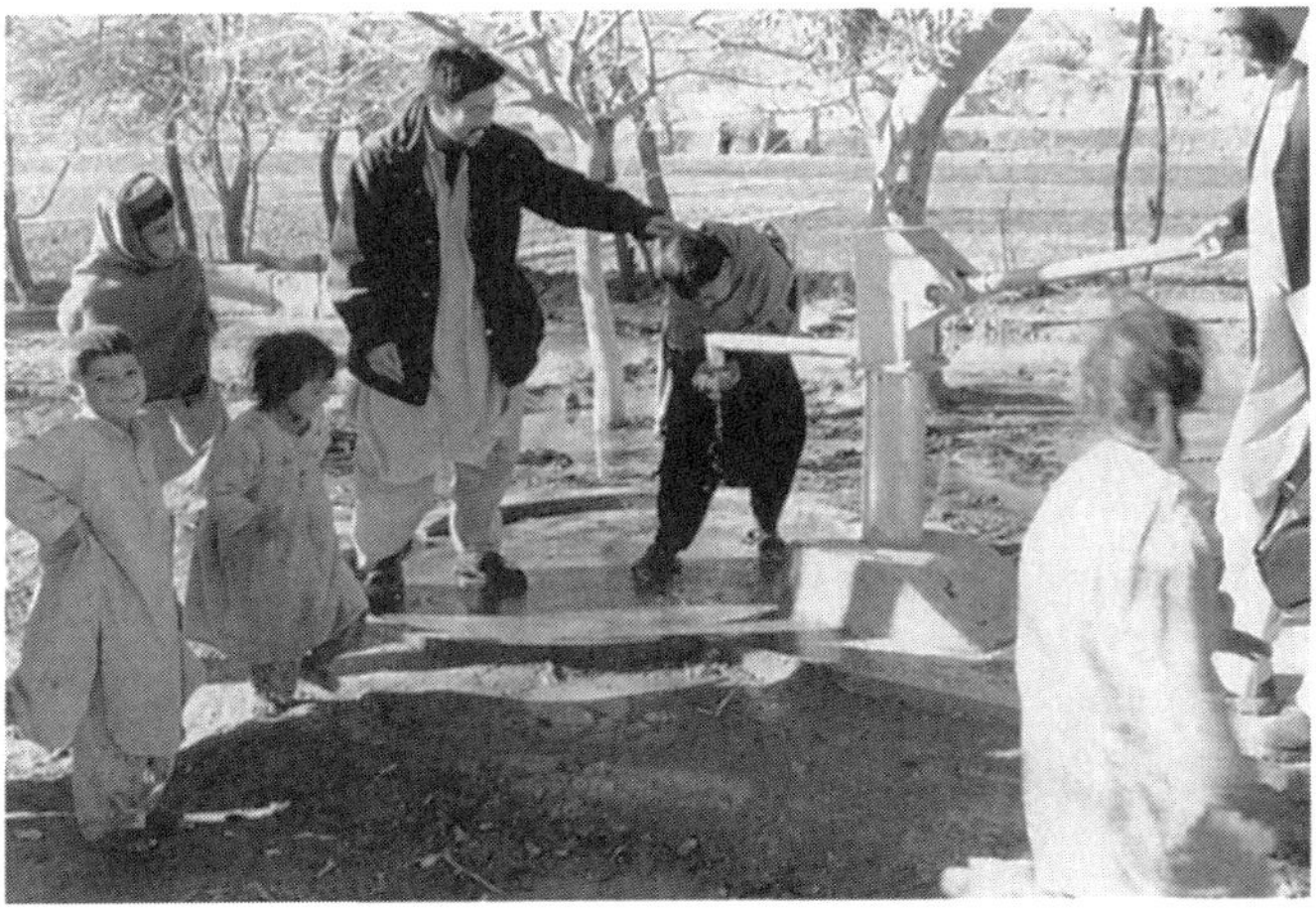

完成した井戸を喜ぶ子供たちと蓮岡

長老が述べたように、本当に奇跡だったのかもしれない。私たちがこの地に現れたのも、おそらく神の思し召しなのだろう。これは私すべき業績ではないのだ。私たちの役得は、復活した村々の人々と喜びを共にできることである。そして、それは何にも代えがたい尊いものである。差し出された一杯の冷たい水が美味しく、自分もまた、命の力を得たような気がした。この世界の片隅の、見捨てられた村の一角にこそ、神はその気配を現される。欧米諸団体との確執、これ見よがしな国際援助の宣伝と実のなさ、仏跡破壊をめぐる報道、政治的な国際世論、ペシャワールや日本での騒々しい出来事……。心ない我執には見えぬ世界があるのだ。全ては遠い光景である。

あとがき

あの悪夢のような旱魃《かんばつ》に対してペシャワール会が行動を起こしてから、ほぼ一年を経過しようとしている。振り返れば、まるで「火事場の糞力」と言うべきか、小さな日本のNGOとしては身に余る事業であった。アフガニスタン東部の広大な旱魃地帯に速やかに展開し、約二十万人以上の難民化を防止するという大事業となった。その上、二〇〇一年三月からは、国連制裁で外国団体が次々撤退し始めたので、これに逆らう如く、旱魃避難民が集中する首都カブールの貧民地区に五つの臨時診療所を新たに開き、既存のものを併せると一病院、十診療所を運営、過去最大規模の活動となっている。

この対策資金は、すべてペシャワール会会員たちの熱意によるものであった。日本中が欧米筋の情報に踊らされていたとはいえ、内乱に続いて仏跡破壊問題がおき、アフガニスタンの評判は過去最悪であった。いつの世でも、真実の声は少数である。その中にありながら、真に実情を理解して同情を寄せる人々の厚意の結晶と言えるだろう。また、特筆すべきは若者たちの参加で、心ある者が世代を越えて存在することを確認したのも大きな成果であった。

しかし、私たちが読者に訴えたいのは、自分たちの英雄的な戦いでもなければ、自己宣伝でもない。かつて「ペシャワールについて語るとは、人間と世界のすべてを語ることである」（『ペシャワールにて』）と述べたが、ここには人間の矛盾、その栄光と悲惨の総てがある。そして今、竿頭《かんとう》一歩進めて、現在アフガニスタンで進行する戦慄すべき事態は、やがて全世界で起きうることの前哨戦に過ぎない。経済不況の危機感も、「地球環境」や「人権」などの美しい議論も、やがて来たるべき破局に比べれば、大したことではないようにさえ思われる。人間と自然、人間と人間との関係においてもまた、その矛盾の帰着が、今、集約的な形で劇的に展開していると言えるからである。

世界に知らされざるこの光景は、私たちが文明と呼ぶものの総体、政治、経済、文化、技術など、あらゆる分野の人間の営みの、危機的実態を根底から問わずにおかない。そして、この危機のさなかにありながら、戯画的な人為の小世界に埋没する我々の姿も浮き彫りにされるだろう。

現地ではなおも全力をあげた戦いが続いている。二〇〇一年八月にはカイバル峠のトルハムにおいて六八メートルで水を得た。これはかなり大掛かりな事業で、大口径一八インチのボーリング掘削を三ヵ所で行い、国境のバザール全体に給水設備を備えるという歴史的なものであった。折からUNHCR（国連難民高等弁務官事務所）とパキスタン政府が、ペシャワールの難民援助から一転して「難民帰還計画」を本格的に実施し始めていた。情勢は更に混迷の度を深めると共に、トルハム国境もまた混乱しようとしていた。おそらく不安と傷心の思いの帰還難民は、国境でふんだんに飲める水で渇きを癒して旅立てるであろう。漠々たる水なし地獄の絶望ではなく、多少でも勇気と希望を持てるであろう。

なお、八月までにPMSのロダト郡の水源事業は一八〇ヵ所の作業地で見通しをつけ、さらにスフェード山脈南麓のアチン郡三二〇ヵ所の水源に挑もうとしていた。八月二十三日現在、総作業地は六一八、利用可能な水源が五五二である。これにアチン郡に拡大すれば、年内には作業地一〇〇〇ヵ所に迫る。東部で最も人口の集中するニングラハル州全域をカバーし、約百ヵ村で四十万人が流民化を避けうるだろう。一年前の七月三日にダラエ・ヌール渓谷から発して、八月二十日にソルフロッド郡を対象にPMS水計画事務所を開いてちょうど一年である。

私たちの事業は確かに、水や食糧、最低限の医療という、単純に「生きるための戦い」である。しかし同時に、生死の狭間で突きつけられた事実の単純さの故にこそ、人間にとって何が本当に大切なのか、示唆するところがあると思っている。心ある人々の理解を祈るばかりである。

最後になりましたが、本事業に私心なく快く協力された多方面の方々に、心より感謝いたします。

平成十三年夏　アフガニスタンにて

涸れる井戸を掘る

蓮岡　修

現地活動報告　PMS WATER SUPPLY PROJECT

（二〇〇〇年八月～二〇〇一年六月）

二〇〇〇年八月の下旬より始まったこのプロジェクトも六月で約十一ヵ月が経過する。開始当初は技術面の経験不足や、対外交渉の不十分が原因で多少の混乱はあったが、八ヵ月を経過し、我々の誠意ある活動がまず当の住民達に認められ、またそれを統括する地方政府が我々を優先的に保護するような政策をとった為、現時点では現地の状況をふまえれば、作業は、当初の予算で立てた計画でほぼ予定通り進んでいると言える。

WATER SUPPLY PROJECT（水源確保計画、以下ＷＳＰ）では、開始から今までを、三つの時期に分けて、それぞれの時期に合った方針を決定してきた。すなわち、

八～十一月　緊急期

十一～二月　維持期または編成期

二～五月　　拡大期

であり、予算状況と旱魃《かんばつ》の状態を照らし合わせてこの時期決定を行った。

緊急期下の状況と方針決定　二〇〇〇年八月～十一月

計画開始当初、活動の中心になったのはアフガニスタン東部の中心都市ジャララバード市

があるニングラハル州ソルフロッド郡であった。ニングラハル州は大小二十二郡から成っており、二〇〇〇年七月にWHO（世界保健機関）から出された報告によると、このうちの四郡が危機的な旱魃の影響を受けており、特にソルフロッド郡はこの四郡の中でも人口密度が最も高く、難民の大量発生及び飢餓の可能性に直面しているとされていた。

ＰＭＳ（ペシャワール会医療サービス）が持つアフガニスタン三診療所の一つダラエ・ヌール・クリニックから、「最近クリニックで渇水病や汚水飲料による下痢症状を訴える患者が多くなり、周囲の村では水不足によって畑の殆どが干上がり、飲料水も徒歩で何時間も歩いて確保せねばならなくなっている」と報告が入ったのが六月の中旬であった。

そして早速当院の医師が調査に出かけ、医療の面から考えても緊急に飲料水の確保が必要であるとの報告結果を得て、それから必要な道具類を買い揃えて現地へ輸送し、既存の涸れ井戸やカレーズ（地下水路＝横井戸）の再生作業を開始したのが七月初めであった。

ダラエ・ヌールでは井戸よりも伝統的なカレーズの方が多く存在し、また住民に利用されてきたため、涸れてしまったカレーズの再生作業が当初の主な活動となった。クリニック周辺一帯に約四十のカレーズが存在したが、我々は九月までにこのうちの三十六のカレーズの再生作業に着手し、殆どにおいて再生は成功を収め、戦闘及び旱魃によって難民化していた一帯の住民一万人の帰還の大きな要因になった。

ダラエ・ヌールはクリニックがあった関係上ＰＭＳに対する住民の協力感が強く、また当

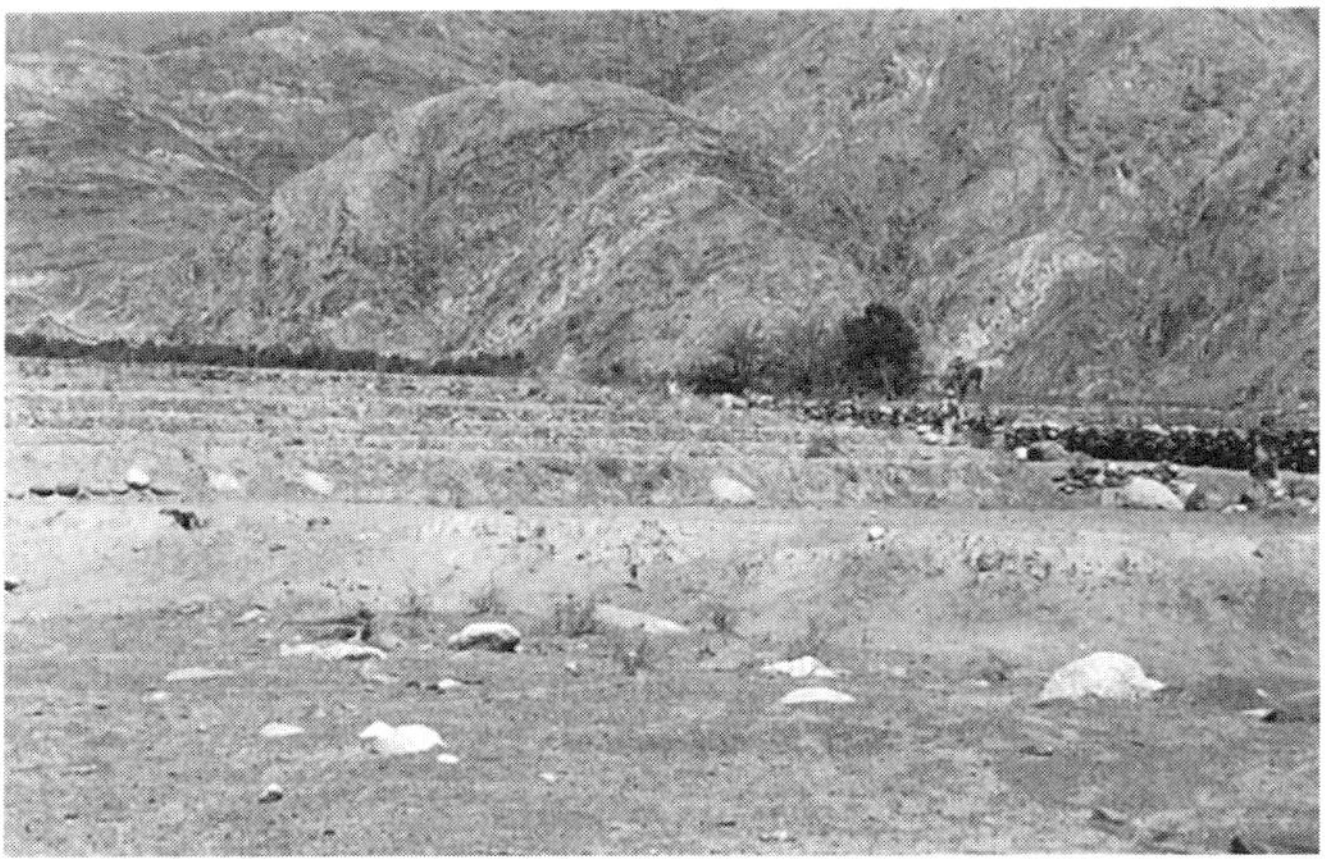
涸れ果てたアムラ村の水田

地出身の医療スタッフも多かった。そこでその中の一人を責任者にし、現地の伝統技術と出身者のみが持つ村の人間関係に沿った独自の作業体制を執《と》らせた。このようにして、ダラエ・ヌールでの活動は、現地出身の古参の医療スタッフの指導のもと七月より始められた。

ソルフロッド郡で水源確保計画が開始されるのは、アフガニスタン東部での旱魃の影響が深刻化し、水不足のための難民大量発生が決定的となった八月後半であった。

当初のソルフロッド郡の状況は、二〇〇〇年一月からほとんど雨が降っておらず、四月の麦の収穫は前年度の約半分。前年度も水不足に悩んでいた状況だったので、例年から言えば三割程度の収穫しかなく、四月以降の二次作付けも一部の川沿いの地域を除く地域では始められなかった。このような状況下で、住民の約二割が難民となって、都市部や、パキスタンに住む親戚や近親者をたよって農村を後にしている。残った者は、そのような頼れる程の裕福な近親者の無い貧しい者達ばかりだった。彼等には、WFP（世界食糧計画）が時々地元のアフガン人が主催するNGOに道路工事などを下請けさせるプロジェクトの報酬として、一家が暮らせる最低限の量の小麦を確保していた。我々が活動していたジャララバード市を中心とするソルフロッド郡周辺では、WFP以外でもUNICEF（国連児童基金）、UNHCR（国連難民高等弁務官事務所）等の国連機関が同じような方法で住民達に援助物資を還元しようとしていたが、有効な結果を得ているようには思われなかった。

人々の生活に不可欠である飲料水については、それまで使っていた井戸の九割以上は涸れており、住民はNGOがボーリングで掘った井戸の水を汲みに行くか、涸れ井戸を三日もしくは一週間ごとに共同で手掘りし、汲み出した泥水を沈澱させた後、きれいな上澄み部分を飲料水として使っていた。

ボーリング井戸はほとんどが外国系NGOによって掘られたものであったが、中には旧王権時代の物や、個人の金持ちによって掘られたものもあった。しかし八月時点でそれがあるのはソルフロッド郡全体で約十ヵ所、住民は絶対的な飲料水の不足に直面していた。

八月の最初の調査で、我々は郡の中心を走る縦貫道路をだるそうな足取りで水を汲みに歩く多くの女性子供をあたりまえのように見ていた。元来、水汲みは女性と子供の仕事だと言われていたが、あまりにも水場が遠い為、ロバを利用して水を汲んでいる姿も見られた。人々は遠くの場合は六キロ、普通二キロ程度のガタガタ道をバケツや缶に水を入れて運ぶ。水場は大変な混雑で人々は並んで水を待つ。畑は手のひら大にひび割れていて比較的強い雑草すら生えていなかった。

このような天災に加えアフガニスタン特有の血族同士の敵対関係が、例えば涸れ井戸の再生等の共同作業を円滑に進められない理由の一つになっていて、更に事態を悪化させていた。まず人種があり、氏族があり、次に出身があり、村、苗字、血縁という風に関係は細分化されていくが、それが末端に行くほど結束は強く固いものになる。氏族間で争いをするほどであるから最小単位に近い「村」では、今でも周りを城壁で囲み互いに他の村を常に威嚇している状態である。今でもバダル（復讐の掟）が当然のように実施されるこの社会の人々には、共同作業も理解し難いものであった。

このような天災と人災が重なり合う最悪の状況でわれわれは作業を開始した。基本的な方針は、中村医師の決定に従った。すなわち、

「住民に道具を配り、まったくアフガン社会に属さない勢力として住民達に共同作業を呼びかけ、とにかく今すぐに必要なだけの井戸を掘らせる。既に掘られていた井戸の再生が最も早く水が出るのでこのような井戸の再生作業を優先し、ＰＭＳは作業の監督をするエンジニアを派遣し質の良い物を残す。作業計画は、

一　手掘りによる水位の確保。
二　確保した水を、滑車と水バケツを配ってすぐに住民達に利用させる。
三　その後、排水ポンプを投入し、水位を十メートル確保。
四　その後、ハンドポンプを取り付ける。」

その後、作業計画は何度か変更を重ねるが、これが最初の緊急期に立てた基本方針であった。この基本方針に基づいて、とにかく作業地を拡大していくというのが緊急期の進め方で、これによって十一月初めまでに作業地は二〇〇ヵ所近くに急増した。

作業の進め方は別項で詳しく説明するが、この時期に我々の作業が他のNGOと比べ迅速だった理由に、アレンジメントの俊敏さがある。井戸掘りが始まる前のこの作業の流れを簡単に書くと次のようなものになる。

(1)　村に入り聞き取り調査。もしくは陳情に基づき調査。
(2)　必要な場合は、村の長老を集め、活動の説明。同意を取る。
(3)　エンジニアを派遣し、作業箇所確認。方針決定。
(4)　道具係りがエンジニアに必要なだけの道具を配り、エンジニアは現地の責任者と管理について同意書を交わす（事務所で保管）。

(5) 作業開始

ＰＭＳ以外のＮＧＯはこの調査の時期に普通四ヵ月を費やすと言われていた。だがＰＭＳは予算が寄付金から来ており、至急の作業に妨げになるような必要以上のレポート提出は除いても良いと中村医師から指示があったので、この書類作成に使われる四ヵ月を約二、三日に抑えることができた。一部の地域で作業箇所の過密などの問題が起こったが、それらを除けばあの状況下では効果的な進め方であったと思われる。

また開始直後から村人の陳情書がジャララバード事務所の方に毎日届き、それはしばしば長老の手によって届けられたので、事務所の門は多い日で三十人の陳情者が座り込んでいる状態になった。この頃届けられた陳情は一日平均十五件で、半年を経た五月までの陳情の総件数は六〇〇にも上るが、多くはこの緊急期に受け取ったものである。

緊急期ではこのような陳情に優先的に応えていき、陳情から僅か二日後に我々が調査しに来たと住民を驚かせた。

また現在、現場監督として残っているエンジニアや、オフィスのスタッフのほとんどをこの時期に採用した。現在エンジニアは約四十五名、オフィススタッフは二十名である。採用方法は、①書類選考、②技術面接、③人格判断、④最終質問、⑤採用決定の順に行われ、これについては、先に採用した事務長と蓮岡のみで行った。技術面接に時間をかけて行ったが、特に誠意を持っていそうな人間のみを採用するよう努力した。また管理を担当する事務方のスタッフは、前に述べた条件の他に、できるだけ若い人材を集めるようにした。それまでの短い経験で、中年以降の人間は対外交渉には実力を発揮するが、実務ではすぐ怠けて、権力志向が強いことを目の当たりにしていたので、緊急期の実戦部隊として働くには、手足となり昼夜体力的に動ける兵隊のような人材が必要と思われた。

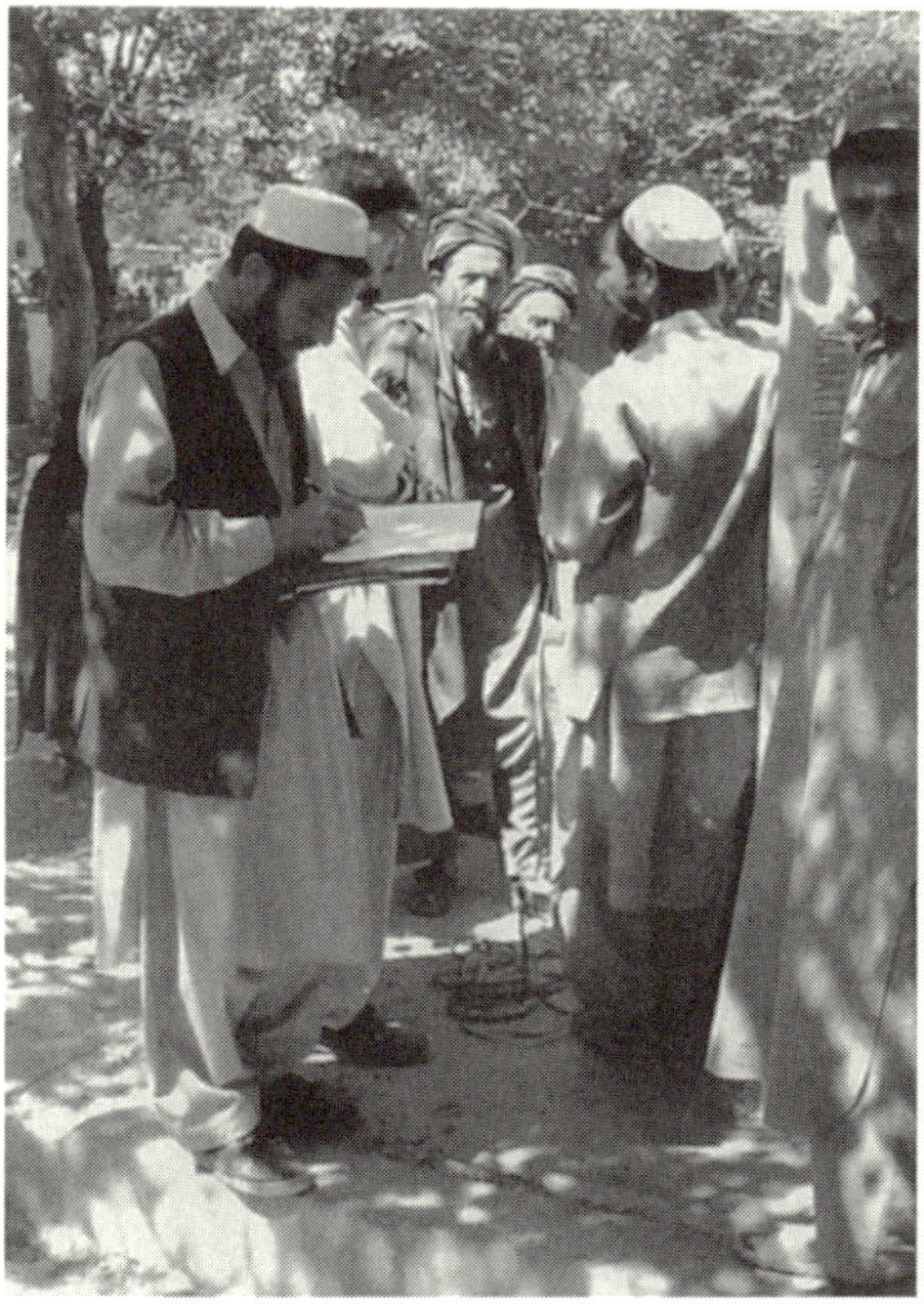
村での聞き取り調査

こうして集められたスタッフは週一回の勉強会、パキスタンにあるPMSホスピタルからの事務員短期派遣等の直接的な指導によって、形づくられていった。最終的には、エンジニアは他のNGOで働いたことのある経験豊かな者を集め、スタッフは平均年齢二十七歳の若くて正義感のあるよく働く者たちだけで固めた。現在、中年層の人間を事務方に加えなかったことによって対外折衝などには問題が幾つか生じてきているが、実質面の労働に関しては当初の意図があたり、早く正確に仕事をこなすことから、他のNGOから「ヤングジェネレーション」と賞賛をあびる、技術面でも経験面でも充実しつつある集団になってきている。

緊急期において我々がとった政策の特徴を挙げるとするなら、

一　作業地拡大を大前提とした、大量のアレンジ。調査から作業開始までの俊敏性の重視。

二　短期計画用雇用。実務部門重視。若年層への教育による人材育成。

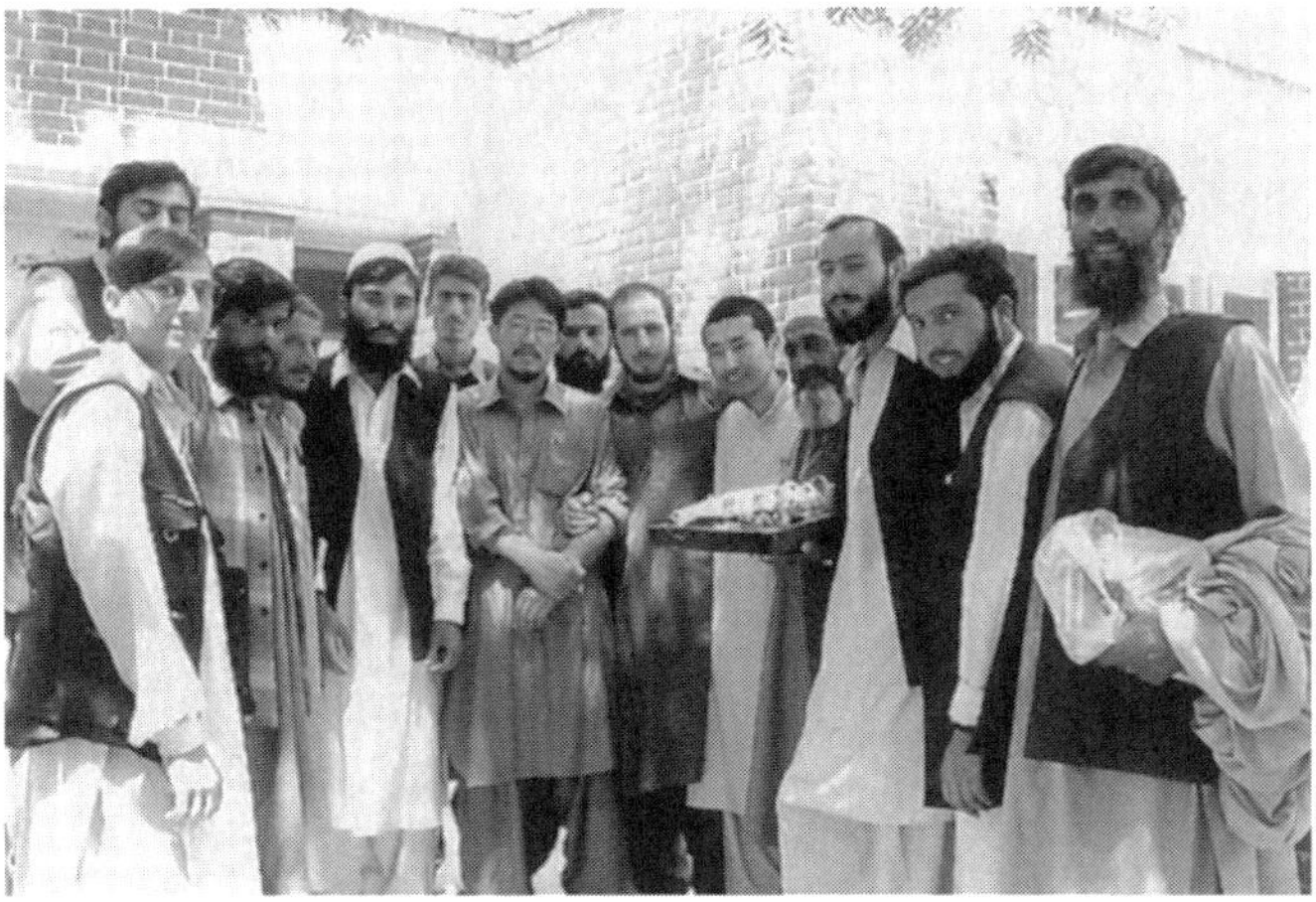

平均年齢27歳のスタッフ

三　道具等の大量購入（これについては別項）。
と、いうようなことが言える。

緊急期における対外状況

我々が活動を始める前にソルフロッド郡では既に幾つかの外国系NGOが活動していた。主だったものは、DACAAR、GAA、ARAB、SCA、等で、簡単にそれぞれの性格を説明する。

DACAAR（デンマーク―アフガン救援会）はヨーロッパの五ヵ国共同で運営している完全政府出資の団体で、本部はデンマーク。アフガン国内に四〇〇〇本の井戸を設置し、潅漑工事なども手がける。ソルフロッド郡を中心として東部アフガニスタンでも活発に展開し、ソルフロッド郡では約一五〇個の井戸を残していた。そのほとんどが住民の既に掘っていた井戸にポンプを備え付ける作業で、自分達で掘ったものは無く、旱魃時期にはその九割以上が完全に涸れていた。PMSはその内ソルフロッド郡の六十六個の井戸の再生を行った。

GAA（ドイツ―アフガン救援団）は、ドイツ政府の完全出資で運営されている団体。作業内容は大体DACAARと同じで、農業用水路の工事や橋敷設工事なども手がけている。ソルフロッド周辺にもDACAARと同じようなハンドポンプを設置する工事を進めていたが、同時に二十本近いボーリングによる井戸も作っている。これらは全て地元のボーリング業者に請け負わせて行った工事だが、二十本のうち約十本は旱魃当時完全に涸れていた。他の井戸もこの半年の間に何本か涸れたが、彼らのボーリング井戸は住民の命をつなぐ重要な水源であった。八月以降もボーリング作業は続き、五月時点で涸れていたものを除き八本の良質なボーリング井戸を確認している。

ＡＲＡＢはサウジアラビアが出資しているＮＧＯで基本的にＤＡＣＡＡＲ等のやった作業の範疇をでないが、作業は粗悪で井戸の前には看板を立てていた。

ＳＣＡ（スウェーデン委員会）は、医療面でも過大宣伝で実の無い作業を続けているが、水関係事業でも粗悪な井戸を多く残し住民達の不評をかっている。我々も九本のＳＣＡの井戸の再生作業を手がけたが、水が豊富な大学構内であった。

この中で、緊急期に最初に問題が生じたのはＤＡＣＡＡＲであった。これについては、我々の技術的な経験不足と、また対外交渉の不十分さに依るところが大きい。彼らは我々の活動を最初から「素人ＮＧＯの破壊行為」と批判した。

ＤＡＣＡＡＲの言い分は、「最近ＰＭＳが我々の井戸に対して、組織的に再生作業を行っているが、技術が稚拙なため、記録用の柱など、定期確認に必要なものまで壊している。再生作業は住民の為なので、文句は無いが、作業後はＤＡＣＡＡＲの井戸として完全に復活させて戻すように」というものであった。

ＰＭＳは、緊急期では技術者を庸しているとはいえ、中村医師をはじめ蓮岡もまだ素人の域を脱していなかったので、細かな指導はなされていなかった。早速事実関係を確認し、確かに破壊していることが分かったので、DACAARに対して謝罪をし、また相手方の要求を完全に呑む形で同意書を取り交わした。後に技術面で改良が進み、状況を次第に把握し、DACAARやその他のNGOの実情が分かってくると、この時の同意書はPMSにとって割に合わぬものとなった。が、この時は、とにかくどのような形でも水を出すのが至上命令であったので、それほど重要視せず処理をした。

DACAARとは現在も問題交渉中であるが、我々の実力が上がり、きちんとした仕事が住民達やNGOの間で認められてくると、次第に同意書の内容は変更され、トラブルは減っていった。これらについても別項で説明する。

編成期または維持期　二〇〇〇年十一月〜二〇〇一年二月

計画開始当初、我々WSPは二〇〇一年三月で一旦活動を終了する予定であった。スタッフの雇用も半年間ということで契約しており、それに合わせた給料体系で少し高めの給料を支払っていた。だが我々の仕事に関係なく、天災である旱魃は続き、二〇〇一年も雨量の増加はあまり見られず、去年と同じ状況で水不足に直面する、という見通しが濃厚になってきた。事務所に届けられる陳情の数は減らず、難民化は全く収まっていなかった。

このような状況を検討した結果、中村医師の最終決定によって、作業の半年間延期の措置がとられた。この決定によって、緊急期で拡大した作業地をこれ以上拡大せず確実に終わらせていくという当初計画していた維持期のセットアップから、長い見通しで作業地を拡大しつつ、またそれに合わせた組織の充実を図っていくという編成期のセットアップへと方針の変更がなされた。

まず組織のシステム化を進めたのがこの時期であった。これ以前は中村医師の下に現地責任者の蓮岡がおり、ここから直接各セクションのスタッフに指示が与えられていたので、不正が少なく、スタッフの士気が高まる反面、能力のあるスタッフの出番を抑えている傾向があった。また、蓮岡自身が全てを確認しなければならないため、身軽な行動が取りにくくなっており、工夫のアイディアも出にくくなっていた。それに、勢いだけで団結してきた感の強い集団にきちんとした秩序がそろそろ必要になってきていた。

このような要求に応えるために、まず周りから突出し能力を自然と発揮してきた指導力のある者をチーフとして任命し、それぞれ責任を与えて作業を監督させ、蓮岡は指示を出し、その結果を確認して作業を把握していく方法を執ることにした。組織の仕事と編成としては全く当然のことであるが、まず蓮岡自身がまったくの素人であったことと、組織に組み込まれるのを嫌い、個人プレーの多いアフガン人をまとめることが難しかった為、必要以上に長い時間がかかってここまでたどり着いた。体制を作った後振り返ってみれば、緊急期に全ての仕事を経験したことがたいへん助けになった。

この時期、信頼していたアフガン人の事務長がタリバン政府の命によりPMSを去る出来事があったが、組織のシステム化により彼のいなくなった分も処理できた。その時出来上がった組織は更にシステム化され、現地にあってはかなり稀な、情報交換が迅速にできる組織として現在機能している。

編成期から続くPMS給水計画（WSP）組織概要

別記するWSP組織図表（二四七頁）に基づいて、緊急期から現在にいたるまで作業方法の変更は何度か行われたが、道具、設備、人員配置からみても、大体現在行われている作業手順に固定しつつある。それらを簡単に説明したい。

1　調査班による実地状況確認

調査班は専門の調査員一名、技術者一名によって編成される。陳情のあった場所や、計画に沿った作業が必要と思われる場所に行って、現地の住民とコンタクトをとり、状況を確認する。この際、調査員は次の手順で作業を進める。
(1) まず、村に入って自分の目で状況を確認する。
(2) 地元の人間に聞き取り調査。
(3) 子供を中心に聞き取り調査（水を汲むのは主に女性と子供である）。
(4) 村の実力者、もしくは長老と会って聞き取り調査。
(5) 住民達には決して作業を開始する約束はしない。
(6) 総合して、調査記録用紙に記入する。記入内容は、村の名前、家族数、人口、地図、難民（離村）状況、現在の水の入手手段、以前の井戸状況（場所、現水位等を正確に）、責任者、実力者の名前……等。同時に全体地図に記入。

2　アレンジ作業

調査班の報告に基づき会議を開き、作業開始の必要性を検討する。この時に、他のNGOの井戸を再生するのか、または新井戸を掘り始めるのか、派遣するエンジニアは誰か、住民自身に最初に給料なしでどれだけ掘らせるのか、等を決める。

作業開始が決定すれば、蓮岡とチーフエンジニア、もしくはどちらかが、調査班と一緒に現地に行って、最初に確認をする。確認後長老をそれぞれの村から集めて、作業前の同意を得る（アレンジの方法についても別項で詳しく説明）。

3　エンジニア派遣、作業準備

同意が確認できたら、エンジニアを現地に派遣、場所の選定と作業員の確認、道具の管理の確認が行われる。場所の選定は大体アレンジで終わるが、地質学上不都合な場合は、再度検討が行われる。作業員の人数はこれについても別項で詳しく報告するが現在では一チーム四人（二人が井戸底での作業、二人が地上での作業）。専用の出席表があり、この時名前の記入と顔合わせをする。必要な道具類は、道具係一名がその出し入れを管理している。

道具係は、エンジニアの要求に基づき道具配布申請をチーフエンジニアに提出する。チーフエンジニアはそれを確認し現地責任者の蓮岡に報告し、確認後初めて支給される。支給に際して、道具の紛失等に関してはエンジニアが全責任を取ることを約束させる。エンジニアは道具

WSP 組織図

ダラエ・ヌール
目黒

DR 中村
↓
蓮岡
↓

道具	事務	監視	会計	一般	チャック	機械化
1人	2人	4人	3人	（手掘り）作業	（井戸枠）製造 8人	・ハンドボーリング 5組（5人×5）
				現場監督 47人		・排水ポンプ 11組（6人×11）
				労働者 平均500人		・エプロン 3組（5人×3）
						・ハンドポンプインストール 2組（2人×2）
						・チャック運搬 1組（3人×1）

＊事務方スタッフ……約20名
日本人………………2～5名
車輌6台バイク9台

係とスケジュールを合わせ、現地にトラックで道具を運び、現地の責任者、もしくは管理者と道具の紛失に関しての誓約書を取り交わす。道具を配布後、作業開始を待つ。

4　手掘り作業開始

作業は前述したように現在四人一組で行われている。二人が地上で滑車を操作し、井戸底から掘り出された土を上げる。残りの二人は一人ずつ井戸底に降りて、土を掘り出す作業をする。井戸の中は酸素が薄いため大体二時間交代で一日八時間作業を続ける。使用する道具を簡単に説明すると、

鉄製滑車（チャルハ）、シャベル、ハンマー、ツルハシ（大、小）、先の尖った鉄の棒（九〇センチと六〇センチ）、ヘラ（＝土を掻きだす）、鉄ノミ、土用ゴムバケツ、ロープ五〇メートル（太い、細い、それぞれ）等がある。

この中で鉄製滑車は、市場で売られていたものに独自に改良を加えたもので、従来の物より軸の鉄棒が約二倍太く、ベアリングの強いものを特注し、手で握る部分の長さを少し長くした。これにより輸送がしやすく、重い石でも上げられるようになり、作業の能率は飛躍的に上がった。

5　巨石の爆破処理

また、ソルフロッド郡、ダラエ・ヌール郡、ロダット郡と我々が現在作業を展開している全ての地域では、一部の地域を除いて石が多い場所で、作業中に出てくる巨石をどのように処理するかが大きな問題になっていた。住民が個人的に始める井戸掘り作業がその途中で頓挫するのは、経済的に継続が不可能になる場合についで多いのがこの巨石で断念する場合であった。

ＰＭＳが最初に作業を開始したダラエ・ヌール郡は、畑の中でも牛のような大きさの石が至る所にあり、地下では玉石が層になって何重にもなっているため、作業のほとんどが石を掘り出すことであった。そしてそれらに混じって一トンを超える巨石が至る所で出現し作業はその度に中断した。これらの巨石

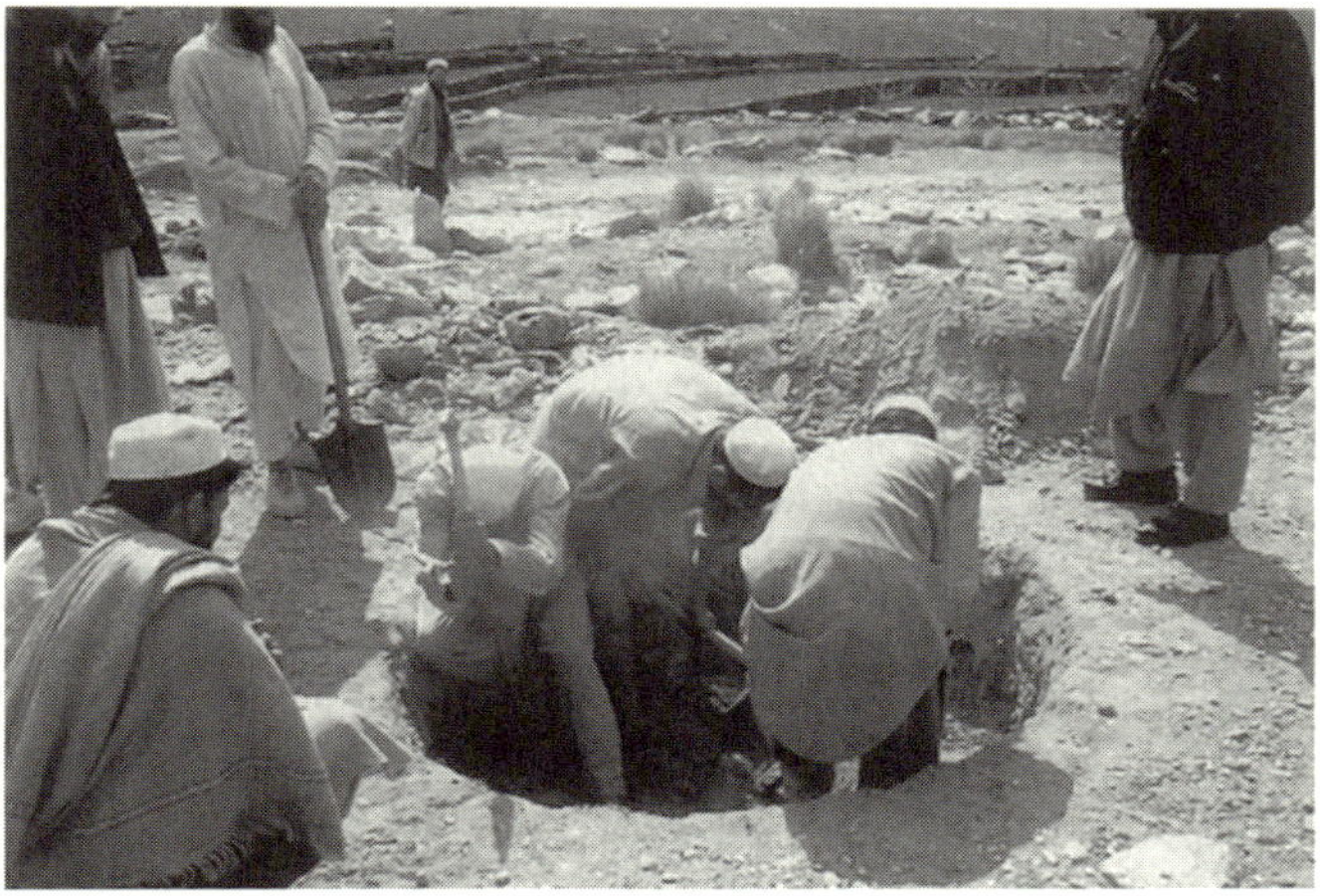

お祈りの後井戸を掘り始める

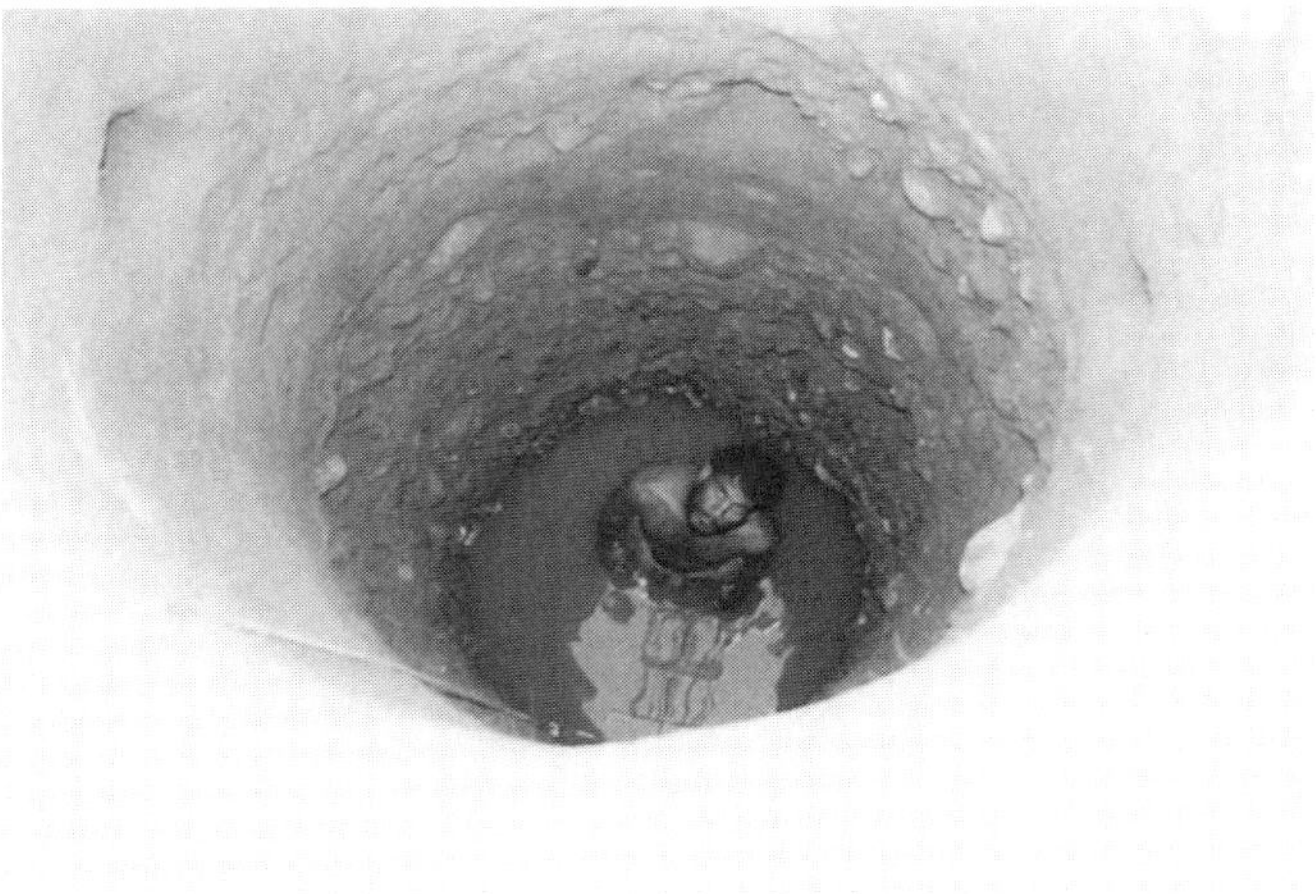

最初の４～５メートルは地元の負担で掘る

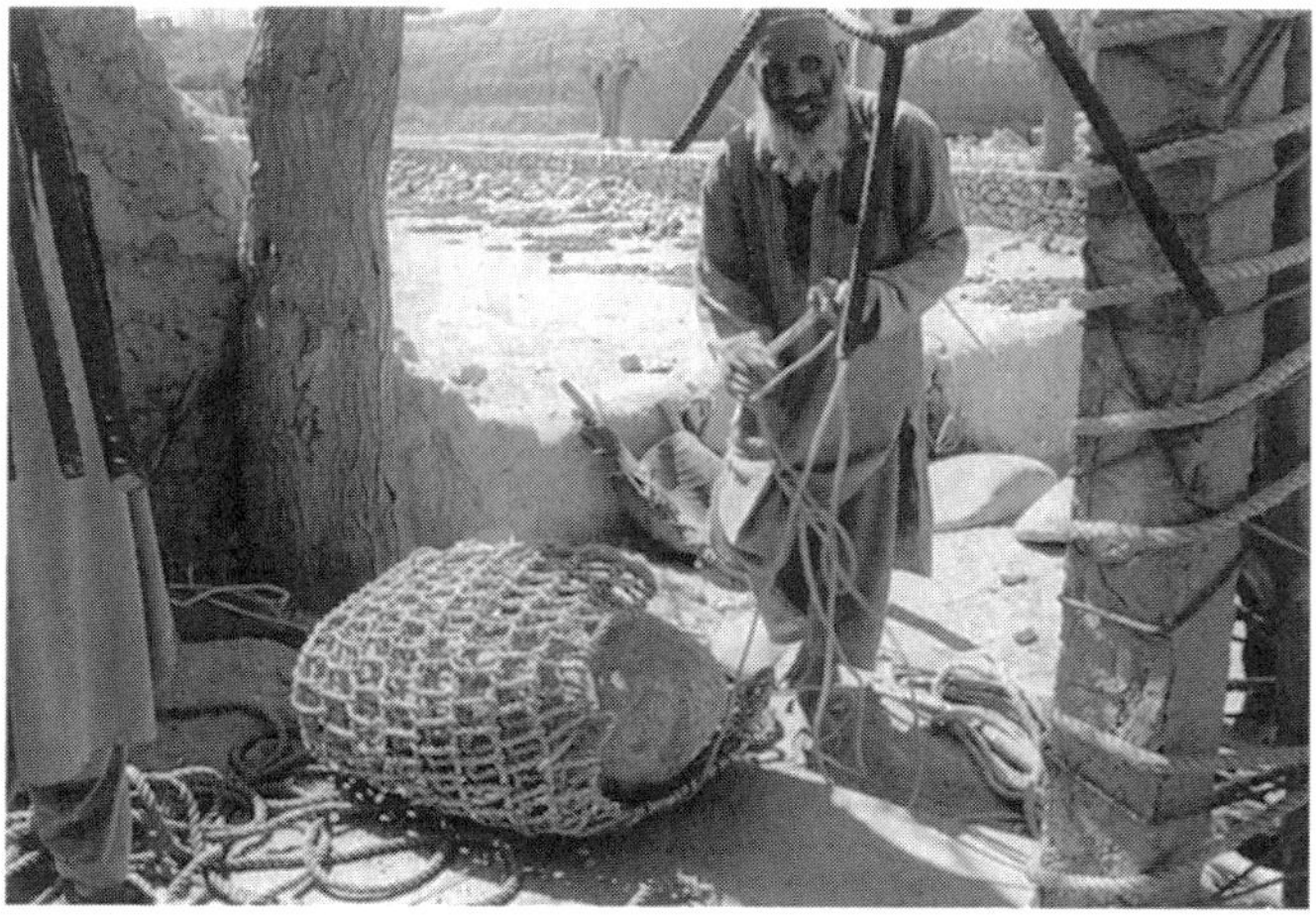

チャルハで巨石を上げる

は、グラエ・ヌールの地元では普通のダイナマイトによる爆破で処理していたが、危険で経験を要する作業であるため、当初は地元で専門の職人に外注していた。

そのうちソルフロッド郡でも需要が多くなったため、「風の学校」から派遣された中屋氏の指導のもと、安全で可能な限り事故の少ない方法で行う爆破班が養成されていった。初期の段階では器具も道具も不十分であった為、小規模な作業しかできなかったが、その後、元ゲリラで内戦中は爆破班としてソ連軍の戦車を粉砕していたというスタッフも加えた。さらに安全面を重視して最新の道具をそろえたため能率は良くなり、一日に五回もの巨石爆破が連続で安全に行われるまでになった。

爆破処理班は、中屋氏がかつてセネガルで実際に作業したときの経験と、地元にあった技術とを合わせて作ったもので、現地ではやはり革新的なものであった。使用する爆薬はすべて元ゲリラのスタッフの個人的な知己に依るもので、現地では政府が許可していない為、公には購入できない。爆薬にも何種類かあり、殆どがロシア製であった。というのは製造番号で分かるのではなく取り出す武器に依った。すなわち、爆薬の殆どは対人地雷、対戦車地雷、ロケット砲等から摘出され砕かれ使用しやすいような形に戻される。時には地雷の形が残ったままの物が手に入ってきた。現在政府は暗黙の了解で入手に関しては目を瞑《つむ》っているが、使用については正規の許可を得ている。

また、爆薬を爆発させる信管については、トライバルエリア（部族自治区）内のパキスタン国境にある武器市場か、例のスタッフが何処からか手に入れてくるチェコスロバキア製の物を主に使った。ロシア製のものもあったが、安いが粗悪で不発が多く作業に支障が多く出たため使用中止にした。

爆薬を巨石に埋め込むためには、約三〇センチの長細い穴が必要である。普通この穴は長い鉄製のノミで掘られていた。爆破の職人もこれを使っていたが、鉄はすぐに磨耗し作業に時間がかかる。PMSでは試作を重ねた結果、最終的には破壊され捨てられたソ連製戦車のキャタピラの部品からこれを作った。鋼《はがね》でできているため高価だが、強く長持ちするため作業は迅速になった。

通常の爆破は、石に穴を掘り、火薬を詰め信管もしくは導火線をセットして爆破し、発生したガスが消えるまで待ってから初めて次

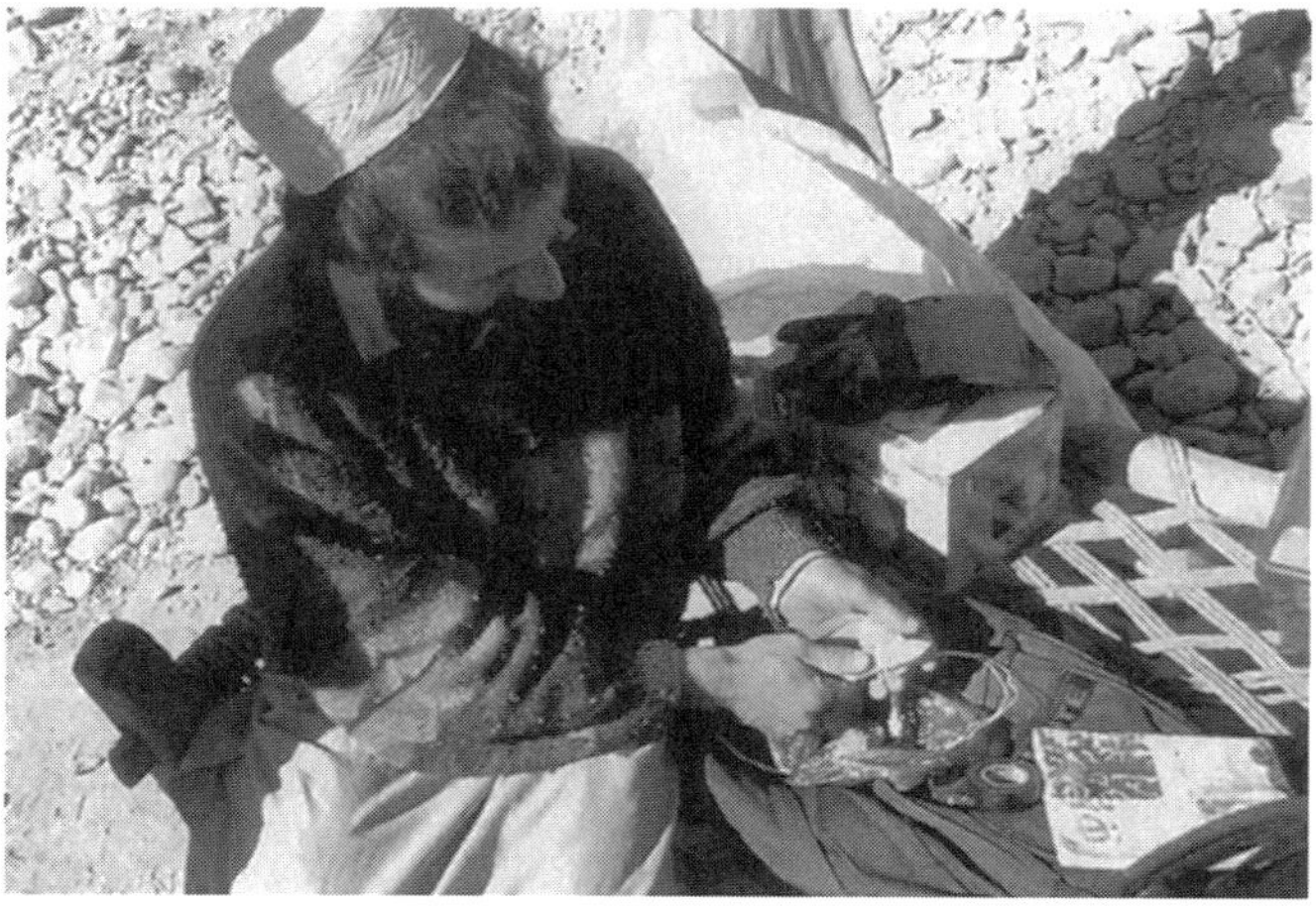

元ゲリラの爆破スタッフ

の作業ができるようになる。しかし、この方法では一日に限られた回数の爆破しかできないし、ガスが井戸底に残っていた場合、下に降りた作業員が酸欠になって死亡する恐れがある。実際、我々が作業を開始する前に他のNGOではこのケースで作業員が何人か死亡していた。

中屋氏の意見で爆破後は必ず送風機を回して完全にガスを地表に出してしまってから作業を開始させるようにした。これにより酸欠による事故は無くなり連続爆破も可能になった。

また、作業を急ぐ場合や、硬すぎて穴を開けるのに時間がかかる場合、エアーコンプレッサードリルによる掘削でこれを処理した。この機械を使えば、どのような質の石にも短時間で穴が開けられ作業範囲は広がった。

爆破班は二名、必要に応じて三名で編成され、車輌を自由に使わせて機動力を与えた。巨石による作業停止は、作業効率の低下、人件費など色々な面でマイナスが多い為、できるだけ早めに処理しなければならないのだ。

現在、ソルフロッド、ロダット郡に常時二名一班。ダラエ・ヌール郡に二名一班を置いており、一日平均四回の爆破を行っている。

6　ウォーターポンプ（排水ポンプ）作業

手掘作業によって水を出すことに成功し、その水位が約七〇センチ以上になった場合、シャベルによる井戸底の土の掻きだし作業は水中に潜らなければならなくなる為、大変困難になる。ここで、七馬力のウォーターポンプを七・五馬力の発電機で回し、水を吸い上げ、水位が下がったところを再びシャベルで掘り進めるやり方を考え出し、ＰＭＳ独自の方法として開始した。

この方法は、ダラエ・ヌールにおいて開始され、有効な手段としてすぐに採用され、車輪のついたウォーターポンプと移動用発電機はＰＭＳの活動のシンボル的な装備となった。

ウォーターポンプ班は現在十一組。一班の構成は、メカニック（操作員）一名、作業員五名（井戸底作業二名、地上作業三名）の計六名。三班に一人の割合でエンジニアが監督をする。

井戸掘りの作業員は作業地の村人から採用するのに対し、ウォーターポンプ班員は、二日間の講習の後雇用契約を交わし、固定した

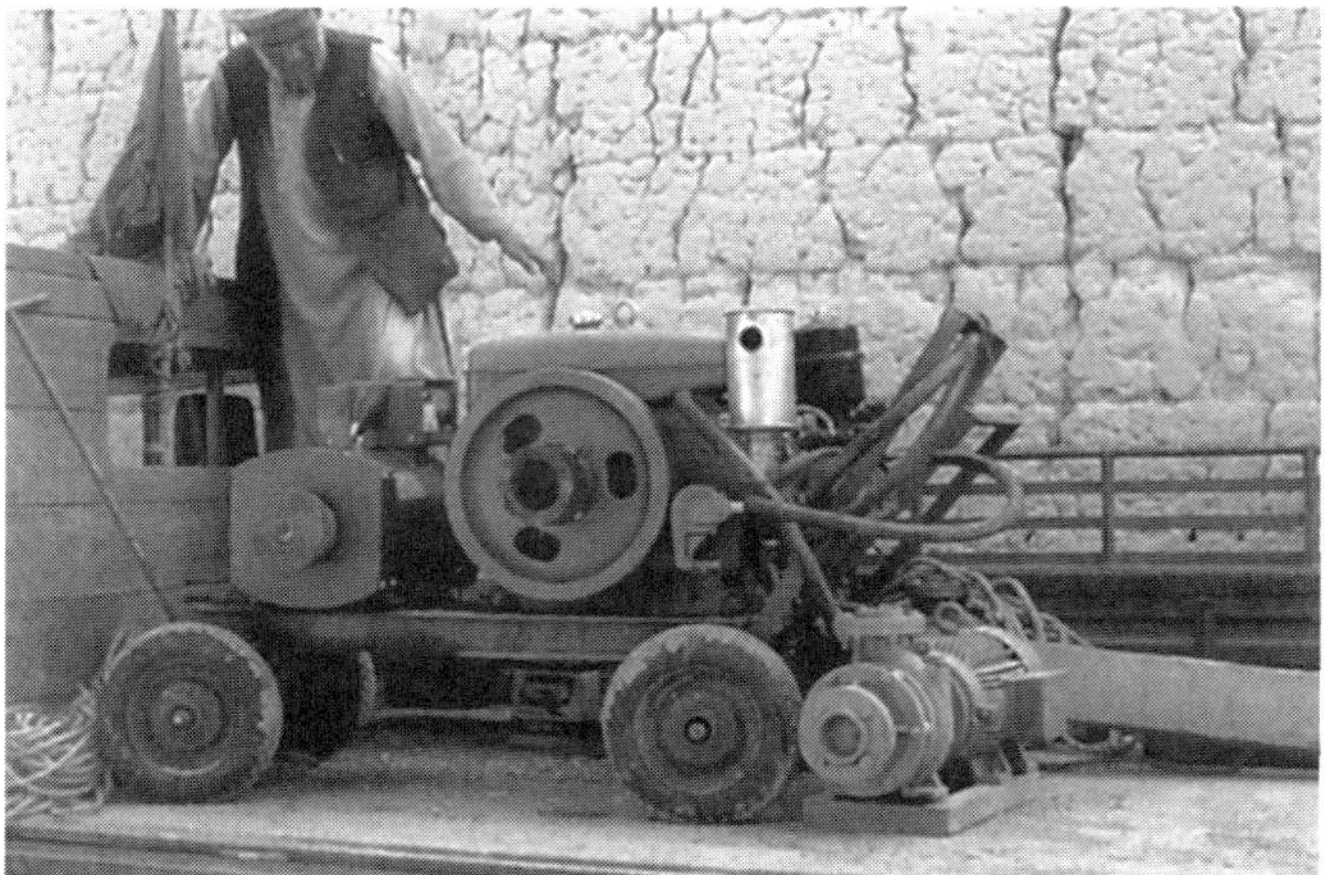

移動用ウォーターポンプ（排水ポンプ）

精鋭メンバーとして作業技術を向上させる。普通の地質で七〇センチの水位を確保した井戸であれば、平均して四日で二メートルの水位にまで掘り下げることができるようになった。

7　ハンドボーリング班

ハンドボーリングの作業は二つのケースによって始められる。

(1)　手掘り作業の最中、井戸内部の崩壊によって作業続行が困難になった時。

(2)　地上表面から観察し、また周辺の井戸の様子を調べ、掘削予定地が砂上の地層であると認められた場合。

ハンドボーリングとは、普通の機械ボーリングの規模を小さくし、エンジンでなく人力によって錘《おもり》を上下させ掘削していく方法で、

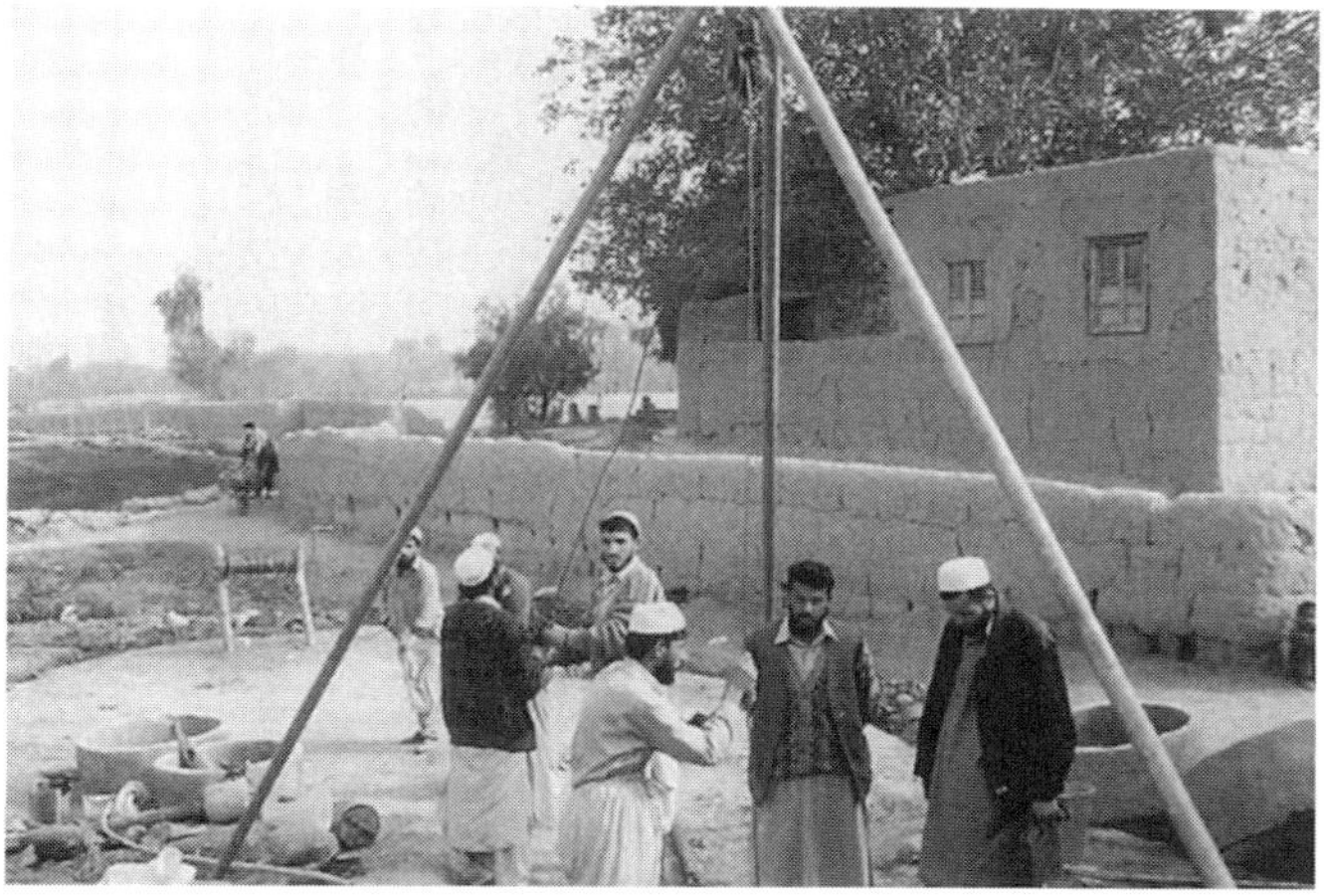

ハンドボーリング

普通機械ボーリングの穴が六インチ幅なのに対して、四インチ幅の細い穴を開けていく。

現在、ハンドボーリング班は五組。一班の構成は、手掘り作業四人、技術者一人の計五人。全体で二人のエンジニアが監督をしている。

ハンドボーリングは手掘り作業に比べ作業コストが高くつくが、一班によって作業が一貫してできるため、管理がし易く、輸送も必要としない。例えば手掘り作業によって水位を確保した後、ウォーターポンプ班が来るまでに普通二週間前後かかるが、このような時間的なロスがなくせるので可能な限りハンドボーリングの作業を奨励した。

また、ボーリング作業では石などの障害物が出てきた場合、それを取り除くのではなしに粉砕して作業を進めていくしかない。拳大の石の粉砕でも二日かかる事がある。その為に、手掘り作業では気にしなくてよかったポイント選びが重要な課題になってくる。始めれば引き返しはできないので、家々の位置などを考慮した上で、地層の調査を繰り返しポイントを少しずつ絞って作業を開始した。

我々は機械のボーリング設備は持っていなかったが、代わりに小回りの利く機動力のあるハンドボーリングを持っていたため、輸送用の大型トラックが入れないような幹線道路から外れた農家や村などにまさに神出鬼没な作業展開ができた。

以上のような工程で、水位を確保した井戸はTF（テンポラリーフィニッシュ＝一時的完了）

とコードをつけられ、水位の上下を観察し、最も安定した時期に最終工程の施工工事を始める。TF以降の作業は、

①井戸底に入れるチャック（井戸枠）や上部施工に使うコンクリート製の柱等の運搬
②配られたチャックの挿入作業
③上部施工班による工事
④ハンドポンプ設置工事

の四工程で、それぞれ別々のグループによって分業される。これらのスケジュールは、担当者によって振り分けられ、時間的なロスをなくすために、それぞれの部署の責任者には、毎日進行状況の報告義務がある。また、作業に使うチャックはPMSのチャック製造工場で生産されている。

8　チャック（井戸枠）等の運搬班

チャック等の運搬は後述するチャック製造工場から直接発送される。スケジュール構成は一班、運搬労働者四名、エンジニア一名、計五名。運搬に使用するトラックは三・五トンのマツダ。現場では幹線道路から外れている場所が多い為、農道を人力で運ぶことが多い。また、チャックの製造に必要な砂、砂利などを途中の干上がった川から採ってくる。

9　チャックの挿入作業班

ＴＦ（テンポラリー・フィニッシュ＝一時的完了）以降の作業が可能になり、スケジュールが組まれ井戸にチャックが運ばれると、すぐに挿入を専門にする作業員が三人編成で派遣され、井戸内部における作業をすべて終わらせる。チャックの挿入は主に二つの理由がある。一つ目は、井戸底にコンクリート枠を入れることにより、地下水に含まれる泥をそこで沈澱させ上澄みのきれいな水を取り出せるようにする。二つ目は、枠によって井戸内部の崩壊を防ぐ。チャックはこの理由から全ての井戸に入れられるが、その数は井戸内の状況によって異なる。

井戸の水位は雪解けによる地下水の埋蔵量に左右される。一般的には雪が解け始める三、四月頃に水位は上がり始め、雪が凍り始める十月頃から水位は下がり始めると言われているが、これは地層や山などの地理的条件によっても異なる。その為、井戸一つ一つに合わせ、最も水位が下がる時期を計算し、その時点で最後の掘削作業を行う。井戸の水位が最も下がっている時に、我々にできる最高の水位を確保するため、その井戸は最高の状態で上部工事を開始することになる。このような井戸は余程の事が無い限り当分は涸れることは無い。また涸れることがあるとすれば、その時は他の何万本の井戸も涸れているといっても過言ではない。

一般掘削作業を行って後に、ウォーターポンプ（排水ポンプ）班が二メートル前後の水位を確保するとコードでＴＦという状態になる。そして、他の井戸に転用するために鉄製の滑車（チャルハ）を引上げ、代わりに小型の釣瓶《つるべ》と水バケツを配って住民に井戸を使わせつつ水位の状態を観察する。

コードで言うF（工事終了）に向けての作業開始の時期が決まるまで、平均で二ヵ月。その間、井戸内部のチャック（井戸枠）はそのままにしてあるが、水位が下がり使えない状態になったり涸れたりすれば、そのチャックを外して再度ウォーターポンプ班による作業をせねばならない。

他の欧米系のNGOの中には、住民が自分達で掘った井戸に対して、わずか五〇センチの水位のものや時には水が無くても上部施工を行い、報告写真を撮った後は涸れてもまったく省みないものがあるのに対し、PMSは「涸れれば、観察期以内であれば何度でも再生させる」と明言し、またその通り実行してきた。その為、文字通り前例の無い異常気象の中、一回で終わる所は全体の半分程度で、普通は二回、多いところだと三回の再生を一つの井戸に対して行った。つまり多いところで計六回、作業の初めと終わりにチャック挿入班が派遣されることになる。このような井戸が並行で幾つかあるため、スケジュールを組む者も、作業員もいつも多忙であった。

他の団体は「仕事をこなす」のが目的であるのに対して、PMSは中村医師以下現地スタッフ全員がただ単純に「水を出す」事しか考えていなかったと言える。前述したような外国NGOばかり見てきた住民たちにとって、PMSの作業はまったく理解を超えたもののようである。住民の中に「どうしてそこまでやってくれるのか」と不安げに問うた者が多くあった。

10　上部施工工事班（エプロン班）

井戸内部の作業終了を慎重に見極め掘削の必要がないと判断されると、初めて上部施工工事班が派遣される。上部施工（エプロン）はコンクリートで行うため一度造ってしまえば、次に井戸内の作業をするためには多少壊さなければならなくなる。その為、施工の時期決定はチーフエンジニアの直接の指示のもとになされる。

エプロン班は現在三組。一班の構成はエンジニア一名、技術者二名、労働者二名、計五名。施工工事には技術がいる為、技術を持った左官を主に雇ってきた。

エプロンの形はユニセフの資料を参考にして、二〇〇〇年度の統一規格の型を採用した。現在、一般井戸用とハンドボーリング用の二種類が使われている。

このエプロンにもPMS独自の工夫が取り入れてあり、再生作業をする際、ハンドポンプが装着されている上部の大きめのチャック（トップリング＝井戸枠）が簡単に取り外せ、最小限の破壊だけで井戸内部のチャックを取り外せるようになっている。何度かの実験を通して、我々は住民達だけで簡単に再生作業ができることを確信した。

11　ハンドポンプ装着班

エプロン工事が終わり三日以上天日でコンクリートを乾燥させ固まったことを確認すると、井戸工事の最終工程であるハンドポンプの装着作業に入る。ハンドポンプは、カブール型と呼んでいる二五メートルまでの井戸に対応する物と、インダス型と呼んでいる三〇メートルから六〇メートルの井戸に対応する物の二種類を使い分けている。

ハンドポンプ班は現在二組で、二名の技術者で作業する。二組を一名のエンジニアが監督する。これはよそでも充分通用する完全な技術者であるが、PMSのエンジニアが細かな指導を行って訓練した者たちである。尚、DACAAR（デンマーク―アフガン救援会）の井戸を再生する場合のハンドポンプ装着に関しては、半ば一方的な取り決めにより、彼

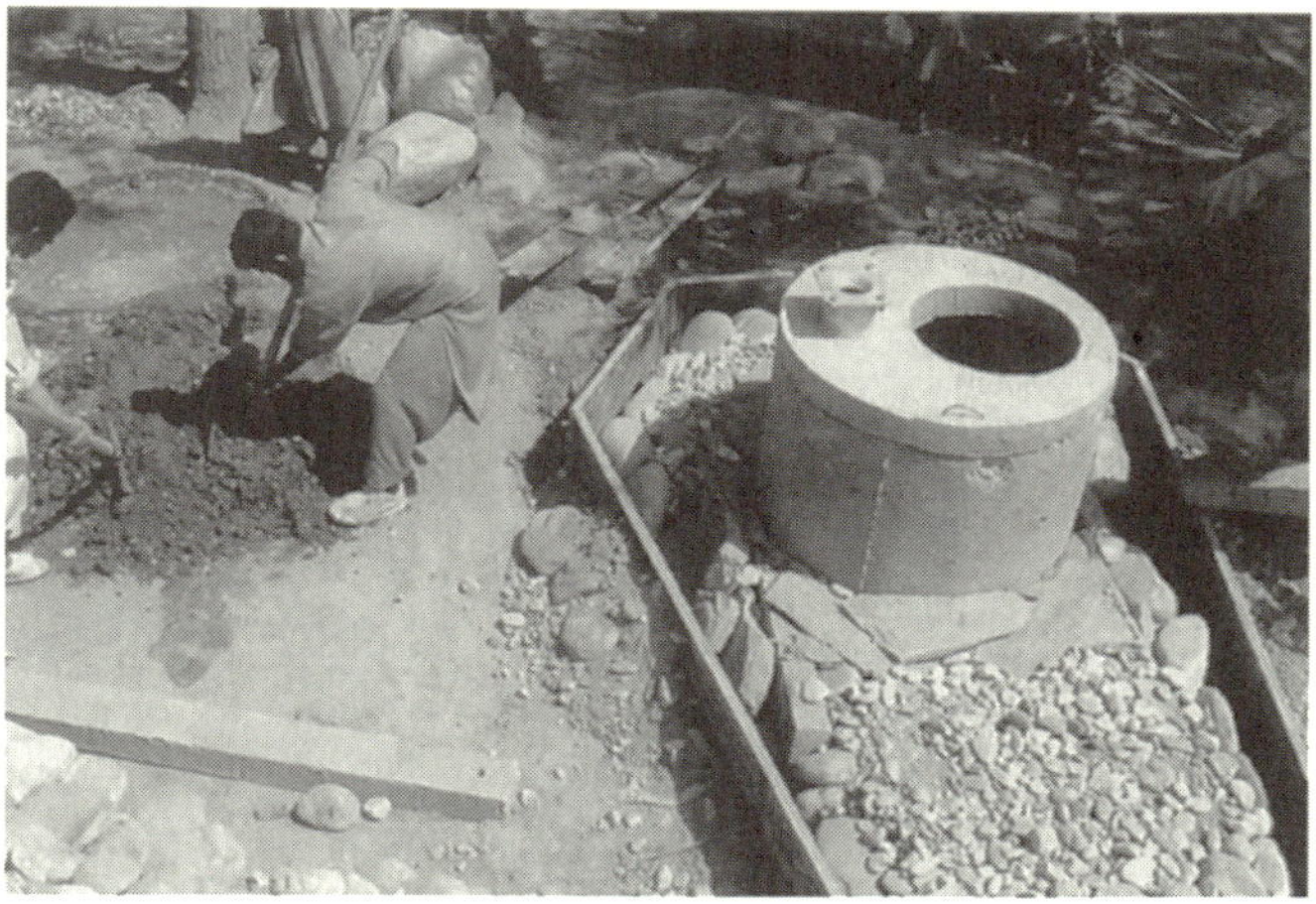

上部施工（エプロン）の工事

らの契約技術者を採用しなければならないことになっている。だがPMSの持つ技術は彼らの仕事との比較においても、規律のある高い水準のものとだと充分に評価される。たとえばDACAARの技術者が一日一本の井戸の作業をするのに対し、我々の機動力を持った班は二本を余裕で完成させることができるのである。

12 チャック製造班

チャック（井戸枠）については前述したが、井戸にとって衛生面、構造面共に不可欠なものである。当初、チャックはバザールの業者から仕入れていたが、比較的質の良い物ですら振動に弱く、運搬中に三分の一が壊れる有様であった。

井戸内部の崩壊を防ぐ為ではなしに、水位のみを計算してチャックを挿入した場合だけでも井戸一つに付き約七個のチャックが必要になる。これに全体の約半分の井戸に関して崩壊を防ぐ為のチャックが必要になる。初期の段階で普通の状態の一〇〇個の井戸に対して控えめに見積を立てたところ、約一五〇〇個のチャックが必要になると予想された。コストを考えてみても買うより造った方が遙かに得策だと考えられたため、DACAARに連絡し、チャック製造の為のエンジニアと鉄製型枠を借り受けて最初は小規模な技術養成目的の工場を造った。そこから技術者を育て、規模も拡張し最終的には、バザールにあるチャック工場と同じ規模のものをソルフロッド郡内の水の豊富な運河の近くの公用広場に造った。現場周辺の道は舗装もされていないガタガタ道なので、運搬に神経を使い時間もかかる。先のバザールで仕入れたチャックはこの運搬中に全壊やひびなどで半分が使い物にならなくなった。

そこで大学で建設学を学んだ若いエンジニアにセメントのことを調べさせ、大学の教授などに質問に行かせ細かな指導を受けて知識がついたところで責任者として配置した。

彼は、気温によってセメント、砂、砂利の配合を変え、野外に並べられたチャックに麻袋をかぶせ、常に水分を保つように工夫し、休みの日も決して絶えることなくホースで水を撒き続けた。セメントは急に乾かすのではなくそのようにして最低五日かけて乾かさなくては丈夫なものはできない。また、チャックの中に鉄線を組んだ骨枠を入れたので、軽くてトラックの上から転げ落ちてもひびが入らない程硬くて強い、現地では手に入らないような高品質なチャックが出来上がった。

工場周辺の井戸へのチャック配給が終わると、工場をソルフロッドの中心部にある幹線道路沿いの小学校に移して、周辺井戸への配給を始めた。現在もここでの作業が続いているが、ここでは大小合わせて六種類の製品が毎日大量に造られる。

チャックの種類は、一般に井戸の内部で使われるミドルチャック、上部に配置する所謂井戸枠となるトップリング、井戸内壁の突起を削るためのカッターリング、コンクリート製井戸蓋、トップリングを支えるための横柱（ガーター）、次の再生時に滑車を取り付けるための支柱、この他に、井戸の大きさに合わせて特注の物も造る。

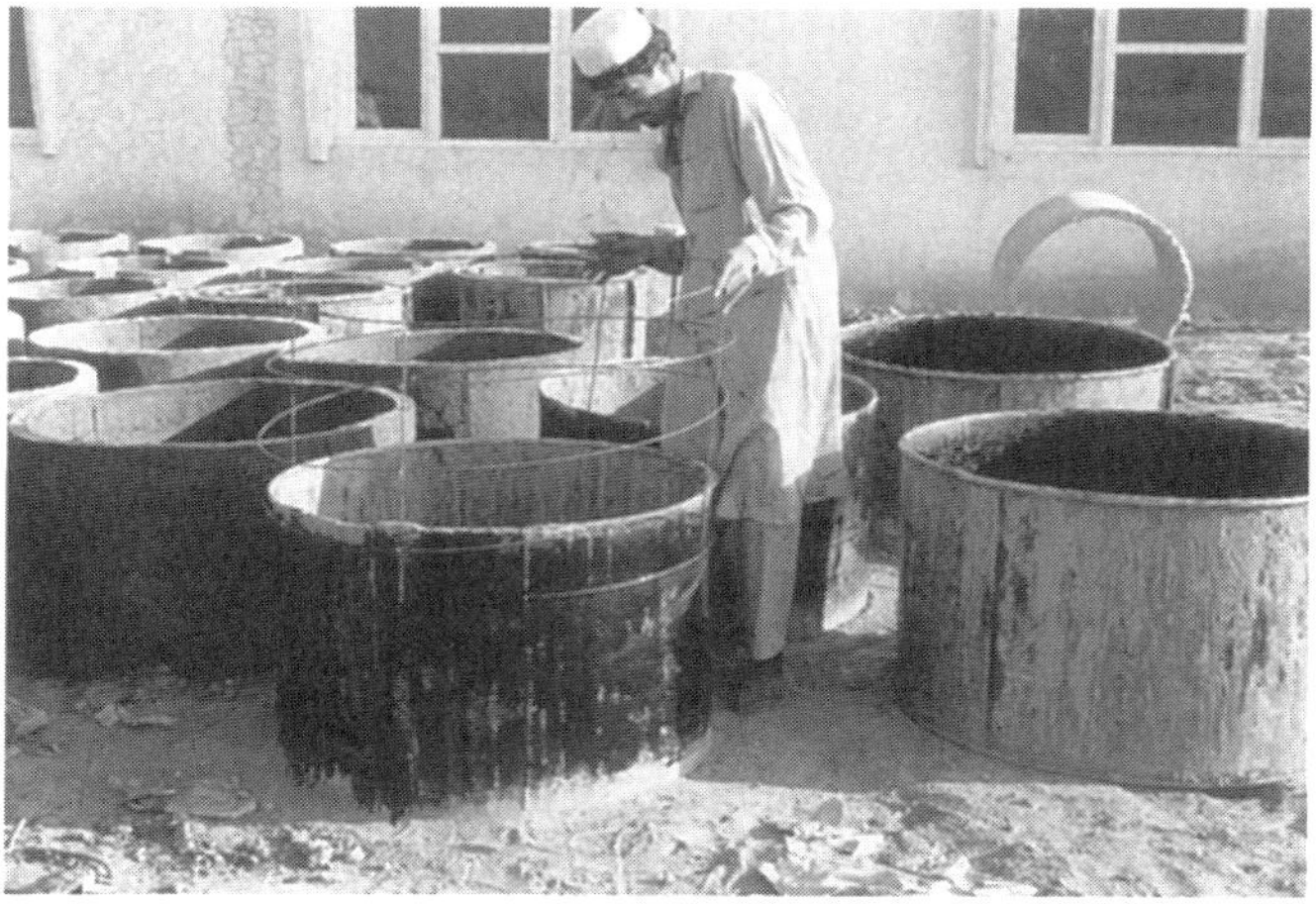

井戸枠（チャック）を製造する

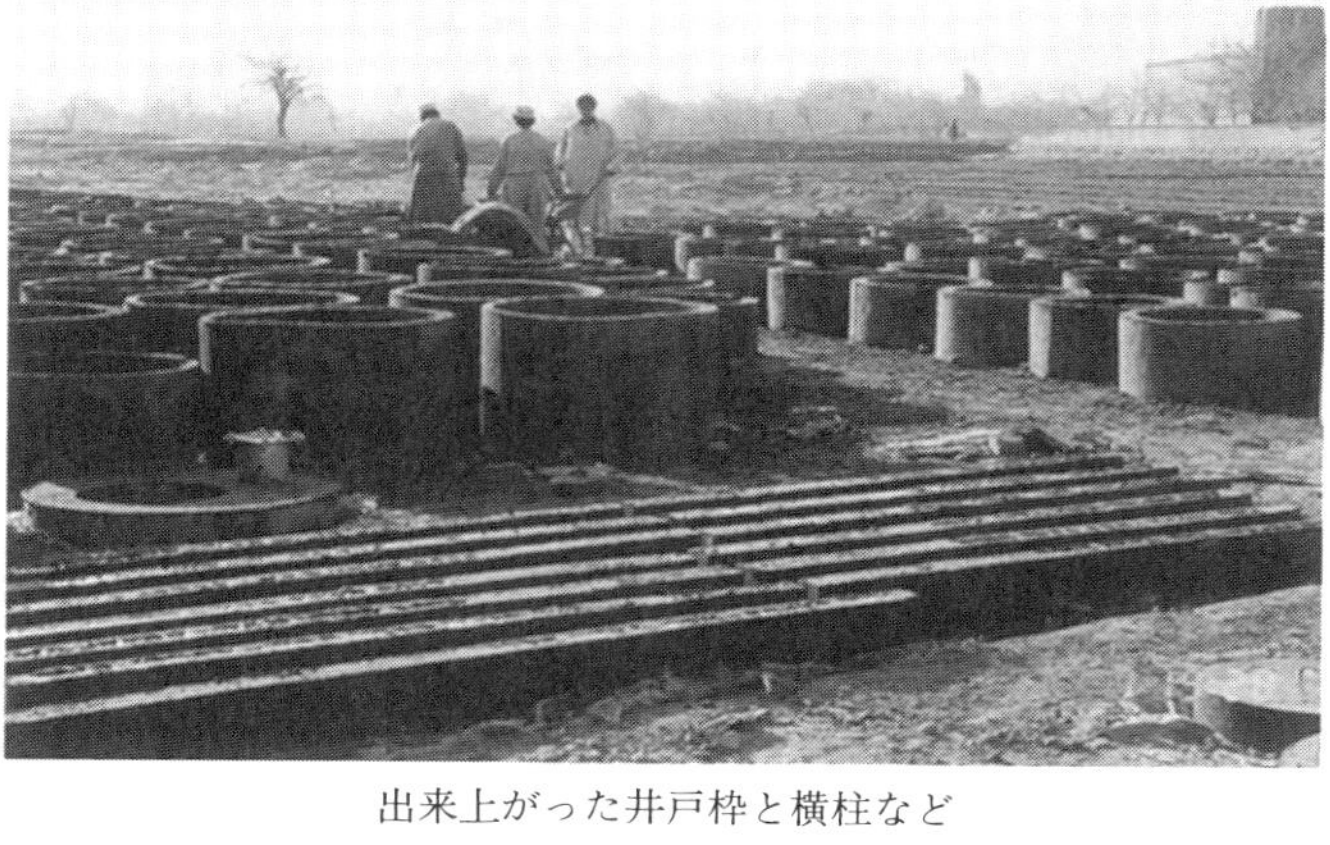

出来上がった井戸枠と横柱など

●井戸掘りの作業工程

巨石が出た場合

①スコップによって掘り始める

②掘って出て来た土をゴム製のバケツに入れて滑車を使って地上に上げる

③Ⓐの取っ手部分が長く滑車の径が小さい巨石用滑車を使って石を持ち上げる。重い場合は、石に直接滑車Ⓑを取り付けて二連式の重滑車方式によって持ち上げる

*必要に応じてⒷの滑車をもう一個増やす。この方式により1トンクラスの巨石でも4人程度で持ち上げることができる。場合に応じてこのセットを2つ使い地上での人数を増やしていく

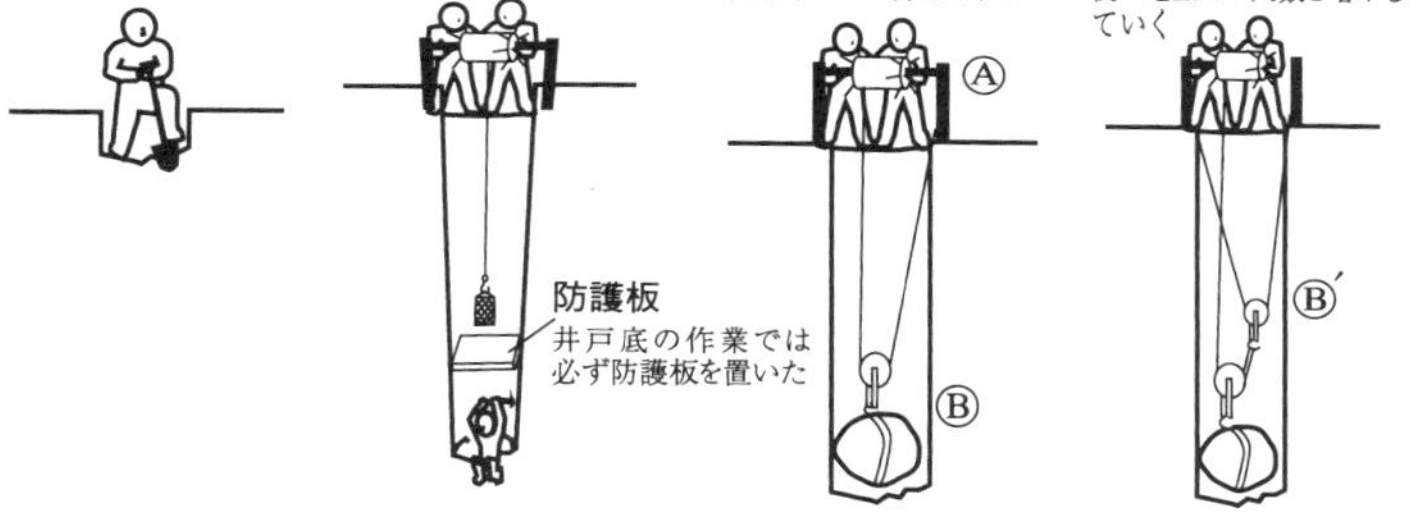

④水が井戸底から出て来て、その水位が1m程度になったらチャックを井戸底に下ろす。作業中は井戸の中には入らない

⑤井戸底にチャックを水位の少し上まで重ねて積み上げる。この時点でコードはTF(一時的完了)となり、滑車と水バケツによって住民達は水を使い始める。チャックを入れる事で水揺れによる井戸壁の崩壊を防ぐ。またチャックの中に溜まった泥水は数時間で泥が底に沈殿し上澄みは澄んだ水となり住民達はそれを飲料用とする

⑥TFの状態でしばらく待ち、ウォーターポンプ作業準備が整って(順番が回ってくると)井戸底のチャックをもう一度取り除く

⑦ウォーターポンプ(WP)で水を地上に吸い上げ排出しつつ、井戸底を掘り進める作業を続行する。WPでの作業は水が地中からしみ出す速さによって異なるが、平均5分おきに作動し水を排出し、土を掘る作業を進める。これを十分な水位(平均1.5m)を確保する迄続ける

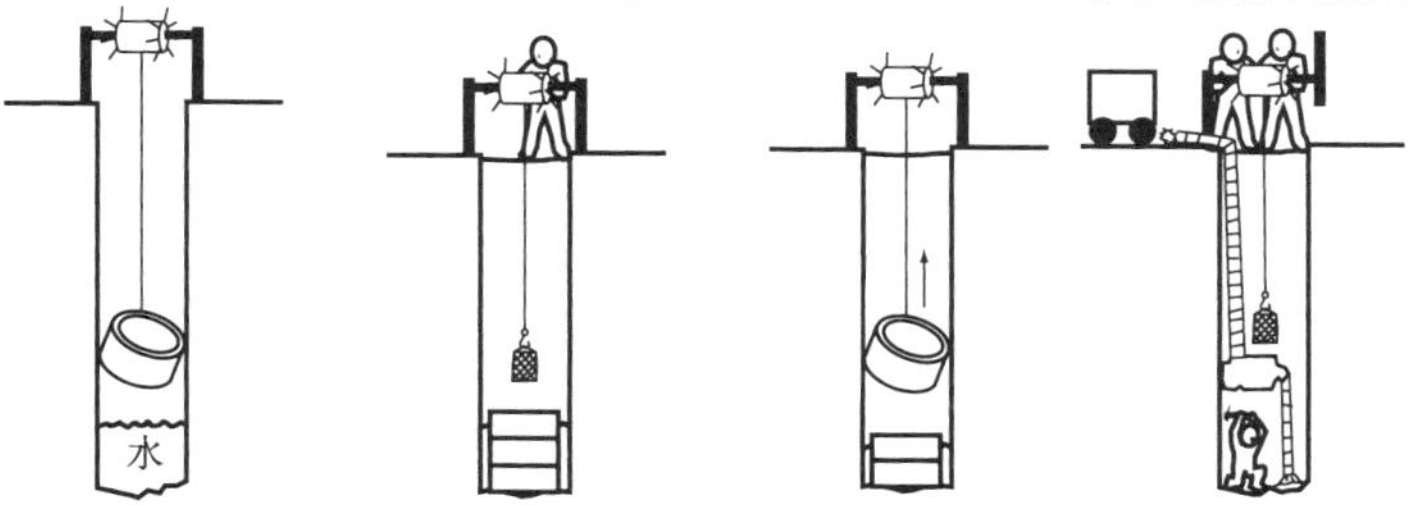

⑧1.5mの水位を確保したら、その水位の高さの上までチャックを下ろし周りに石を詰める

⑨上部施工工事。鉄製型枠にコンクリートを流し込み形成をする

⑩ハンドポンプ装着

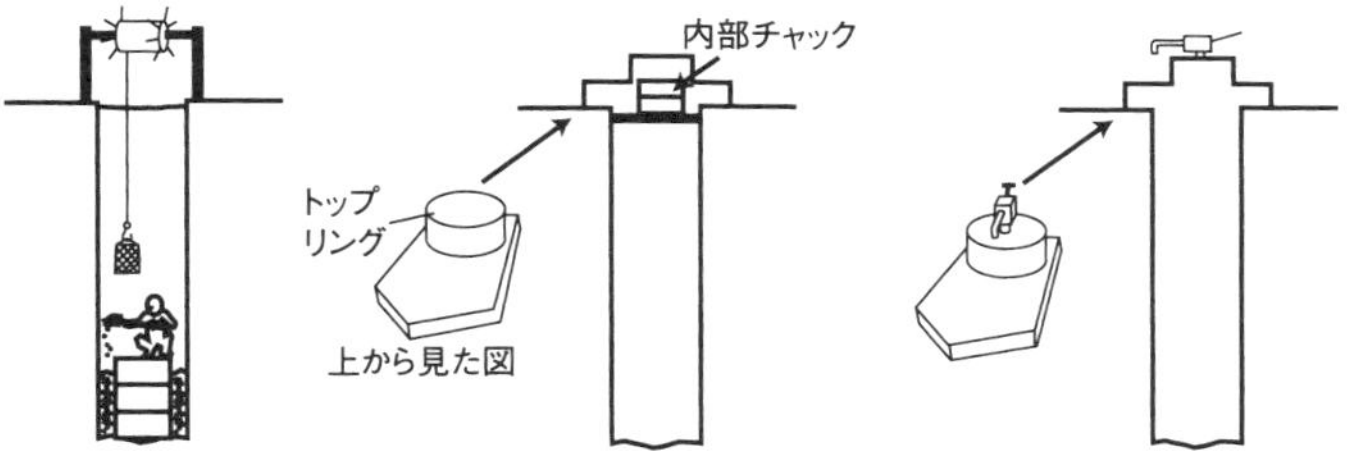

この工場の人員構成は、エンジニア一名、セメント左官技術者四名、鉄線加工二名、セメント運搬、砂利漉《こ》し、水遣《や》り等の各種作業員計四名、門番二名の計十三名。

ここの仕事を見て、チャックを良く知る他の団体の技術者が「ニングラハル州中で最も質の高いチャック」と言ったという。

13　監視班

前述したような作業の流れは、すべてそれぞれの責任者からチーフと言われる統括者に報告され、表に記入してから次の日の朝にはコンピューター処理されて蓮岡他、主だった責任者の元に届けられる。これを基にして毎朝のミーティングが開かれ色々な決定がされる。

集まってくる情報の中には、現場の責任者からのものだけではない、別ルートのものが多く含まれている。これらは、監視班と呼ばれる遊軍部隊から直接入る情報である。

監視班は現在四名。専用の一二五ccのホンダのバイクを駆って現場を常に走り回り、エンジニア及び作業員の勤務態度を逐一チェックし、実際にメジャーを下ろして進行状況を確認する。この時、虚偽の報告または怠慢や職務放棄が見つけられると、事実関係を確かめた上で注意し二回目で解雇を言い渡す。作業員の場合はその場で解雇できる権限が与えられている。また、現場付近の話や旱魃の情報なども収集し、住民の間に生じた揉《も》め事の折衝も担当する。日本人のスタッフが来た場合は、可能な限り彼らと行動を共にさせ、末端の作業員と握手をして声をかけて、作業員一人一人に日本人との共同作業を実感してもらい士気を鼓舞する。彼らといるといつも作業地の隅から隅へと走り回って全ての作業を把握できるので、このような動きが簡単にできるのである。かつてジャララバードに二ヵ月間滞在した大学生の辰本は、滞在中この仕事に就き、自分の仕事を「お上に仕える公儀隠密役」と評し、彼らの仕事のハードさと危険さ、また仕事に対するプライドの高さを説明し、「作業を成功に導く上で最も要になる存在」とその仕事振りを称賛していた。実際、ガタガタの道を毎日バイクで走り回るので事故が多く、一人は衝突事故で入院した。

監視班はどちらかと言うと蓮岡の直轄に置かれているため、危険でハードな仕事も顧みない信頼のおける者が就いている。

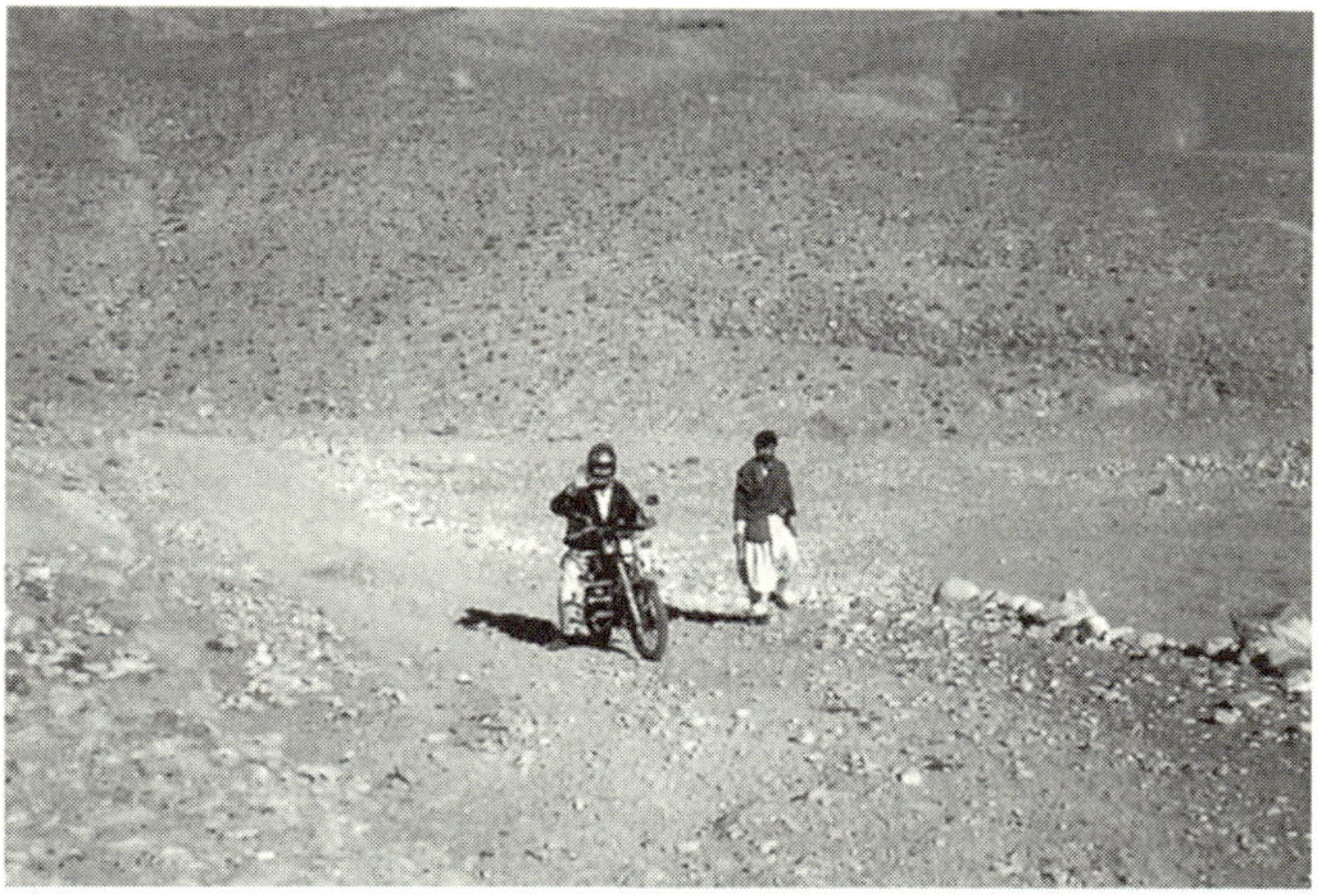

バイクで走り廻る監視班

ＰＭＳの仕事が他のＮＧＯと比べ、規律があり秩序だっていた事の主な理由は、作業全体に日本人の誠意ある姿が投影されるように、なるべく日本人が現場に顔を出すように努力したことと、もう一つはこの監視班が直接持ち帰る生の情報を基にしての信賞必罰を全員に徹底したからであったと言える。

車輛

六月現在、ＰＭＳのＷＳＰ（水源確保計画）が保持している車輛は、

マツダ一トントラック（ハイエース）　一台
マツダ三・五トントラック（タイタン）　二台
マツダ一トンバン（ハイエース）　一台
ホンダ一二五ccバイク　九台

これに、ＰＭＳ病院から借り受けている車輛

ホンダランドクルーザー（ダットサンタイプ）二台
スズキジープ　一台

両方合わせて、車輌六台、バイク九台である。アフガニスタンで手にはいる車輌は、殆どがドバイ経由で日本から送られてくる中古車で、本当の意味での新車は一台も無い。ここで我々が新車と呼ぶのは、送られてきたばかりの中古車で、それでも台数が少なく貴重に扱われ値段も高い。ふつう街のディーラーに並んでいるのは、アフガニスタン国内かイラン等の隣国で乗りつぶされた物が多い。質の良い新車一台を買うために、ディーラーだけではなく個人輸入業者にも連絡し、これぞと思うものを試乗し、気に入ったらそこから気の長い値段交渉に入る。何度も買わない振りをしながら日を変えて互いの値段を近づけていくので、車を探しに行った日から最低五日はこの仕事に忙殺される。だが、高価なものなので現地の人間だけでは不正の可能性があるため、目が離せない。

車輌四台にバイクを九台も購入することがどんなに大変な作業であったかなかなか伝わりにくいと思う。だが、購入された車輌はどれもPMS古参の運転手が選んだものだけあって、程度もよく大変強く故障が少ない。今も毎日休む間もなく現場を駆け回らせている。

バイクは現地でも上質の新車を購入し、車体に防護用の器具を装着して、仕事中はまだ現地では一般的ではないヘルメットを着用し、また頻繁に起きるパンクや故障をいつでも修理できるように、空気入れ等の修理セットを携帯させた。休みの日である金曜日毎にメカニックを呼んで一斉に点検修理もしている。これは、車体を程度の良い状態に保ってできるだけ長く使えるようにして、もし計画が終わった場合に好条件で転売できるようにする為である。

普通のＮＧＯが使用するのは、殆どが四人乗りで後ろに小さな荷台のついた車高の高いダットサン型か、八人乗りのランドクルーザーで、いつ見てもピカピカの磨きたてのような車体を光らせながら街を走っている国連の車輛も主にこの型であった。もちろんＰＭＳでも長年ダットサン型を使用してきたが、これは僻地への人員運搬を主眼に選んだ為である。だが我々ＷＳＰのような現場工事中心の活動では人員より大量の道具、発電機等の大型機械の運搬が多くなる。またそれに付随する大量の労働者も連れて行かなくてはならない。そのような訳で、他の外国系ＮＧＯのように見かけは上品ではないが、日本製の無骨なトラックの方が実戦力のみ考えれば遙かに役に立った。また値段も安く、四人乗りのダットサン型一台で、三・五トンのトラックが三台買える。我々はこの便利な車で人や機械を運び、調査に出向き、また国連の庁舎に乗り付け会議に出席した。

バイクはＷＳＰの活動の一つの象徴とも言えると思う。我々が幹線道路から外れた、あぜ道しか無いような村でも俊敏に活動ができたのは、このバイクの機動力を利用したためである。我々が活動を開始する前は、車道のない村々でのＮＧＯの活動は殆どなかった。しかし、最も援助を必要としていたのは他でもないこのような見棄てられた村であった。ＷＳＰでは、中村医師の号令の下、幹線道路からできるだけ離れた場所への作業展開を進めた。その時機動力となったのはあぜ道を走れるバイクであった。エンジニアや調査班は、バイクに分乗して現地に向かい活動を少しも遅らせることなく進めていったのである。また監視員にとっても井戸から井戸へと休むことなく監視を進める上で、民家の細い路地でも小回りの利くバイクの俊敏さは絶対に必要なものであった。

我々の姿が人々にどのように映ったかは分からないが、三ヵ月前くらいからソルフロッド郡内で、ヘルメットを着用したバイク姿の他のNGOスタッフの姿を多数見かけるようになった。村人が間違えて声をかけ、彼らはバツが悪そうに逃げたことがあったそうだ。

道具の改良

手探りで始めた活動の初期はいろんな機材を購入し試験しその効果を確かめたが、結局作業に適していたのは、現地で昔から使われていた簡単なものであった。その中でも道具は狭い井戸内でも扱えるように小さくしたり、材料を軽く丈夫にしたりして工夫し、現在使用されている道具になった。

道具類の中で、我々が最初に改良を始めたのは井戸底の土や石を持ち上げるための滑車(チャルハ)であった。バザールには鉄製で運びやすいものがあったが、支軸が細くよく曲がる上に、ベアリングの位置が悪く重いものを持ち上げるとすぐ回らなくなった。これを一度分解して溶接の方法を考え、支軸の鉄棒にペシャワールから密輸させた太いものを使い、ベアリングを車の部品の物に替え両端だけにセットし、万が一軸が曲がっても動くようにした。これによって今まで持ち運びに不便であった滑車が、大量に並べて運べるようになり、

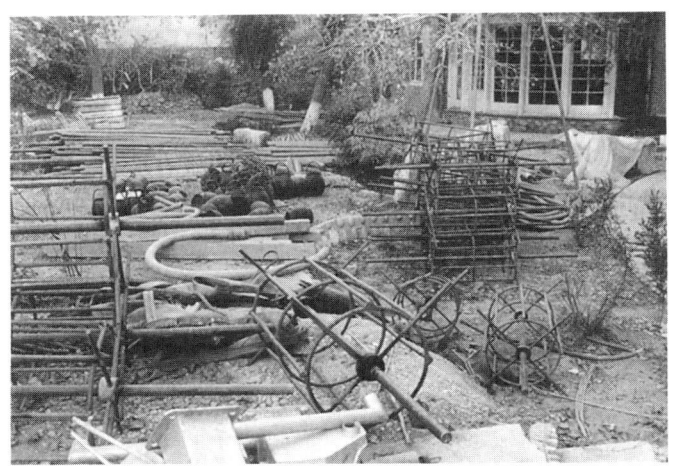

滑車（チャルハ）も改良に改良を重ねた

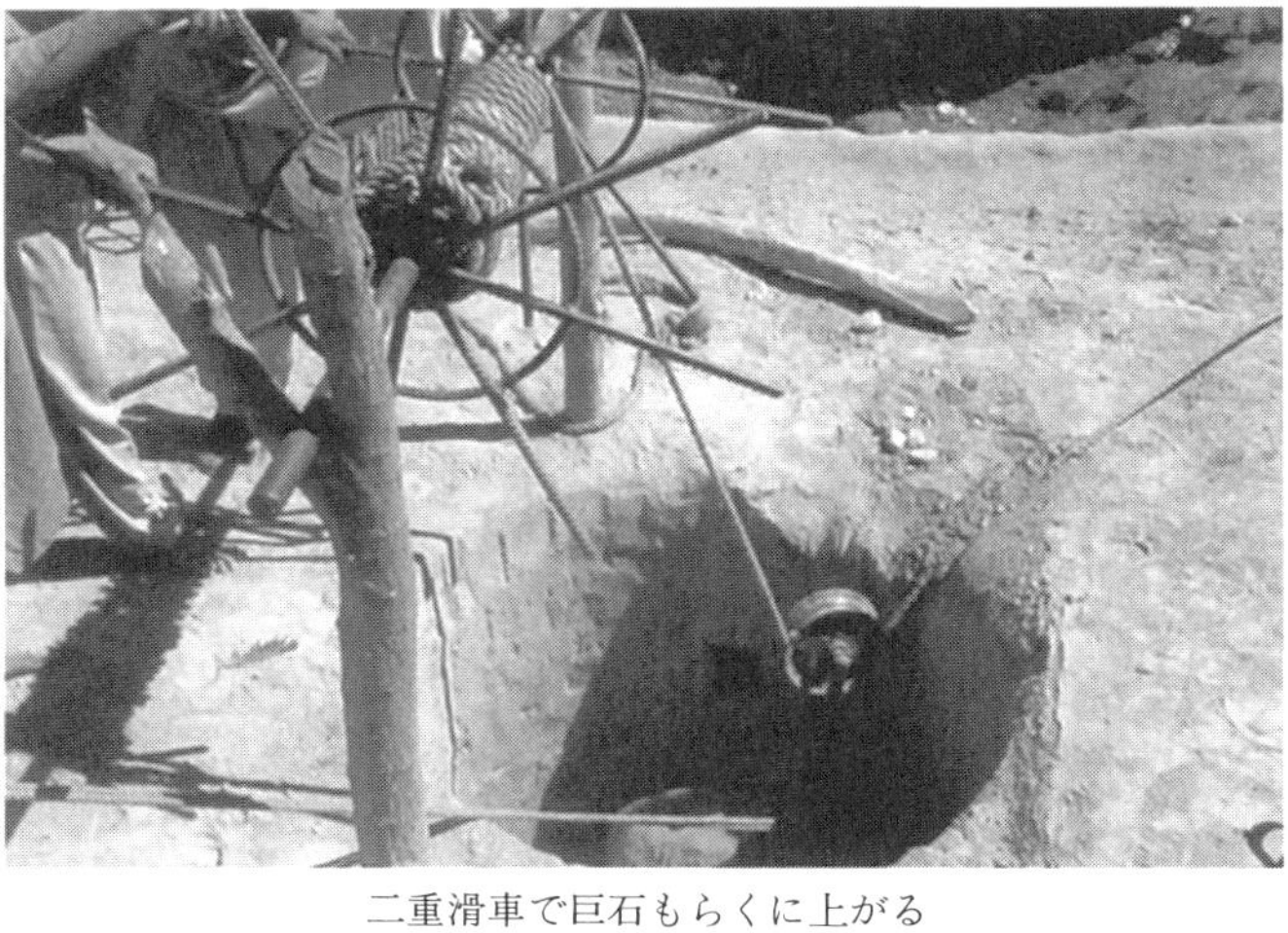

二重滑車で巨石もらくに上がる

どこでもすぐに取り付けることができ巨石でも持ち上げられるようになった。

その後は巨石に対応するためだけの滑車も考案し絶大な効果を挙げ、巨石撤去作業には無くてはならないものになった。また、石に直接小さめの滑車を取り付けて重滑車にして引き上げる方法で、少人数で巨石撤去作業が可能になった。これによって爆破の必要の無い程度の石は粗方《あらかた》持ち上げられるという自信がついた。

また、井戸の底と地上とはすべて親子電話でつながれている。これによって井戸底の石等の状態を逐一確認でき、酸欠などの事故を未然に防ぐのに役立った。PMS以前の活動では、井戸の底と地上とは声による交信手段しかなく、声が届かなくなる深さ二五メートル以上はロープを引っ張るなどして合図を送っていた。その為、酸欠による事故が多く、底に降りるのは命がけの覚悟が要ったということである。

安全対策について

作業開始から六月現在に至るまで、井戸底で巨石を移動中誤って足をはさんで骨折したケガの事故が一件。二〇メートル程の浅い井戸での巨石を引き上げ作業中、何かの拍子で全員が力を抜き石の重さで滑車が移動し、それを止めようとした作業員が滑車と一緒に井戸に落ち即死した殉死が一件報告されている。

作業中の事故ではあったが二件とも対策のとりようのないような作業員側の不注意による

事故であった。だがこれらの尊い犠牲を無駄にしない為、更に注意すべき点を考慮して既に作業中のルールに加え施行している。今のところはこれ以外で予測しうる安全面の対策を怠った為に起こった人災事故はまだない。これは、四五メートル以上の井戸を二十本近く手がけている現在の作業状態から考えると奇跡的なことであると考えてよい。二十階建ての高層ビルの屋上から小石を落とすことを考えると、我々の作業が如何に危険なものか分かると思う。だからこそ、これらの落石防止の為に多くの試行錯誤を重ね、その為には経費は惜しまなかった。また、作業員の事故や、子供などの井戸への落下事故を防ぐためにあえて方便を使い、

「子供などが井戸に落ちて死傷したり、また不注意による労働者の死傷事故が起これば、

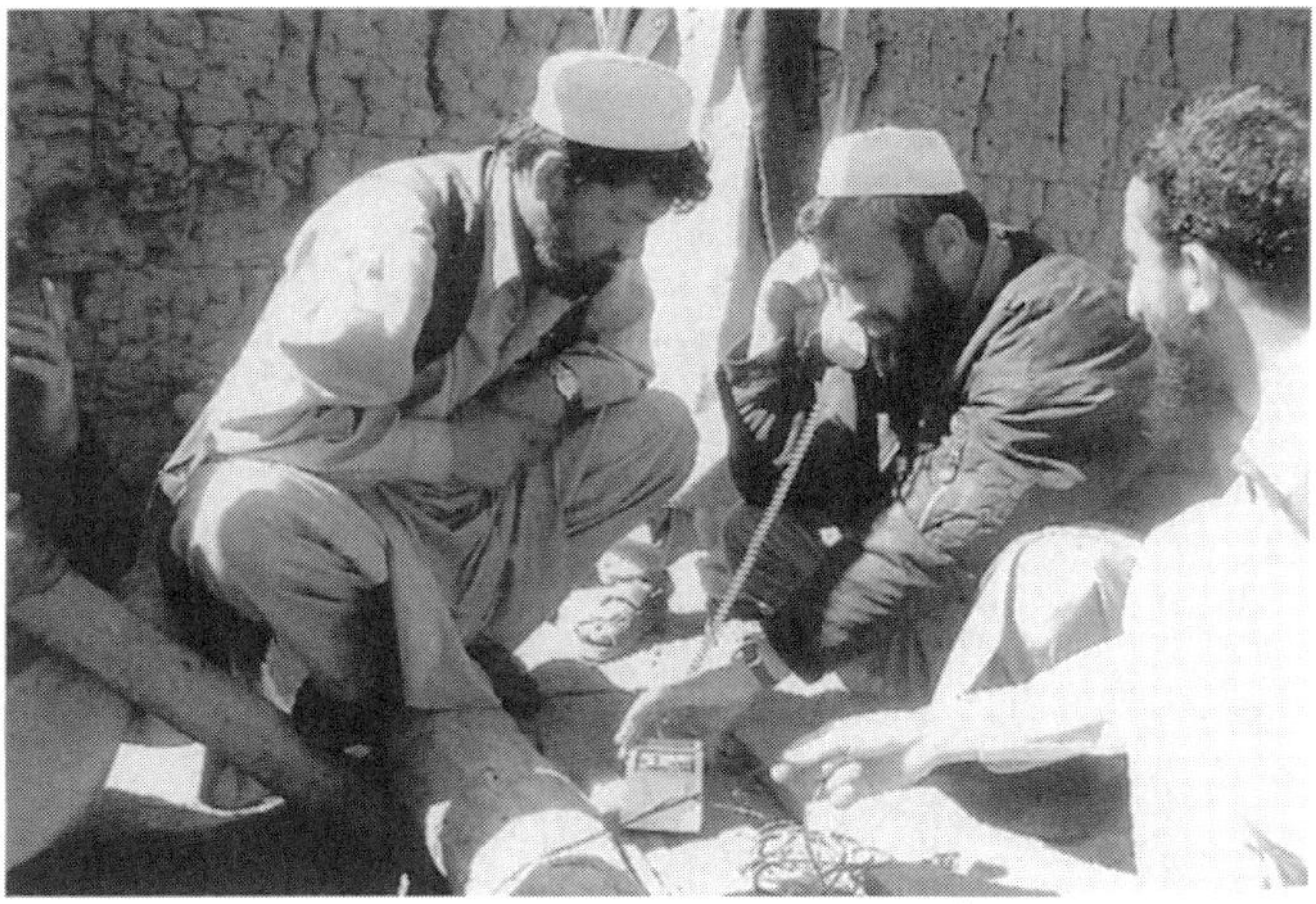

親子電話で作業員と常時連絡

ＰＭＳはＮＧＯの取り決めによってすぐにここから撤退しなければならない。我々は管理者を責めはしない。ただ去っていくだけだ。まだまだ援助を必要としている人達がいるというのに見殺しにしなければならないこの責任をおまえはとれるのか！」

と、監督であるエンジニア達に詰め寄った。面子《めんつ》を重んじる彼らは、村の責任者に同じ事を言ってすぐに井戸のカバーを住民達に作らせ、井戸の周りで遊ぶ子供を棒でたたいて追い払った。

井戸の内部にはセメントを何度も重ね塗りして落石を防いで、井戸の底から二メートル位のところに防護板を置き、必ずその下で作業させるようにした。そして監視班が容赦なくこれをチェックし、板を用いずに作業しているところを目撃すればその作業員のその日の賃金を半分にしたので、彼らもそれが癖になって安全が強化された。

井戸内での作業にはヘルメット着用を義務づけ、少しでもヒビが入ったものがあれば大量に用意されてある替えのヘルメットとすぐに交換させる。現在使用しているヘルメットはペシャワールから密輸させた新しい型の物で、日本の工事現場で使われているのと同じものである。また、爆破班など、爆破の後で内壁が緩んでいる危険な状態の時に井戸底に降りなければならない場合は、軍用の鉄兜を使わせている。

地層に石が多く、不安定な石が内壁に多く存在する場合は、セメントミルク（セメントを漆喰のように内壁に塗ったもの）だけでは落石の危険が高い。このような井戸に関しては細心の注意を払って石を落としていくが、地盤が緩んでいる場合は大きな石の落石の危険は取り払えない。このような井戸に対処するために、井戸壁に密着するようにネットを張って落石の速度を抑える「落石防止ネット」が造られ効果を挙げている。この他、ネットよりコストの安いパラシュートの生地によって作った筒状の物等も何種類も試作し、今も使っている。

現地における日本人の役割

「現地での活動は、日本人が主体になってやらねばならない」

かつて中村医師が何度も言った言葉だが、現地で実際に動いてみてこの意味が本当に良くわかった。現地で活動する国連を含めた他のNGOを見てみると、必ずアフガン人の代表者が取り仕切っており、外国人の仕事はその報告を処理しているだけであった。仕事の関係上、駐在するスタッフに会うことが多かったが、彼らは大まかな活動は把握しているものの、スタッフ一人一人の性格や、村々の位置やそこの長老の名前、物の質や値段など、活動を進める上で知っておかなければならない事に注意を払っている様子はなかった。

このような現地人主体で進められている欧米系の大きなNGOで、一〇〇パーセントその能力を発揮している所はまず無かった。オフィスや車等の設備は立派でも、作業内容は意欲が低いせいで遅々として進まず、権力をもった現地責任者が彼の都合で仕事を優先するため、賄賂《わいろ》まがいの八百長が茶飯事になり、現地住民に還元される援助というのはごく僅かというのが現状である。

このような状態を避けるために今回のプロジェクトでは、最初の一人から中村医師の立会いのもと蓮岡が直接採用していき、蓮岡自身が労務から会計まで全ての仕事を一通り担当して後に組織を作っていった。またその要員にはすべて意欲のある若い人間達を採用したため、彼らは権力を蓄え派閥を作るようなことはなく、経験不足を休日返上の勉強会などで補いつつ他のＮＧＯ職員が目を見張るほど技術的な成長を遂げていった。

ここで作業を進めていく上で最も大切にしたのが士気の問題であった。

「ＰＭＳの活動は、すべて善意ある四〇〇〇人の日本の会員の寄付金でまかなわれている。彼らの唯一の願いは、アフガニスタンの困った人達が少しでも助かることであり、会では中村医師を筆頭に約三〇名の事務局員たちが資金集めに日本側で奔走し、少しでも多くのお金を現地に送ろうと無償で努力している。私もその中の一人である。我々の予算は、他の政府出資のＮＧＯに比べればごく僅かなものであるが、これは一〇〇パーセント誠意のお金である。ゆえにこのようなお金を使って仕事をする我々には大きな責任がある。この作業によって作られる井戸はＰＭＳの井戸ではない。全てあなた方住民の井戸である。ＰＭＳはその手助けをしているだけである。これは日本とアフガニスタンの誠意の証である。」

このような文句を私は機会あるごとに繰り返した。週一回は全てのエンジニアを集めて全体ミーティングを開き、その度に彼らに説いたため、彼らも同じように村人達に説明し、作業員一人に至るまで我々の活動の趣旨が行き渡ることになった。そしてできる限り日本人を現場に回らせ、すべての村人に実際にその目でこれらの趣旨を確認させた。私を始め日本人のスタッフは、率先して体を張って作業にあたっていることを村人にアピールするため、掘り出した土を食べ土質を見て、一度は井戸の中に降りて作業を確認した。

また、給料も二日がかりで五〇〇人に上る全ての労働者一人一人に握手をしながら渡し、その度にその出所を説明したので、他のNGOに比べ小額であっても皆喜んで受け取っていた。

このようにして、現地では稀に見るほど秩序だった組織が出来上がっていった。現地スタッフから末端の作業員一人に至るまで士気は高く、朝早くから夜になるまで黙々と働い

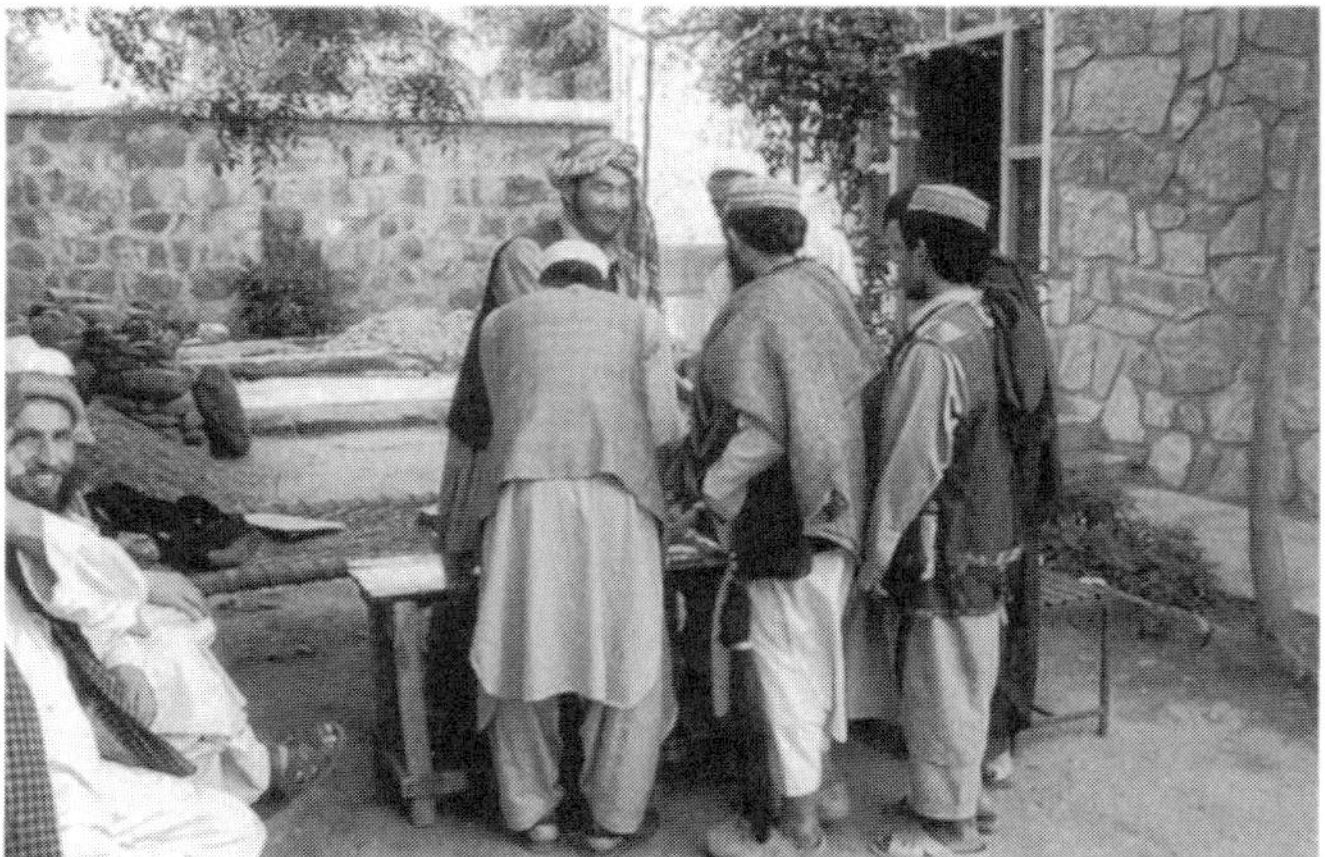

スタッフ一人ひとりに給料を手渡す目黒

ている我々を見た周りの団体からは「軍隊《アーミー》」と評された。

今後の展開とまとめ

現地では今年（二〇〇一年）に入っても山の雪の量は増えず、今年の夏から来年の春にかけてまた大規模な旱魃《かんばつ》が予想されている。現在、ジャララバード市のメインオフィスを中心に、ロダット、ダラエ・ヌールと三つのオフィスを構え、難民流出を食い止めるべく作業に邁進しているが、自然の力は大きく、我々のごく僅かな力ではその四割程度を抑えられたに過ぎない。水不足に苦しむ農夫達がしたためた陳情書は、今でも絶えることなく事務所に届けられている。

今後、我々の活動は再度の拡大期に入り、綿密な調査によって無駄を省いた効果的な配置での井戸つくりに努め、すこしでもコストを抑えてより多くの井戸を手がける。そして今年の終わり頃からは、住民達への教育、道具管理や役割任命などの教育期に入る予定である。

教育期では、住民達に井戸が涸れた場合どのように再生するかを実地で教え、その際に必要な道具類の貸し出し方法、ハンドポンプ等の管理維持の仕方などを長老会議及び政府の関係者立会いのもとで決定する。

ＰＭＳでは撤退時に政府の管理の下必要な道具類を村の責任者のもとに置いていくことを明言していた。これを使って再生ができれば、住民達は不要な外国勢力に頼らず誇りを持って自分達の井戸を管理できることになる。旱魃が続けばまた涸れる井戸はでてくるであろう。しかしこのシステムが確立されきちんと機能すれば、村の財産の一部となった井戸は、他のＮＧＯが莫大な賃金を業者に払って掘らせた再生不可能なボーリング井戸が涸れた後でも、必要なだけの水位は確保されるはずである。二年後か三年後訪れるであろうその時のことを予想して、我々は今できるだけ再生可能な井戸を残そうとしている。

そういう意味で現在我々は「涸れる井戸」を掘っているとも言える。井戸というものは本質的に涸れる可能性を持っている。「絶対涸れない」と各国ＮＧＯが自信を持って何ヵ月もかかって掘ったボーリング井戸が次々と涸れていく中、我々は敢えて住民達の手による「涸れる井戸」を造り続ける。住民達は、かつて大仰なＮＧＯが残していった形の良い井戸が、まさかこんなにもあっけなく涸れてしまうとは思ってもみなかったであろう。旱魃初期のあの混乱の大きな原因は、ＮＧＯが持っていた井戸そのものに対する認識の甘さであったと言える。彼らは井戸が涸れることに対して何ら関心も対策も持っていなかった。

だから我々は、井戸はいずれ涸れ行くものとして、涸れた後住民達が戸惑うことなく自分達で再生できる技術を道具とセットで残していく。

今日にでも水が必要な住民達の前では、完成まで最低四ヵ月かかるボーリング井戸が適切な援助だとは思われない。このような緊急期において本当に現地で役に立つのは、機械信仰に酔っている横柄な救援の手ではなしに、住民達の伝統と文化の力を背景にした、共に何かを成し遂げるために働く誠意の心に他ならない。

我々は中村医師の誠意ある行動に賛同する者である。また彼の一言で始まったこの試みが何十万もの人の生活を救った事に感動を禁じえない。現地でスタッフとしてこの誠意ある事業に参加でき、また喜びを現地の住民と分かち合うという最高の栄誉を感じる機会を与えていただいたことに深く感謝する。

現地での作業はこれから本格的な拡大期に入る。旱魃の影響はすさまじく、せっかく掘った井戸の幾つかは既に涸れてしまったため、何度目かの再生作業に入った。

数年越しの旱魃に住民の四割が難民化してしまった郡があり、これからその難民を呼び戻すべく作業を開始する。我々の装備は未だ充分とは言えないが、働いているスタッフの顔はやる気に輝いて見える。

作業はまだまだ続く。そしてその度に悲劇の数は確実に減っていく。それを目の前にしている私はただただ協力をお願いする気持ちで一杯である。

現地での活動を支えていただいている多くの寄付者の皆様にこの場をかりてお礼の言葉を送りたい。寄付を続けていただくことは、現地で活動するより勇気が必要なことであると思う。私達もその勇気に応えるべく、全力で邁進したいと考えている。

本当にありがとうございました。

資料　水源確保・作業地の推移

年月日	ダラエ・ヌール渓谷 井戸	ダラエ・ヌール渓谷 カレーズ	ソルフロッド郡	ロダト郡	カイパル峠	総作業地	うち利用可能水源 総数	うち利用可能水源 井戸	うち利用可能水源 カレーズ	うち利用可能水源 完成
2000年 7月3日	10		—	—	—	10				
8月1日	15	7	—	—	—	22	29	13	16	2
8月23日	15	19	30	—	—	64	29	13	16	3
9月10日	15	19	113	—	—	147				
9月23日	18	25	150	—	—	193				
10月5日	18	25	204	—	—	247				
10月23日	35	31	227	—	—	293				
11月1日	35	28	229	—	—	292				
12月9日	35	30	284	—	—	349	204	177	27	78
12月23日	35	30	277	—	—	342	268	238	30	147
2001年 1月9日	42	35	278	—	—	355				
2月4日	42	34	296	—	—	372				

2001年										
3月1日	42	36	303	—	—	381	306	276	30	156
3月10日	43	38	303	—	—	384	309	279	30	162
3月15日	43	38	303	17	—	401				
3月20日	44	39	303	45	—	431	357	326	31	172
4月7日	47	38	304	49	—	438	358	329	29	192
4月20日	47	38	304	84	—	473	366	336	30	212
5月20日	51	39	304	103	—	497	411	380	31	219
5月27日	51	39	304	113	—	507	421	390	31	
6月10日	53	38	304	217	—	522	472	441	31	244
6月21日	59	38	303	159	2	561	474	440	34	276
7月5日	60	38	306	160	2	566	504	469	35	320
8月9日	60	38	320	180	2	600	512	480	32	380
10月18日						626	592	564	28	412

〈ペシャワール会〉中村医師のパキスタン・アフガニスタンでの医療活動を支援する目的で結成されたのがペシャワール会です。現在、福岡市に事務局を置いて会報の発行を通して情宣・募金活動を行っております。ペシャワール会についてのお問い合わせは、左記の事務局宛にお願いいたします。年会費は、学生会員一口千円以上、一般会員一口三千円以上、維持会員一口一万円以上。

＊ペシャワール会とＰＭＳ（平話医療団・日本）によるアフガニスタンでの事業は継続されます。

事務局　〒八一〇-〇〇〇三　福岡市中央区春吉一―十六―八　ＶＥＧＡ天神南六〇一

電　話（〇九二）七三一―二三七二

ＦＡＸ（〇九二）七三一―二三七三

《入会手続》年会費を郵便振替にてご送金ください。

口座名義＝ペシャワール会

郵便振替番号＝０１７９０―７―６５５９

医者 井戸を掘る

——アフガン旱魃《かんばつ》との闘い

二〇〇一年十月二十日初版第一刷発行
二〇二一年二月一日初版第十四刷発行

著　者　中村　哲

発行者　福元満治

発行所　石風社
福岡市中央区渡辺通二—三—二十四
電　話　〇九二（七一四）四八三八
ＦＡＸ　〇九二（七二五）三四四〇
http://sekifusha.com/

印刷製本　シナノパブリッシングプレス

＊表示価格は本体価格。定価は本体価格プラス税です。

中村 哲

ペシャワールにて［増補版］ 癩《らい》そしてアフガン難民

数百万人のアフガン難民が流入するパキスタン・ペシャワールの地で、ハンセン病患者と難民の診療に従事する日本人医師が、高度消費社会に生きる私たち日本人に向けて放った痛烈なメッセージ　**【8刷】**1800円

中村 哲

ダラエ・ヌールへの道 アフガン難民とともに

一人の日本人医師が、現地との軋轢《あつれき》、日本人ボランティアの挫折、自らの内面の検証等、血の吹き出す苦闘を通して、ニッポンとは何か「国際化」とは何かを根底的に問い直す渾身のメッセージ　**【6刷】**2000円

中村 哲

医は国境を越えて

＊アジア・太平洋賞特別賞受賞

貧困・戦争・民族の対立・近代化――世界のあらゆる矛盾が噴き出す文明の十字路で、ハンセン病の治療と、峻険な山岳地帯の無医村診療を、十五年にわたって続ける一人の日本人医師の苦闘の記録　**【9刷】**2000円

中村 哲

辺境で診《み》る 辺境から見る　アフガンの大地から世界の虚構に挑む

「ペシャワール、この地名が世界認識を根底から変えるほどの意味を帯びて私たちに迫ってきたのは、中村哲の本によってである」（芹沢俊介氏）。戦乱のアフガニスタンで、世の虚構に抗して黙々と活動を続ける医師の思考と実践の軌跡　**【6刷】**1800円

中村 哲

医者、用水路を拓《ひら》く

「百の診療所より一本の用水路を！」。パキスタン・アフガニスタンで一九八四年から診療を続ける医者が、戦乱と大旱魃の中、千六百本の井戸を掘り、全長約二十五キロの用水路を拓く。真に世界の実相を読み解くために記された渾身の報告**【9刷】**1800円

ジェローム・グループマン
美沢惠子［訳］

医者は現場でどう考えるか

「間違える医者」と「間違えぬ医者」の思考はどこが異なるのだろうか。臨床現場での具体例をあげながら医師の思考プロセスを探索する医療ルポルタージュ。診断エラーをいかに回避するか――患者と医者にとって喫緊の課題を、医師が追究す　**【7刷】**2800円

三毛（サンマウ）
サハラの歳月
妹尾加代［訳］

その時、スペインの植民地・西サハラは、隣国に挟撃され、独立の苦悩に喘いでいた――台湾・中国で一千万部を超え、数億の読者を熱狂させた破天荒・感涙のサハラ生活記完訳。サハラの輝きと闇を記した本書は、英米・スペイン等七ヶ国でも翻訳出版　２３００円

浅野美和子
野村望東尼《ぼうとうに》 姫島流刑記
「夢かぞへ」と「ひめしまにき」を読む

筑前勤王党21人が自刃・斬罪に処せられた慶応元年の乙丑《いっちゅう》の獄。歌人野村望東尼も連座。糸島半島沖の姫島に流刑となる。平野国臣ら勤王の志士と交流を持ち、高杉晋作を匿ったことでも知られる勤王歌人・野村望東尼の直筆稿本を翻刻し注釈を加えた流刑日記　３８００円

阿部謹也
ヨーロッパを読む

「死者の社会史」、「笛吹き男は何故差別されたか」から「世間論」まで、ヨーロッパにおける近代の成立を鋭く解明しながら、世間的日常と近代的個に分裂して生きる日本知識人の問題に迫る、阿部史学の刺激的エッセンス　**【３刷】**３５００円

臼井隆一郎
アウシュヴィッツのコーヒー
コーヒーが映す総力戦の世界

「戦争が総力戦の段階に入った歴史的時点で（略）一杯のコーヒーさえ飲めれば世界などどうなっても構わぬと考えていた人間が、どのような世界に入り込んで苦しむことになるかの典型例をドイツ史が示していると思われる」（「はじめに」より）**【２刷】**２５００円

石牟礼道子
［完全版］石牟礼道子全詩集

時空を超え、生類との境界《あわい》を超え、石牟礼道子の吐息が聴こえる――。二〇〇二年度芸術選奨文部科学大臣賞受賞『はにかみの国』大幅増補。遺稿「ノート」より新たに発掘された作品を加え、全一一七篇を収録する四四四頁の大冊　３５００円

宮内勝典
南風《なんぷう》

第16回文藝賞受賞作　夕暮れ時になると、その男は裸形になって港の町を時計回りに駆け抜けた――辺境の噴火湾が、小宇宙となって、ひとの世の死と生を映しだす。著者幻の処女作が四十年ぶりに甦る　１５００円